U0120447

中国最美经方丛书

丛书主编 柳越冬 杨建宇

逍遥散

XIAO
YAO
SAN

主 编

柳越冬 李 杨 杨建宇

中原农民出版社
·郑州·

图书在版编目(CIP)数据

逍遥散/柳越冬,李杨,杨建宇主编.—郑州:中原农民
出版社,2018.9
(中国最美经方丛书)
ISBN 978-7-5542-1974-4

Ⅰ.①逍… Ⅱ.①柳… ②李… ③杨… Ⅲ.①逍遥散-
研究 Ⅳ.①R286

中国版本图书馆 CIP 数据核字(2018)第 152514 号

出版:中原农民出版社
地址:河南省郑州市郑东新区祥盛街 27 号 7 层
邮编:450016
网址:http://www.zynm.com
电话:0371-65751257
发行单位:全国新华书店
承印单位:新乡市豫北印务有限公司

投稿邮箱:zynmpress@sina.com
策划编辑电话:0371-65788677
邮购热线:0371-65713859

开本:710mm×1010mm   1/16
印张:14.5
字数:222 千字
版次:2019 年 8 月第 1 版
印次:2019 年 8 月第 1 次印刷

书号:ISBN 978-7-5542-1974-4
定价:58.00 元

编委会

大美经方！ 中医万岁！

今天有点兴奋！

"中华中医药祝之友/杨建宇教授经方经药传承研究工作室"的牌子挂在了印尼·巴淡岛！[1]我很自豪地说，这是中医药界第一块"经方经药"传承研究机构的牌子！自然，在东南亚乃至全球也是第一！而这，必须感谢、感恩医圣张仲景的经方！

在20世纪80年代，我刚学了中医方剂学，就到新华书店买了一本《古方今用》，其中第一和方"桂枝汤"，不但用于治疗感冒，而且还广泛用于内外妇儿疾病。我印象最深的是既治坐骨神经痛，又治高血压。当时，我就有点懵！待学完《伤寒杂病论》，就有点明白了。但是一直到90年代初，随着临床感悟的加深，对医圣经方潜心地体验，对《伤寒杂病论》的反复体味，就基本上明白了许多。继而，临床疗效随着经方更广泛地应用而有了大幅提高，随即，我就被郑州地区多家门诊邀请出诊，还被许昌、濮阳、新乡、信阳等地邀请出专家门诊。直到现在，我仍坚持不懈地在临床中应用经方、体验经方、推广经方，并且效果显著，声誉远扬。时而，被邀至全国各地会诊疑难杂症；时而，被邀至全国各地讲解经方心得；偶尔，被邀至境外讲解经方，交流使用经方攻克疑难杂症的经验。而今天，把"经方经药"传承研究的牌子挂在了印尼·巴淡岛上，而这一切，都缘于经方！都成于经方！这真是最美经方！大美经方！我情不自禁地在内心深处呼喊，感谢经方！感恩医圣！

时间如梭！中医药发展进入加速期。重温中医经典蔚然成风，国家中医药管理局"全国优秀中医临床人才研修项目"学员（简称国优人才班）的培养，重在经典的研修，通过对研修项目的关注、论证、宣教、参与、主持等历炼和学习，我接触到了中医经典大家，对中医经典有了更深入地认知，对经方有了更深刻地体验，临床疗效再次得到了稳步提升。北京市中医管理局、河南省中医管理局、南阳市中医药管理局共同举办仲景书院首期"仲景国医传人"精英班，我有幸作为执行班主任，再次对经方大家和经方学验有了更多的感触和心悟。再加之，近5年来我一直在牵头专病专科经方大师研修班的数十个研修班的学习与交流，在单纯的经方学习交流之基础上，更多地引导经方的学术提升和经方应用向主流医院内推广，使我对"经方热"乃至"经典热"有了更多层面的了解和把握。期间，有一个"病准方对药不灵"现象引起了我的关注，我认为这一定是中药药物的精准及合理应用出了问题。即而联想到，国优人才班讲经典《神农本草经》苦于找不到专门研究《神农本草经》的教授，而在第三批国优人才班上课时，只有祝之友老教授一个人专注《神农本草经》专题研究与经方解读。原来这是中医药界普遍不读《神农本草经》的缘故，大家不重视临床中药学科的发展，从而导致临床中药品种、中药古今变异等问题没有得到良好的控制和改善，导致用药临床不效。故而，我们就立即开始举办"基于《神农本草经》解读经方临证应用研修班和认药采药班"，旨在引导大家重温中医药首部经典《神农本草经》，认真研究经方的用药精准问题。此时此刻，明确提出"经药"这一"中医临床药学"的基本概念。根据祝之友老教授的要求和亲自授课、督导，我迅速把这个概念推广至全国各地（包括台北市的国际论坛上），及东南亚地区，为提高中医药临床疗效服务！而这个结果仍然是医圣经方的引领，仍然要感谢、感恩医圣仲景！大美经方！最美经方！

我和不少中医药人一样，稍稍有点小文人情愫，心绪放飞之时，就浮想联翩，继而就草草成文。恰好"中国最美经方丛书"第一辑 15 册即将出版，而邀我作序，就充之为序。

之于"中国最美经方丛书"，启于原"神奇的中华经穴疗法系列丛书"的畅销与好评！继而推出。既是中原出版传媒集团重点畅销图书，也是目前"经方热""经药热"之最流行类之书籍。本丛书系柳越冬教授带头，由国家名医传承室、大学科研机构、仲景书院经方兴趣研究小组等优秀的一线临床和科研人员共同编撰，是学习经方、应用经方、推广经方的参考书籍！对经方的临床应用和科研、教学均有积极的助推意义，必将得到广大"经方"爱好者、"经药"爱好者的热捧！

最后，仍用我恩师孙光荣国医大师的话来作结束语，

那就是：

美丽中国有中医！

中医万岁！

杨建宇[2]

2018 年 6 月 2 日，于新加坡转机回国候机时

注释：[1]同时还挂了"中华中药泰斗祝之友教授东南亚·印尼药用植物苑"和"中华中医药中和医派杨建宇教授工作室东南亚·印尼工作站"的牌子。每块牌子上都有印尼文、中文、英文3种文字。

[2]杨建宇：研究员/教授，执业中医师，中华中和医派掌门人，著名经方学者和经方临床圣手。中国中医药研究促进会仲景医学研究分会副会长兼秘书长，仲景星火工程分会执行会长，北京中西医慢病防治促进会全国经方医学专家委员会执行主席，中关村炎黄中医药科技创新联盟全国经方健康产业发展联盟执行主席，中医药"一带一路"经方行（国际）总策划、总指挥、主讲教授，中华国医专病专科经方大师研修班总策划、主讲教授，中国医药新闻信息协会副会长兼中医药临床分会执行会长，曲阜孔子文化学院国际中医学院名誉院长/特聘教授。

目　录

上　篇　经典温习

1

中篇　临证新论

下篇　现代研究

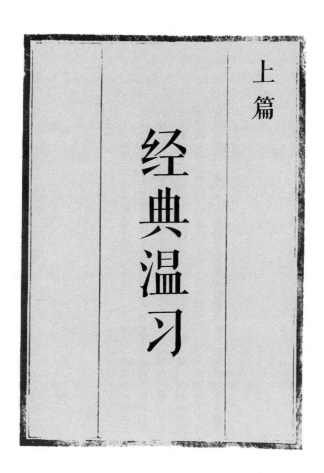

上篇

经典温习

本篇从三个部分对逍遥散进行论述：第一章第一节溯本求源部分从经方出处、方名释义、药物组成、使用方法、方歌等方面对其进行系统梳理。第二节经方集注选取历代医家对经方的代表性阐释。第三节类方简析对临床中较常用的逍遥散类方进行简要分析。第二章对组成逍遥散的主要药物的功效与主治，以及作用机制进行阐释，对逍遥散的功效进行剖析。第三章对逍遥散的源流进行梳理，对古代医家方论和现代医家方论进行论述。

第一章　概　述

第一节　溯本求源

一、经方出处

逍遥散为宋代《太平惠民和剂局方》（亦简称《局方》）创制的名方,《太平惠民和剂局方·卷之九·治妇女诸疾》记载逍遥散:"治血虚劳倦,五心烦热,肢体疼痛,头目昏重,心忪颊赤,口燥咽干,发热盗汗,减食嗜卧,及血热相搏,月水不调,脐腹胀痛,寒热如疟。又疗室女血弱阴虚,营卫不和,痰嗽潮热,肌体羸瘦,渐成骨蒸。"

二、方名释义

"逍遥"亦作"消摇",优游自得貌。《庄子》云:"逍遥于天地之间而心意自得。"王晋三曰:"《庄子·逍遥游》注云,如阳动冰消,虽耗不竭其本;舟行水摇,虽动不伤于内。譬之于医,消散其气郁,摇动其血郁,皆无伤乎正气也。"本方为调和肝脾的常用方,服之可达到疏肝理脾、养血和营之效,使得肝气畅,郁结消,气血调,精神爽,逍遥自在,故名"逍遥散"。《黄帝内经》所谓"木郁达之",遂其曲直之性,故名曰逍遥。

三、药物组成

甘草(微炙赤)半两,当归(去苗,锉,微炒)、茯苓(去皮,白者)、芍药

（白）、白术、柴胡(去苗)，各一两。

四、使用方法

上为粗末，每服二钱，水一大盏，烧生姜一块切破，薄荷少许，同煎至七分，去渣热服，不拘时候。

五、方歌

逍遥散用当归芍，柴苓术草加姜薄，

散郁除蒸功最奇，调经八味丹栀著。(《汤头歌诀》)

第二节　经方集注

汪　昂

此足少阳厥阴药也。肝虚则血病，当归、芍药养血而敛阴。木盛则土衰，甘草、白术和中而补土。柴胡升阳散热，合芍药以平肝，而使木得条达。茯苓清热利湿，助甘、术以益土，而令心气安宁。生姜暖胃祛痰，调中解郁。薄荷搜肝泻肺，理血消风。疏逆和中，诸症自已，所以有"逍遥"之名。(《医方集解·和解之剂》)

赵羽皇

五脏苦欲补泻，云肝苦急，急食甘以缓之。盖肝性急善怒，其气上行则顺，下行则郁，郁则火动而诸病生矣。故发于上，则头眩、耳鸣而或为目赤；发于中，则胸满、胁痛而或作吞酸；发于下，则少腹疼、疝而或溲溺不利；发于外，则寒热往来，似疟非疟。凡此诸症，何莫非肝郁之象乎？而肝木之所以郁，其说有二：一为土虚不能升木也，一为血少不能养肝也。盖肝为木气，全赖土以滋培,水以灌溉。若中土虚,则木不升而郁。阴血少,则肝不滋而枯。方用白术、伏苓者,助土德以升木也;当归、芍药者,益荣血以养肝也;薄荷解热,甘草和中。独柴胡一味,一以厥阴之报使,一以升发诸阳。《经》云木郁则达之,遂其曲直之性,故名曰逍遥。若内热、外热盛,加丹皮解肌热,炒栀清内热,此加味逍遥之义也。(《医宗金鉴·卷二十九》)

唐容川

此治肝经血虚,火旺郁郁不乐。方用白术、茯苓助土德以升木,当归、白芍益荣血以养肝,薄荷解热,甘草缓中,柴、姜升发,木郁则达之,遂其曲直之性,故名之曰逍遥。(《血证论·卷七》)

第三节 类方简析

逍遥散是宋代和剂药局常用名方之一,脱胎于汉代张仲景的四逆散与当归芍药散两方之法。对于肝郁之证甚有效验,正如王晋三所说:有消其气郁,摇其血郁,而无伤乎正气之妙。故为后世医家所尝用,广泛运用于内科、妇科、眼科、传染科等的有关疾病。并衍化出了许多有效良方,粗略统计已达百首之多,形成了逍遥散类方。

一、四逆散

出处:《伤寒论》。

组成:甘草(炙),枳实(破,水渍,炙干),芍药,柴胡。

用法:上四味各十分,捣筛,白饮和服方寸匕,日三服。(现代用法:做汤剂,水煎服,用量按原方比例酌定)

功效:疏肝理脾,透邪解郁。

主治：少阴病，四逆证，或咳，或悸，或小便不利，或腹中痛，或泄利下重。

方解：肝气郁结，气机不利，阳郁于里，不能布达四肢而表现四逆，厥冷的程度不严重，四肢不温，与心肾阳虚阴盛的厥逆不同，因此看不到无热恶寒，脉微细，但欲寐症状。对于四逆散证的病机，各家意见不一，所论迥然。其说主要有二：一是气郁阳遏不得伸达，为多数医家之观点；一是少阴阳虚失于温煦。倡"气郁阳遏"者认为四逆乃阳郁于里，不达四末，则表现四肢逆冷不温的四逆论。如清代张令韶曰："阳气内郁，不达四末。"李中梓曰："阴中涵阳之证，唯气不宣通。"倡"少阴阳虚"者认为四逆散证之主症四逆及或然各症，均可从少阴阳虚立论而得解。阳虚不能温达四末则四肢厥冷；脾肾阳虚导致水饮内停，上凌心肺则为咳为悸；肾阳不足，膀胱失于气化，故小便不利；阳气不足，中焦失煦，升降失常则腹痛泄利。《伤寒直解》："凡属少阴病四逆，俱属阳气虚寒。然亦有阳气内郁不得外达而四逆者，又宜四逆散主之。"因肝气郁结，则疏泄功能失常，木横乘土，病在肝、脾，治以透邪解郁，疏肝理脾。柴胡入肝胆经，性味苦平，具升发之性，解郁透热，疏肝解郁，是为君药。枳实入中焦而归脾胃，味苦性微寒，行气散结，是为臣药。二药同用，一升一降，可使清升浊降，气机通利，枢机运转而郁热透达。芍药酸苦微寒，入肝经，养血敛阴，柔肝止痛，与和中益气的炙甘草相伍，调和肝脾，缓急止痛，土木得和而气机流畅，为佐使。诸药相合，共奏透邪解郁、疏肝理脾功效。

四逆散见于《伤寒论·辨少阴病脉证并治》第318条，用于阳气内郁而致四肢厥逆之证，体现了疏肝解郁、调理气机治法。逍遥散取四逆散调和肝脾之功，易理气降浊之枳实，增当归、茯苓、白术以强健脾活血之功，加薄荷、生姜以壮柴胡辛散升气之力，共奏疏肝解郁、健脾和营之效，主治肝郁血虚所致的郁郁寡欢、胁痛乳胀、太息不舒、寒热往来、头痛目眩、口燥咽干、神疲食少、月经不调等症，使肝郁得疏，郁遏得除，精神欣愉而逍遥自在。

方论：

吴昆：少阴病四逆者，此方主之。此阳邪传至少阴，里有结热，则阳气不能交接于四末，故四逆而不温。用枳实，所以破结气而除里热；用柴胡，所以升发真阳而回四逆；甘草和其不调之气；芍药收其失位之阴。是证也，虽曰阳邪在里,慎不可下,盖伤寒以阳为主,四逆有阴进之象,若复用苦寒之药下之,则阳益亏矣,是在所忌。论曰:诸四逆者,不可下之。盖谓此也。(《医方考·卷一》)

汪昂:此足少阴药也。伤寒以阳为主,若阳邪传里而成四逆,有阴进之象,又不敢以苦寒下之,恐伤其阳。经曰:诸四逆,不可下也。故用枳实泄结热,甘草调逆气,柴胡散阳邪,芍药收元阴,用辛苦酸寒之药以和解之,则阳气散布于四末矣。此与少阳之用小柴胡意同。有兼证者,视加法为治。(《医方集解》)

成无己:四逆者,四肢不温也。伤寒邪在三阳,则手足必热;传到太阴,手足自温;至少阴则邪热渐深,故四肢逆而不温也;及至厥阴,则手足厥冷,是又甚于逆。四逆散以散传阴之热也。

《内经》曰热淫于内,佐以甘苦,以酸收之,以苦发之。枳实、甘草之甘苦,以泄里热;芍药之酸,以收阴气;柴胡之苦,以发表热。(《注解伤寒论·卷六》)

方歌:枳甘柴芍数相均,热厥能回察所因,

　　　　白饮和匀方寸匕,阴阳顺接用斯神。(《长沙方歌括》)

二、当归芍药散

出处:《金匮要略》。

组成:当归三两,芍药一斤,川芎半斤(一作三两),茯苓四两,泽泻半斤,白术四两。

服法:上六味,杵为散,取方寸匕,酒和,日三服。

功效:补血调肝,健脾利湿。

主治:主治妇人妊娠腹中疼痛及妇人腹中诸疾痛,因妇人妊娠后脾胃虚弱,肝气不调,肝脾不和而设。

方解:方中芍药归肝、脾经,性微寒,味苦酸,养血柔肝,缓急止痛。当归归心、脾两经,性温,味甘辛,补血活血,调经止痛;川芎归肝、胆、心包经,性温,味辛,有活血止痛之功;两药同用,可养血活血,调肝止痛。茯苓归心、脾、肾经,性味甘淡,健土补中,利水渗湿;泽泻归肾、膀胱经,性寒,味甘,利

水渗湿;白术归脾、胃经,性温苦甘,补脾益胃,燥湿和中。三药同用,可健脾益胃,利水渗湿。白术与芍药相伍,肝脾两调。诸药相配,共奏补血调肝、健脾利湿之效。

当归芍药散在《金匮要略》中原载两条:其一在《妇人妊娠病脉证并治第二十》中"妇人怀娠,腹中㽲痛,当归芍药散主之";其二在《妇人杂病脉证并治第二十二》中:"妇人腹中诸疾痛,当归芍药散主之。"当归芍药散为逍遥散之源,该方由当归、芍药、茯苓、白术、泽泻、川芎六味组成,主治妇人妊娠腹中痛及妇人腹中诸疾痛,有疏肝养血、健脾祛湿之效。治疗妇女气血失调等证以"养血为主,调气为先"的治则有关。

方论:

赵以德:此与胞阻痛不同,因脾土为木邪所克,谷气不举,浊淫下流,以塞搏阴血而痛也。用芍药多他药数倍以泻肝木,利阴塞,以与芎、归补血止痛;又佐茯苓渗湿以降于小便也;白术益脾燥湿,茯、泽行其所积,从小便出。盖内外六淫,皆能伤胎成痛,不但湿而已也。(《金匮玉函经二注》)

徐忠可:疼痛者,绵绵而痛,不若寒疝之绞痛,血气之刺痛也。乃正气不足,使阴得乘阳,而水气胜土,脾郁不伸,郁而求伸,土气不调,则痛绵绵矣。故以归、芍养血,苓、术扶脾,泽泻泻其余之旧水,芎劳畅其欲遂之血气。不用黄芩,疼痛因虚,则稍挟寒也。然不用热药,原非大寒,正气充,则微寒自去耳。(《金匮要略论注》)

陈言:当归芍药散,治妊娠腹中㽲痛,心下急满,及产后血晕,内虚气乏,崩中久痢,常服,通畅血脉,不生痈疡,消痰,养胃,明目,益津。(《三因极一病证方论》)

方歌:妊娠疼痛势绵绵,三两归芎润且宣,

　　　　芍药一斤泽减半,术苓四两妙盘旋。(《金匮方歌括》)

三、丹栀逍遥散(加味逍遥散)

出处:《校注妇人良方》卷二十四方。

组成:炙甘草、炒当归、芍药(酒炒)、茯苓、炒白术各一钱,柴胡、牡丹皮、

炒栀子各五分。（《局方》中加薄荷,煨姜各一钱。）

用法: 水煎服。

功效: 疏肝解郁,清热除烦。

主治: 肝郁脾虚,化火生热之证。治肝郁血虚发热,或潮热,或自汗盗汗,或头痛目赤,或怔忡不宁,或颊赤口干,或月经不调、肚腹作胀,或小腹重坠、小便涩痛。

方解: 根据《黄帝内经》"木郁达之"的原则,首先顺其条达之性,开其郁遏之气,并宜养营血而健脾土,以达养阴补脾之目的。丹栀逍遥散方中柴胡为君,疏肝解郁,使肝气条达,以复肝用。本品的疏肝之效,历来被前贤所推崇,《滇南本草》卷一指出:"柴胡行肝经逆结之气,止左胁肝气疼痛。"《药品化义》曰:"柴胡性轻清,主升散,味微苦,主疏肝。"臣以当归、白芍二药,当归味甘、辛,性温,归肝、心、脾经,具有补血、活血、调经、止痛之功效。《景岳全书·本草正》谓:"当归,其味甘而重,故专能补血;其气轻而辛,故又能行血,补中有动,行中有补,诚血中之气药,亦血中之圣药也。"白芍味苦、酸、甘,性微寒,归肝、脾经,具有平肝止痛、养血调经之效。《本草备要》曰:"补血,泻肝,涩,敛阴。"二药皆入肝经,均能补血、养血柔肝,合用相得益彰,既养肝体助肝用,以治血虚,又防柴胡劫肝阴。佐以白术、茯苓、甘草健脾益气,为补气健脾之要药,三药合用使脾气运化有权,化气生血。正如《本草衍义》指出:"茯苓行水之功多,益心脾不可缺也。"《本草汇言》指出:"白术,乃扶植脾胃,散湿除痹,消食除痞之要药。"佐以牡丹皮、栀子,皆能清热凉血,其中栀子入营分,能引上焦心肺之热,屈曲下行,尚可泻火除烦。朱震亨云:"泻三焦火,清胃脘血,治热厥心痛,解热郁,行结气。"牡丹皮亦能入肝胆血分,清血中之浮火。《本草经疏》谓本品:"其味苦而微辛,其气寒而无毒……辛以散结聚,苦寒除血热,入血分,凉血热之要药也。"

方论:

张秉成:夫肝属木,乃生气所寓,为藏血之地,其性刚介,而喜条达,必须水以涵之,土以培之,然后得遂其生长之意。若七情内伤,或六淫外束,犯之则木郁而病变多矣。此方以当归、白芍之养血,以涵其肝。苓、术、甘草之补土,以培其本。柴胡、薄荷、煨生姜,俱系辛散气升之物,而顺肝之性,而使之不郁。如是则六淫七情之邪皆治,而前证岂有不愈者哉。

本方加丹皮、黑山栀各一钱,名加味逍遥散,治怒气伤肝,血少化火之证。故以丹皮能入肝胆血分者,以清泄其火邪,黑山栀亦入营分,能引上焦心肺之热,屈曲下行,合于前方中,自能解郁散火,火退则诸病皆愈耳。(《成方便读》)

薛立斋:治肝脾血虚发热,或潮热晡热,或自汗盗汗,或头痛目涩,或怔忡不宁,或颊赤口干,或月经不调,肚腹作痛,或小腹重坠,水道涩痛,或肿痛出脓,内热作渴等症。(《内科摘要》)

薛立斋:肝经风热,或怒动肝火,俱宜加味逍遥散。(《沈氏女科辑要》)

夏桂成:本方原名加味逍遥散,为疏肝健脾,解郁养血,兼清血热之剂。凡肝郁久者,无不以肝体不充为要,以致肝用不及而致郁。方中为归、白芍养血补肝以治本,柴胡疏肝解郁散热,白术、茯苓、炙甘草补中健脾,少许薄荷、煨姜助柴胡疏达肝气。牡丹皮、栀子清肝解郁,泄热除烦。诸药合用,使肝郁得解,血虚得养,脾虚得复,郁热得除,标本兼顾,寓深意于平凡之中,故能广泛使用于肝经郁热所致的各种病症……本方即《局方》逍遥散加牡丹皮、山栀而成,又名加味逍遥散。实际上是从汉代张仲景所制四逆散发展而来。方中归芍养血以涵肝体,柴胡升散以遂肝用,丹栀以清肝火,茯苓、术、草健脾,以旺生化之源,是千百年来历代贤哲倍加推崇的不朽名方。本方原为妇女血虚劳倦,血热相搏,室女血热阴虚而设,体现了前人中女子以肝为先天,以血为主之说……《卫生宝鉴》以此治血虚发热,经候不调;《古今医鉴》治肝脾血虚发热,或潮热,或自汗盗汗,或头痛目涩,或怔忡不宁,颊赤口干,或月经不调,或肚腹作痛,或小腹重坠,水道涩痛,或肿痛出脓,内热作渴,月经超前,属于郁热而兼血虚的,用之最为适宜。但是近年来,本方或者逍遥散加减,已广泛运用到内、外、五官、口腔等科的有关疾病。(《实用妇科方剂学》)

方歌:逍遥散内芍苓归,柴术荷甘姜用煨,

血燥肝虚寒热作,调经散逆郁能开,

山栀并与丹皮入,加味逍遥用者裁,

木郁难舒易化火,有余怒气扰成灾。(《成方便读》)

第二章 临床药学基础

第一节 主要药物的功效与主治

　　《局方》中没有对组方用药意义进行论述,对逍遥散处方用药的解释最早见于清代汪昂的《医方集解》,其曰:"肝虚则血病,当归、芍药养血而敛阴。木盛则土衰,甘草、白术和中而补土。柴胡升阳散热,合芍药以平肝,而使木得条达。茯苓清热利湿,助甘、术以益土,而令心气安宁。生姜暖胃祛痰,调中解郁。薄荷搜肝泻肺,理血消风。疏逆和中,诸症自已,所以有'逍遥'之名。"由于方剂组成的药物,以及配伍后产生的各种协同或制约关系,直接决定了该方剂的功效,同时也决定了其主治病证,即方证。因此通过对药物组成的分析,我们可以反推出文献中尚没有论及的症状与体征,这就是以药测证,以便全方位地揭示该方剂的方证。

　　逍遥散的组成一共是八味药,都有其药性与功效特点,下面分别对其进行论述。

1. 当归

　　当归主治腹痛,兼治崩漏、疮毒脓血。其腹痛的部位多在少腹,其疼痛多为刺痛、绞痛、急痛,而且疼痛的程度较重,前人常常用"刺痛不止""不可忍"等词语来表述。其腹痛可牵引到腰背,且多与妇人的月经、胎产有关,即月经期、围生期、产后的少腹痛,大多属于当归证。以腹痛为特点的妇科疾病,如痛经、月经失调、经前期综合征、先兆流产、胎位不正、盆腔炎、子宫肌瘤、不孕症、产后恶露不尽、上环或取环出血等,可以考虑使用当归。

适用于当归者,可见羸瘦状,皮肤多干枯,或如鱼鳞状,所谓的肌肤甲错,甚至有脱屑,其脉多细。如果体形肥胖丰腴,或无腹痛而腹满便溏者,则当归慎用。

根据后世应用经验,当归也可用于痢疾腹痛及疮毒脓血。《太平圣惠方》用当归、黄连、炮姜、阿胶蜜丸,治腹痛,下痢不止,方名内补丸。《圣济总录》用当归、黄连、干姜、黄柏各一两,为细末,每服三钱匕,治疗里急后重、下痢赤白及下部痛。《串雅内编》治疗无名肿毒,用当归八钱、黄芪五钱、甘草二钱、金银花一两,用水一碗,陈酒一碗,合煎,空心服,名"四金刚"。《验方新编》治疗脱骨疽,见患肢暗红微肿灼热,溃烂腐臭,疼痛剧烈,相当于血栓闭塞性脉管炎等。用当归二两、金银花三两、玄参三两、甘草一两,水煎服,一连十剂。

治腹痛多配芍药;手足厥冷,多配桂枝、细辛;肌肤甲错,两目暗黑者,可配桃仁、红花;崩漏者,多配阿胶、地黄;血痢腹痛者,多配黄连、黄芩、芍药、阿胶。

2. 芍药

芍药主治挛急,尤以脚挛急、腹中急痛、身疼痛为多。脚挛急是张仲景明确的芍药证,《伤寒论》中芍药甘草汤是治疗脚挛急的专方。《朱氏集验方》称芍药甘草汤为去杖汤用以治疗脚弱无力,行走困难。所谓的脚挛急,其表现为小腿屈伸不利,或经常出现下肢肌肉痉挛,特别是腓肠肌痉挛。患者常诉说下肢肌肉疼痛步履困难。对这一特征,称之为"芍药足"。伴有脚挛急的疾病,都可以考虑使用芍药,比如肝硬化、糖尿病、支气管痉挛等病患者,见经常脚挛急者,配合芍药甘草汤常能提高疗效。

其急痛,是指疼痛呈痉挛性,有紧缩感,并有阵发性的特点,也即张仲景所谓的"时痛"。胃痉挛、肠痉挛、腓肠肌痉挛、脏器平滑肌痉挛、躯干骨骼肌等导致的疼痛,均属于芍药证。腹中急痛,为腹痛呈痉挛性、阵发性。其部位有在上腹部者,有脐周者,也有下腹部者,或腹痛连及腰背者,或腹痛连及阴部者。另外,膈肌痉挛、尿道括约肌痉挛、阴道痉挛、面肌痉挛、支气管痉挛等虽没有明显的疼痛,但也可以考虑使用芍药,也就是利用芍药的"缓急"

的功效。

身疼痛,多为腰背酸痛、四肢疼痛,严重的可以导致步履困难,如坐骨神经痛也表现为痉挛性。

芍药兼治便秘,腹急痛伴有大便秘结如栗状者,最为适宜。根据经验,芍药量至 30g 以上,就有通大便的作用。《伤寒论》第 280 条有"其人续自便利,设当行大黄、芍药者,宜减之……"可反证芍药这一作用。芍药通便,多与大黄并用。

芍药证多见于一种痉挛性体质,患者易于腹痛,易于便秘,易于肌肉痉挛。其体形胖瘦皆有,但多肌肉坚紧,尤其是腹壁肌肉比较紧张,日本人吉益东洞提出了"腹皮挛急,按之不弛"的腹证,可以参考。临床上若见肌肉松柔者,大便不成形、日行多次而无腹痛者,应慎用芍药。

3. 白术

白术主治渴而下利者,兼治冒眩、四肢沉重疼痛、短气、心下逆满、小便不利、浮肿。

所谓渴,指自觉的渴感,想饮水,想饮热开水,但喝不多,或漱口而已。心下部常常痞满不适,喝水后更难受,胃内发胀,有水声,甚至吐水,或多喝水以后常常出现面部轻度浮肿。舌面并不像白虎加人参汤证那样干燥无津或毛糙起裂,而是舌面常有薄白苔,舌质也不红,舌体较大而且胖,常常舌边有齿痕。下利,即腹泻,大便呈水样,或大便溏薄不成形、粪体松散而不黏臭,或先干后溏。渴而下利,是使用白术的必见证。如口渴而大便干结如栗,或烦渴引饮,均非白术主治。

冒眩,即身体困重,头晕眼花,常常眼前发黑。四肢沉重,或腰腹沉重,或有关节疼痛。患者肌肉松软,常诉说身体困重,懒于活动,动则易出汗。短气,即气短无力,易于疲乏倦怠,稍动则气喘吁吁。心下逆满,指上腹部发胀,尤其是在喝水以后,食欲不振,甚至吐水或清涎。

小便不利,是指小便的量少及排泄不畅。

白术与黄芪的主治相似,均能利水,均可治疗浮肿、小便不利、口渴、眩晕等证,其区别在于,黄芪主治在表之水,故浮肿、汗出比较明显,而白术主治在里之水,故以口渴、眩晕、身重、大便性状改变为明显。

使用白术不论体形胖瘦,但患者多呈黄肿貌,肌肉松软,容易浮肿,特别是早晨尤为明显,如眼睑浮肿。另外,必见舌体胖大而淡,或边有齿痕,或舌面白苔,或舌面水滑。

4. 茯苓

茯苓主治眩悸、口渴而小便不利者。眩,其义有二,一为眩晕,指患者出现旋转感、上下或左右晃动感、倾斜感、地动感、如坐舟中感等,多伴有恶心呕吐;一为幻觉,因"眩"古时候又读作 huan,通"幻",所以目眩还有视物怪异感、恐怖感、恍惚感等,多伴有惊悸、多噩梦等。悸,指跳动,如心慌、心悸、脐腹动悸、肌肉跳动等。眩悸者,常常伴有心神不安、多梦易惊、恍惚健忘等精神神经症状。

茯苓尚治口渴及小便不利。其渴感并不严重,唯口内少津而思饮,虽饮而不多,多饮则觉得胸腹胀满而短气。或口渴与呕吐并见。所谓小便不利,即小便的量、排尿次数等发生异常,如小便量少,尿次减少或小便不畅,出现尿痛、尿急等症状,并可伴有浮肿。小便次数不多且量少,同时大便多溏薄或如水样,或虽便秘而先干后溏,患者常见浮肿,或浮肿貌。

使用茯苓,可不问体形胖瘦,但须察舌。其人舌体多胖大,边有齿痕,舌面较湿润,称之为"茯苓舌",胖人舌体大,固然多茯苓证,瘦人见舌体胖大者,茯苓证更多见。其舌边有齿痕,舌体胖大伴有浮肿、腹泻者多为五苓散证、苓桂术甘汤证;舌体瘦小而边有齿痕,伴有腹胀、失眠、咽喉异物感者,多为半夏厚朴汤证。

茯苓证与白术证颇多相似之处,故张仲景使用茯苓多与白术同用。所不同之处,白术重在治渴,而茯苓重在治悸。故前人称白术能健脾生津,而茯苓则能安神利水。

张仲景使用茯苓多入复方。配半夏治眩悸,配白术治疗口渴,配猪苓、泽泻治疗小便不利,配桂枝、甘草治疗脐下悸。

张仲景使用茯苓,汤剂量较大,尤其是用于悸、口渴吐水以及四肢肿等,如茯苓桂枝甘草大枣汤用至半斤,茯苓泽泻汤也用至半斤,防己茯苓汤则用至六两。而用于散剂,则用量甚小。

5. 柴胡

柴胡主治往来寒热而胸胁苦满者。凡胸胁苦满、往来寒热而兼呕者，或兼四肢逆冷者，或兼嘿嘿不欲饮食者，均为柴胡主治范围。

所谓往来寒热，主要指患者的自我感觉，即一种寒热交替感。或忽而恶风怕冷，肌肤粟起，忽而身热而烦；或心胸热而四肢寒，或上部热而下体寒，或半身寒，半身热。这种寒热交替感还包括对温度变化的自我感觉过敏，如特别畏风、怕吹空调等。再推而广之，对湿度、气压、光照、气候、居住环境、音响、气味的变化过敏乃至心理的过敏都可以认为是往来寒热的延伸。所以，临床上可见许多病毒感染性疾病、精神神经系统疾病、免疫系统疾病、女性月经病等出现往来寒热的症状。需要说明，往来寒热与体温高低不呈正相关，其中有体温高者，如感冒发热、疟疾，但也有体温正常者，所以，不能简单地将寒热理解为发热。

往来寒热中，"往来"也有特殊意义。第一，是指有节律性，或日节律，或周节律，或月节律。比如失眠，常常到深夜则无睡意，都表现为日节律；目前城市常见的星期一综合征，则表现为周节律；如经前期紧张综合征、乳腺小叶增生症等，表现为月节律；而有些过敏性疾病的支气管哮喘、花粉症、过敏性鼻炎等，则表现为季节性，这也可以看作是一种节律性。第二，是指没有明显的节律，时发时止，不可捉摸，如癫痫以及一些神经症、过敏性疾病等。对以上所说的具有"往来""休作有时"等特征的疾病，中医常使用柴胡类方。如清代名医费伯雄曾用含有柴胡的处方治疗 1 例隔日彻夜不眠的奇症（《医醇賸义》）；近代名中医岳美中先生用小柴胡汤治愈每日正午全身无力的小儿（《岳美中医案集》）；日本有报道用柴胡桂枝汤治疗癫痫，都是以"往来"与"休作有时"为辨证依据的。所以，临床上具有发病呈周期性或时发时止特征的疾病，经常使用柴胡类方。

所谓胸胁苦满，一指患者有自觉的胸膈间的气塞满闷感和胁肋下的气胀膜满感，患者常常以"胸闷胸痛""无法呼吸""要想深呼吸""腹胀""心里不舒服"等为表述。患者常常伴有上腹部不适感、腹胀、嗳气等躯体症状。胸胁苦满也有他觉指征，如沿肋骨弓的下端向胸腔内按压，医生指端有抵抗感，患者也诉说有胀痛不适感。日本学者细野史郎先生有一"捏诊法"，即医生以拇指、食指与中指轻轻提捏胁肋的皮肤,患者感到明显疼痛,医生用手指捻动时,指下有沙沙的摩擦感者,为胸胁苦满阳性。此外,胸胁部的肿块也属于胸胁苦满的范畴,如乳房的胀痛与结块、分泌异常,腋下的肿块等,均有使用柴胡剂的机会。

根据临床经验,胸胁苦满所谓胸胁的部位来说,还可作适当延伸,如头面肩颈身体两侧部位的疼痛、肿块等,也可归属于胸胁苦满的范畴。如偏头痛、耳部疾患、肩颈部的酸痛、胸锁乳突肌的疼痛、甲状腺的肿胀、耳疾以及腰胯部的疼痛、腹股沟的肿块、疼痛等,临床可以考虑使用柴胡类方。所以,将胸胁部、身体的侧面、腹股沟等部位称之为"柴胡带"。

需要指出,胸胁苦满的"苦"字,除表示患者胸胁部的不适感比较明显或持久化以外,还指患者的心理处在一种抑郁痛苦的状态,患者表现为情绪低落、神情漠然,可以出现食欲不振,《伤寒论》所谓的"嘿嘿不欲饮食";也可以出现烦躁、恶心、口干口苦、咽喉异物感等,所谓的"口苦咽干目眩""心烦喜呕"等。有的患者还有睡眠障碍、疑病心理等。

经常伴随往来寒热、胸胁苦满而出现的,是呕、四肢冷、嘿嘿不欲饮食、发黄等临床表现。《伤寒论》中有"伤寒中风,有柴胡证,但见一证便是,不必悉具"的经验之谈。这里的"柴胡证",即往来寒热而胸胁苦满,也就是说,在有往来寒热而胸胁苦满的同时,只要见有呕、四肢冷、嘿嘿不欲饮食、发黄中一证者,即可使用柴胡剂。

柴胡证的或然证较多。如小柴胡汤的"或胸中烦而不呕,或渴,或腹中痛,或胁下痞硬,或心下悸,或小便不利,或不渴、身有微热,或咳",四逆散"或咳,或悸,或小便不利,或腹中痛,或泄利下重"等,这提示柴胡证的覆盖面很大,其所主治的不仅仅是一个症状,而是一种体质状态。以下患者比较容易出现柴胡证,其特征如下:外观体形中等或偏瘦,面色微暗黄,或青黄色,或青白色,缺乏光泽。肌肉比较坚紧,舌质不淡胖,舌苔正常或偏干,脉象多弦细。主诉以自觉症状为多,对气温变化的反应敏感,或时有寒热感,情绪的波动较大,食欲易受情绪的影响,胸胁部时有气塞满闷感,或有触痛,四肢常冷。女性月经周期不齐,经前多见胸闷乳房胀痛结块,烦躁、腹痛腰酸、经血暗或有血块。

小柴胡汤中柴胡用半斤,如以一两3g计算,则为24g。现代许多报道用于退热,柴胡常使用30g甚至45g。用于治疗病毒性感冒发热以及类风湿性关节炎,柴胡在20g以上方有效。由于柴胡有南北之分,而据报道,北柴胡所含的柴胡皂苷是南柴胡的7倍。所以,在使用南柴胡时,柴胡的量要大于北柴胡。

柴胡使用的剂型,以汤剂为好。宋代名医朱肱曾治疗当时太守盛次仲疾,诊断为小柴胡汤证,但仆人给以小柴胡散,不仅病不愈,反而有胸满,后朱肱亲自煎煮,进二服,是夕遂安。

关于柴胡的毒副反应,有人报道过量服用柴胡可以导致血压升高、恶心呕吐、水肿、少尿或无尿。但也有老中医使用柴胡及其类方多年,并未发现明显毒副反应,偶见有些患者服用柴胡后出现轻度腹泻。中医界有"柴胡竭肝阴"的传言,这是不符合临床实际的。

6. 薄荷

薄荷,辛能发散,凉能清利,专于消风散热。故为头痛,头风,眼目、咽喉、口齿诸病,小儿惊热,以及瘰疬、疮疥要药。《本草经疏》:薄荷,辛多于苦而无毒……辛合肺,肺主皮毛,苦合心而从火化,主血脉,主热,皆阳脏也。贼风伤寒,其邪在表,故发汗则解。风药性升,又兼辛温,故能散邪辟恶。辛香通窍,故治腹胀满、霍乱。《食疗》引为能去心家热,故为小儿惊风、风热家引经要药。辛香走散,以通关节,故逐贼风、发汗者,风从汗解也。本非脾胃家药,安能主宿食不消。上升之性,亦难主下气;劳乏属虚,非散可解,三疗俱非,明者当子别之。又:病人新瘥勿服,以其发汗虚表气也。咳嗽若因肺虚寒客之而无热症者勿服,以其当补而愈。阴虚发热勿服,以出汗则愈竭其津液也。脚气类伤寒勿服,以其病主下而属脾故也。血虚头痛,非同诸补血药不可用。小儿身热由于伤食者不可用,小儿身热因于疳积者不可用。小儿痘疮诊得气虚者,虽身热初起,亦不可用。

《药品化义》:薄荷,味辛能散,性凉而清,通利六阳之会首,祛除诸热之风邪。取其性锐而轻清,善行头面,用治失音,疗口齿,清咽喉。同川芎达巅顶,以导壅滞之热。取其气香而利窍,善走肌表,用消浮肿,散肌热,除背痛,引表药入营卫以疏结滞之气。

《医学衷中参西录》：薄荷味辛，气清郁香窜，性平少用则凉，多用则热。其力能内透筋骨，外达肌表，宣通脏腑，贯串经络，服之能透发凉汗，为温病宜汗解者之要药。若少用之，亦善调和内伤，治肝气胆火郁结作疼，或肝风内动，忽然痫痉瘛疭，头疼、目疼、鼻渊、鼻塞，齿疼咽喉肿疼，肢体拘挛作疼，一切风火郁热之疾，皆能治之。痢疾初起挟有外感者，亦宜用之，散外感之邪，即以清肠中之热，则其痢易愈。又善消毒菌，逐除恶气，一切霍乱痧证，亦为要药。为其味辛而凉，又善表疹瘾，愈皮肤瘙痒，为儿科常用之品。温病发汗用薄荷，犹伤寒发汗用麻黄也……按薄荷古原名苛，以之作蔬，不以之作药。《本经》《别录》皆未载之，至唐时始列于药品，是以《伤寒论》诸方未有用薄荷者。然细审《伤寒论》之方，确有方中当用薄荷，因当时犹未列入药品，即当用薄荷之方，不得不转用他药者。试取《伤寒论》之方论之，如麻杏甘石汤中之麻黄，宜用薄荷代之。盖麻杏甘石汤，原治汗出而喘无大热，既云无大热，其仍有热可知，有热而犹用麻黄者，取其泻肺定喘也；然麻黄能泻肺定喘，薄荷亦能泻肺定喘（薄荷之辛能抑肺气之盛，又善搜肺风），用麻黄以热治热，何如用薄荷以凉治热乎？又如凡有葛根诸汤中之葛根，亦可以薄荷代之；盖葛根原所以发表阳明在经之热，葛根之凉不如薄荷，而其发表之力又远不如薄荷，则用葛根又何如薄荷乎？斯非背古训也，古人当药物未备之时，所制之方原有不能尽善尽美之处，无他，时势限之也。

《唐本草》谓为辛温，亦以苏类例之。然冷洌之气能散风热，决非温药，故洁古直谓之辛凉。其主治则《唐本草》谓贼风伤寒、恶气、心腹胀满、霍乱、宿食不消、下气，又皆与紫苏大略相近，唯辛而凉降，微与温散者不同耳。按外治风热生疮：煮汁和入消肿末药敷之，凉入肌肤，立能止痛。

肝脾两虚，也就是两者功能均处于低下的情况，木不能达，土不能运，故为"郁"，郁则生热、化火。用柴胡、薄荷辛凉之品散郁热，清郁火，用以解除潮热、寒热往来、烦热、面颊色赤，心烦等。另外，两药同入肝经，均能疏理肝气，故方证应有肝气郁结之胸胁胀痛，经前乳房胀痛，抑郁或恼怒后症状发作、加重等。另，薄荷尚有清热利咽的作用，故方证中有咽干之症，测其方证也可出现咽痛等症。

7. 甘草

甘草主治羸瘦。兼治咽痛、口古糜烂、心悸、咳嗽以及慢性病的躁、急、痛、逆诸症等。

甘草用于瘦人，古时候就有这个经验。《神农本草经》记载甘草能"长肌肉"。《伤寒论》中凡治疗大汗、大下、大吐以及大病以后的许多病症的方剂，大多配伍甘草。吐下汗后，气液不足，必形瘦肤枯。唐代的著名方书《外台秘要》就记载用小便煮甘草数沸服，治疗大人羸瘦。《证类本草》记载用甘草粉蜜丸，可以治小儿羸瘦。羸瘦，可以看作是使用甘草的客观指征之一。以羸瘦为主要特征的疾病，如肺结核、慢性肾上腺皮质功能减退症、慢性肝炎、肝硬化、艾滋病等，可大量使用甘草。

咽痛，张仲景多用甘草。《伤寒论》《金匮要略》中治咽痛有 8 张处方，其中 7 张方含有甘草。尤其是《伤寒论》中明确提出："少阴病，二三日，咽痛者，可与甘草汤。"提示咽痛是甘草主治。这种咽喉的疼痛感，多伴有干燥感、热灼感，局部多充血、红肿。后世治疗咽痛的复方中，也大都含有甘草，如《圣济总录》以单味甘草治疗热毒肿，舌卒肿起，满口塞喉，气息不通，顷刻杀人。《小儿药证直诀》用甘草蜜炙，桔梗在米泔水中浸泡一夜，煎服，又加阿胶。治疗喉痛。后世的玄麦甘桔汤，用甘草、桔梗、玄参、麦冬同用，治疗慢性咽痛也有效果。岳美中先生曾治一患者咽喉痛如刀刺，曾用西药无效，局部不红不肿，与服生、熟甘草，服二日，其痛即失。其医案载于《岳美中医话集》。《伤寒论》有"咽喉干燥者，不可发汗"（83 条）的记载，可知咽喉干燥疼痛者，必无作汗之资，由此可以推测其人与麻黄证不同，必定体形瘦削，身热易汗、肌肉坚紧、舌质红者。以咽喉、口舌疼痛为特征的疾病，如急性咽喉炎、喉头水肿、口腔黏膜溃疡、白塞病等。

甘草可治口腔黏膜病。《金匮要略》甘草泻心汤，是治疗"蚀于喉为惑，蚀于阴为狐"的狐惑病的专方，现在用于治疗复发性口腔溃疡、白塞病。现代名中医赵锡武先生用此方加生地黄治疗口腔与外阴溃疡，甘草生用，量达 30g（《赵锡武医疗经验》）。

其实，不仅是口腔黏膜病，即其他黏膜溃疡，也可使用甘草。《千金要方》以蜜炙甘草治阴头生疮。肛裂用甘草水局部湿敷可减轻症状。有报道用甘草流浸膏或用甘草锌胶囊治疗消化性溃疡。对于尿道刺激症状,如尿痛尿急等,用甘草配伍滑石等药物可缓解症状,方如六一散,加连翘 30g、山栀子 10g 更好。

　　咳嗽,也是黏膜刺激症状,甘草同样适用。《金匮要略》"大气上逆,咽喉不利,止逆下气者,麦冬汤主之";"咳而胸满……时出浊唾腥臭,久久吐脓如米粥者,为肺痈,桔梗汤主之"。《千金要方》生姜甘草汤(甘草、生姜、人参、大枣)治疗肺痿咳涎沫不止,咽燥而闷。以上方中均有甘草。唐代的《千金要方》中,有用单味甘草治疗肺痿多痰的记载。宋代方书《圣济总录》中记载:用甘草二两,猪胆汁浸 5 宿,漉出炙香,研末为丸,内服治疗热性咳嗽。现代制剂甘草浸膏以及小儿止咳颗粒剂,包括川贝枇杷膏等市售止咳成药,都含有甘草。所以,以咳嗽为主诉的疾病,如急慢性支气管炎、咽喉炎、肺结核等,甘草可配伍桔梗、柴胡、黄芩、麦冬等,方如桔梗汤、小柴胡汤、麦冬汤。

　　单味甘草治疗心悸,在《本草纲目》上就有记载。《伤寒论》中以甘草配伍桂枝,治疗发汗过多以后,患者出现的心悸。所谓"发汗过多,其人叉手自冒心,心下悸,欲得按者"(64 条),是使用大量发汗药物以后,患者汗出过多后出现的心悸。对"脉结代,心动悸"者,用甘草配伍桂枝、地黄、麦冬、阿胶等,方如炙甘草汤。以心动悸为主诉的疾病,如期前收缩、心动过缓、窦房结综合征、心肌炎、心脏瓣膜病、心房纤颤等,常配桂枝、茯苓、人参等,代表方是炙甘草汤,其中甘草的用量有达 90g 者。由于麻黄常导致心悸,所以甘草常配伍麻黄。

　　杂病多见躁、急、痛、逆等证。此躁,为情绪不安定,变化无常、烦躁、多动,如甘麦大枣汤证的脏躁。此急,为急迫、挛急、拘急之证,如芍药甘草汤证的脚挛急。此痛,为一种挛急性、绞窄样、紧缩性的疼痛,如茯苓杏仁甘草汤证的胸痹、甘草粉蜜汤证的心痛等。此逆,为吐逆、冲逆、气逆,如橘皮竹茹汤证的哕逆、桂枝甘草汤的气上冲等。以上证候的发生,多见于形瘦肤枯、舌淡脉细者。如体胖浮肿、舌苔厚腻者,甘草应慎用,尤其不可过量,否则易于出现胸满、浮肿加重、头晕等。

　　甘草还是古代救治食物中毒或药物中毒者的主要药物。唐代名医孙思邈说:"大豆解百药毒,尝试之不效,乃加甘草,为甘豆汤,其验更速。"传统认为甘草能解乌头、附子、胆南星、半夏、马钱子以及一枝蒿的毒。实验证明，甘草对组胺、水合氯醛、升汞、河豚毒、蛇毒、白喉毒素、破伤风毒，均有解毒作用。从张仲景用药来看，使用麻黄、附子、乌头等有毒中药，经常配伍甘草，这无疑是有道理的。

综上所述，甘草证以体形羸瘦为客观指征，主治病症以干枯性（羸瘦）、痉挛性（肌肉痉挛、绞痛）、刺激性（咽痛、黏膜溃疡）、躁动性（心悸、脏躁）、突发性（中毒、外科感染）为特点。

甘草的配伍非常复杂，但非常重要。合理的配伍有利于提高疗效。《本经疏证》说："《伤寒论》《金匮要略》两书中，凡为方二百五十，用甘草者至百二十方，非甘草之主病多，乃诸方必合甘草，始能曲当病情也。"《伤寒论》中凡治疗大汗、大下、大吐以及大病以后的许多病症的方剂，大多配伍甘草。吐下汗后，气液不足，必形瘦肤枯，或口干咽痛，或筋肉拘急，或气逆上冲，或心下痞硬，或往来寒热，或动悸，或烦躁，或多汗，症状不一，故《伤寒论》中甘草常与石膏（100%——括号内为石膏剂中甘草的出现率，下同类推）、龙骨（100%）、桂枝（95%）、大枣（90%）、生姜（87.1%）、柴胡（85.7%）、芍药（81.8%）、半夏（77.7%）、人参（77.2%）、干姜（70.8%）、茯苓（66.69%）、附子（65.2%）等同用以主治各种复杂的病证，而与攻下通便、清热泻火的大黄（14%）、枳实（14.2%）、山栀子（25%）、芒硝（33.3%）等则较少配伍使用。甘草不是调味品，不是所有方剂中均可应用的。如果需要使用大黄、芒硝或甘遂、大戟急攻时，或用黄连、山栀子清利湿热时，甘草可以不用或少用，患者有腹胀时，甘草也应少用或不用，或者应当配伍理气的药物，如枳实、厚朴等。

8. 生姜

生姜主治恶心呕吐。因其干燥后即为干姜，故干姜主治的多涎唾而不渴，同样适用于生姜。生姜所主治的恶心呕吐，多伴有口内多稀涎，或吐出清水，患者口不干渴，甚至腹中有水声漉漉，就如《伤寒论》生姜泻心汤条下所谓的"胁下有水气，腹中雷鸣下利者"。

恶心呕吐可出现在许多疾病过程中。能食者有之，不能食者也有之；腹痛者有之，心下痞者有之；发热者有之，往来寒热者有之；脉微下利者有之，脉弱悸动者有之;强壮者有之,柔弱者也有之。所以,生姜的使用,很少单独应用,仲景配伍很多。生姜配桂枝健胃止痛,心悸羸瘦而胸腹痛者多用之。配半夏止呕,吐水者多用之。配橘皮亦止呕,对嗳气腹胀者宜之。配厚朴除满,恶心腹胀满者用之。配吴茱萸止痛,腹痛、头痛而吐涎沫者多用之。配大枣理虚和胃,一可增加食欲,以恢复体力,如桂枝汤类方必用姜枣;二可防止苦药败胃,故仲景方中用之甚频,不仅使用黄连黄芩的三泻心汤使用以外,就是泻下剂的大柴胡汤及厚朴七物汤,姜枣依然不忌。

生姜的用量,凡专用于呕吐者,量宜大,张仲景常用五两至半斤;若用于健胃理虚,则常用三两;若用于治疗腹痛热利或黄疸,则仅用二两以下。如麻黄连轺赤小豆汤用二两,黄芩加半夏生姜汤用一两半。

生姜与干姜虽同属一物,但使用上稍有不同。生姜偏于呕吐,干姜偏于腹泻,两者有上下不同;生姜可发汗,如民间对冒雨受寒者,常饮用生生姜汤,可一汗而解;干姜可化饮,如干姜配合五味子、细辛,对与咳嗽气喘,痰多清稀如水者,也常取消甚速,两者又有散守之殊。

第二节 主要药物的作用机制

一、柴胡

柴胡性微寒,味苦、辛,归肝、胆经。《神农本草经》(简称《本经》):"主心腹,去肠胃中结气,饮食积聚,寒热邪气,推陈致新;久服,轻身明目益精。"其主要功效为透表泄热,疏肝解郁,升举阳气。用于感冒发热,往来寒热,胸胁胀痛,月经不调,子宫脱垂,脱肛。

二、当归

当归性温,味甘辛,归肝、心、脾经。《本经》:"主咳逆上气,温疟,寒热,洗在皮肤中,妇人漏下绝子,诸恶疮金疮。"其主要功效为补血活血,调经止痛,润肠通便。用于血虚萎黄,眩晕心悸,月经不调,经闭痛经,虚寒腹痛,肠燥便秘,风湿痹痛,跌仆损伤,痈疽疮疡。酒当归活血通经。用于经闭痛经,风湿痹痛,跌仆损伤。

三、白芍

白芍归肝、脾经,性味苦、酸、微寒。《本经》:"主邪气腹痛,除血痹,破坚积,寒热疝瘕,止痛,利小便,益气。"其主要功效为平肝止痛,养血调经,敛阴止汗。用于头痛眩晕,胁痛,腹痛,四肢挛痛,血虚萎黄,月经不调,自汗,盗汗。

四、白术

白术性温,味甘、苦。归脾、胃经。《本经》:"主风寒湿痹,死肌,痉,疸,止汗,除热消食。"其主要功效为健脾益气,燥湿利水,止汗,安胎。

五、茯苓

茯苓性平,味甘、淡,归心、脾、肾经。《本经》:"主胸胁逆气,忧恚惊邪恐悸,心下结痛,寒热烦满,咳逆,口焦舌干,利小便。"其主要功效为利水渗湿,健脾宁心。用于水肿尿少,痰饮眩悸,脾虚食少,便溏泄泻,心神不安,惊悸失眠。

六、甘草

甘草性平,味甘,归心、肺、脾、胃经。《本经》:"主五脏六腑寒热邪气,坚筋骨,长肌肉,倍力,金疮肿,解毒。"其主要功效为补脾益气,清热解毒,祛痰止咳,缓急止痛,调和诸药。用于脾胃虚弱,倦怠乏力,心悸气短,咳嗽痰多,脘腹、四肢挛急疼痛,痈肿疮毒,缓解药物毒性、烈性。

第三节　逍遥散功效与主治

逍遥散出自宋代《局方》，系调和肝脾的代表方剂。据《局方》所载，逍遥散主治"血虚劳倦，五心烦热，肢体疼痛，头目昏重，心忪颊赤，口燥咽干，发热盗汗，减食嗜卧，及血热相搏，月水不调，脐腹胀痛，寒热如疟。又疗室女血弱阴虚，营卫不和，痰嗽潮热，肌体羸瘦，渐成骨蒸"。

血以濡养为用，肝藏血而开窍于目，肝血不足，目失所养，则头目昏重。肝血虚心血亦常因之而损，故见心忪。肢体失于濡养则疼痛。血虚内热，故见口燥咽干、发热盗汗、颊赤、五心烦热等症。肝气郁结，气机失于调畅，阳气不能外达时则恶寒。木郁化火，郁极则发，故时有发热，寒热如疟。脐腹胀痛亦为木郁之征。木不疏土，脾虚失运，故食减嗜卧。由于肝脾不和，气滞血虚，以致月经不调。至于室女肌体羸瘦，痰嗽潮热，乃明血虚少，木火内灼所致。肝与脾，木和土，相辅相成。肝喜条达，司疏泄开发，肝之疏泄正常，全赖脾土滋培，脾为气血生化之源，肝为藏血之脏，化源充则肝有所藏。肝气条达，脾胃气机升降有序，运化正常。肝郁最易犯脾，脾虚气血生化不足又无以养肝，从而导致肝脾不和。综上所述，逍遥散证的病位在肝，病性偏虚，属肝脾两虚兼气郁。

脏有气血阴阳，病有虚实之分，治疗方法有补泻之别。治肝亦如此，若肝有余而致肝郁、肝风、肝火为患，当用疏肝、息风、清肝等伐肝之法，使肝之阴阳平衡，功能活动复常，即"肝气有余而不可补也"。然纯属肝阴血不足，则须治以补养阴血之法，即使肝阴不足与肝气有余并见，亦当以补阴血而兼疏肝气。

若谓肝无补法，见肝之病者，尽以伐肝为事，愈疏而愈虚，病有不可胜言矣，因此逍遥散只有以当归、白芍为君，养血柔肝，辅以疏肝理气之品，使肝郁得以条达。以柴胡或其他香燥理气之品为君,因有劫阴伤血之弊,不但木郁不达,且越疏越郁。血虚肝郁证不可单纯以疏肝理气为法。

通过以上分析,本方治疗的主要作用可归纳为:①本方是以调和肝脾为主的一个方剂。②本方培土疏木,对肝脾不调之属于土虚(阴土脾)木郁(乙木肝)者,尤为贴切。③本方疏肝之中寓冲和濡润之性,调气和血之功,养肝益土之效。

《成方便读》:"夫肝属木,乃生气所寓,为藏血之地,其性刚介,而喜条达,必须水以涵之,土以培之,然后得遂其生长之意。若七情内伤,或六淫外束,犯之则木郁而病变多矣。此方以当归、白芍之养血,以涵其肝。苓、术、甘草之补土,以培其本。柴胡、薄荷、煨生姜俱系辛散气升之物,以顺肝之性,而使之不郁。如是则六淫七情之邪皆治,而前证岂有不愈者哉。"这个注解可谓点出本方的真谛。

逍遥散方证的本质特点可归纳为以下三个方面:

一、肝脾不调证

(一)肝木侮土证

病始于肝,后及于脾者。即仲景所谓"见肝之病,知肝传脾"的病理机转,本证常由情志不遂,郁怒伤肝,以肝经布胁,气滞横逆则脘胁作痛;肝木乘脾,脾受克制;运化失常而腹胀、食少、泄泻。其临证特点为胁肋胀闷,每因情志之变而有所增减,大便泄泻,泻必腹痛,脉弦两关不调,左强右弱,表现了肝实脾虚,肝病及脾的病理过程。吴鹤皋在《医方考》中说:"泻责之脾,痛责之肝,肝责之实,脾责之虚,脾虚肝实,故令痛泻。"治当疏肝扶脾。

(二)土虚木贼证

病本在脾而反受肝侮。本证常由脾气郁滞,气失升举,运化无权,则脘腹作胀,食少泄泻;脾气虚弱,气血精微不足,不能淫情于肝,上奉于心,汇集于目,而血少头晕;气不足精不足则神亦不旺,故神疲;脾气不升,木陷土中,肝脾之气不得不舒展而胁痛。张景岳指出:"以饮食劳倦而致胁痛者,此脾胃之所传也。"其临证特点是午后或劳倦后诸症加重,胁痛喜按,腹胀喜温熨,苔薄白或微腻,脉弦而虚缓,表现了脾虚肝木逆乘的病理过程,所谓"脾土一虚,肝木乘之",治宜培土疏木,本方是其代表方剂。

以上两证虽均属肝脾同病,且多与肝郁脾虚有关,但究其机制却不尽相同,前者是因郁而致病,后者是因病而致郁,符合张景岳的五气之郁,因病而郁;情志之郁,因郁而病的发病学观点。其治疗大法虽可用调和肝脾来概括,但应有标本之分,《黄帝内经·标本病传论》:"病发而有余,本而标之,先治其本,后治其标,病发而不足,标而本之,先治其标,后治其本;谨察间甚,以意调之,间者并行,甚者独行。"故前者侧重疏肝,后者却侧重于培土,临床只要细心分析,应用自不困难。

二、肝郁血虚证

一般来说常由思郁不解,脾壅木失升举,营阴暗耗所致。其临证特点为胁痛悠悠隐隐,虽经疏理而不应;掌心烘热,心烦易怒,但舌不光红,苔不黄燥,脉细数或弦细。通常此证郁伤肝脾在前,血虚肝燥在后,故肝脾不调为病也,本也;血虚肝失涵养,烦热头晕者症也,标也。因此,疏肝理气、柔肝养阴,清肝泻火等均非贴切之法,患者首重怡情适怀,治用柴胡、薄荷宣畅木气,升发郁热,当归、白芍养肝益土,辛润和络,量用白术、茯苓、甘草培土,以遂肝木春生万物向荣之性,则又是本方证的另一个重要特色。时逸人尝谓:"治肝之病,能知柔阴润燥,疏气化郁之法,与辛温刚燥成对待之文,必能增加临床之巧思也。"确属有得之言。

三、冲任失调诸症

冲任二脉的通调,虽是月经之本,但血海的满盈干涸无不与脏腑尤其是肝、脾二经有关。若女子情志不遂,隐曲不伸,致伤冲任之源,常可引起经事不调。症见脘胀胁痛,胸闷不舒,或乳房胀痛,纳少乏力等症。其临证特点为经色淡、短少或渐闭者,苔薄白,为脾弱血少之象,脉弦涩为肝郁之候,治当以本方为主。若久郁气火内发,或复因动怒,木气亢逆,上升则头目眩晕,口燥咽干,心烦易怒,倒经;旁串则两胁灼痛下迫则血热妄行,崩中漏下。其临证特点为除前述诸症外,并见舌苔薄或薄黄,质微红,脉弦乍大乍小,重按始显。其热既非有形之实火,亦非阴虚之劳热,乃属肝郁血热。前制之中,甘草、白术守补之品可酌情摒弃,而益以牡丹皮、栀子,即为解郁清肝一法,丹栀逍遥散是其代表方剂。《临证指南医案》:"《局方》逍遥散,固女科圣药,大意重在肝、脾二经,因郁致损,木土交伤,气血痹阻,和气血之中,佐柴胡微升,以引少阳生气,上中二焦之郁勃,可使条畅。"调经首重调肝,次重脾胃,故本方又有调经总方之称。由此也体现了本方结构中气血相关、冲任与肝脾相关的意义。只有认识了本方调经的机制,才能更好地运用它去治疗妇科病症。

以上肝脾不调、血虚肝郁、冲任失调均属本方主治的几种病证,其见症虽异,其病机大都由忧思劳倦,郁伤肝脾,而形成肝郁、脾虚、血虚,治当以调和肝脾为主,而调之之法诚如景岳所言:"肝邪之见,本由脾胃之虚,使脾胃不虚,则肝木虽强,必无乘脾之患。"反映这一本质特点的逍遥散就紧紧扣住助土德而升陷木这个根本之上,成为临床上"培土疏木"一法的代表方剂。

黄煌将逍遥散证总结如下:①胸胁苦满,或胸胁痛,腹痛,腹胀,女性月经痛,经前乳胀或头痛;②寒热往来感,或月经周期先后无定期;③食欲不振,浮肿;④舌淡红,苔薄白。

第三章　源流与方论

第一节　源　流

逍遥散是宋代《局方》名方,脱胎于张仲景四逆散、当归芍药散之法,后人广泛应用于内科、妇科、儿科、男科、五官科各科病证。温平康等将其源流概括为渊源于汉代,成方于宋代,充实于明清,发展于现代。

一、渊源于汉代

汉代《伤寒论》载四逆散由炙甘草、枳实、柴胡、芍药四味组成,用于气郁而致厥逆之证,体现了疏肝解郁、调理气机治法。《金匮要略》载当归芍药散,由当归、芍药、茯苓、白术、泽泻、川芎六味组成,主治妇人妊娠腹中疼痛及妇人腹中诸疾痛,有疏肝养血、健脾祛湿之效。两方均为和解剂,皆有疏肝解郁之功。

二、成方于宋代

宋代《局方》始载逍遥散,其组成为四逆散易枳实,合当归芍药散去泽泻、川芎,加薄荷、生姜组成,即柴胡、当归、白芍、白术、茯苓、甘草、薄荷、生姜八味。主治肝郁血虚所致两胁作痛,寒热往来,头痛目眩,口燥咽干,神疲食少,月经不调,乳房作胀,脉弦而虚者,有疏肝郁、健脾和营之功。

三、充实于明清

明代《审视瑶函》载柴胡参术汤,由柴胡、白术、炙甘草、人参、川芎、当归、熟地黄、青皮、白芍组成,主治怒伤元阴元阳导致的暴盲症。明代《寿世保元》载加味八珍汤,由黄芪、白术、甘草、防风、熟地黄、川芎、白芍、人参、知母、当归、山药、益智仁、升麻、黄柏组成,主治妇人曾经小产,今有孕,预先培补为妙。清代《傅青主女科》载加减逍遥散,由茯苓、白芍、甘草、柴胡、茵陈、陈皮、栀子组成,主治妇人怀抱抑郁、口干舌燥、呕吐吞酸而血下如崩者。又载宣郁通经汤,由白芍、当归、牡丹皮、山栀子、白芥子、柴胡、香附、郁金、黄芩、甘草组成,主治妇人经水未来腹先痛。所举诸方,均在逍遥散基本方基础上化裁而来。

四、发展于现代

现代由逍遥散化裁出许多方剂,广泛运用于临床各科,多以柴胡、当归、白芍、甘草为基础药,而灵活配伍。如归芍丸(《妇科病中医诊疗法》1959 年版)在基础药上配伍续断、杜仲、山茱萸等以疏肝健脾、补肾利湿。截郁合欢汤(《谦斋医学讲稿》1964 年版)在基础药上配伍三七、合欢皮、柏子仁等以疏肝解郁、养心安神。乳房胀痛方、乳房囊性增生方(《中医治法与方剂》1985 年版)在基础药上着重配伍香附、青皮、牡蛎、王不留行、连翘、天花粉等以疏肝通络、散结消肿。

第二节　古代医家方论

从表面上看,逍遥散是专治肝郁之方剂。但从中医整体观念出发,如因一脏太过或不及势必影响他脏。盖肝属木,性喜条达,郁则其性不能上伸,不上伸则下克脾土,上又克水,如此循环反复,五脏皆受影响。木者生出之气火,火附于木中,木郁则火郁,火郁则金郁,金郁则水郁,此五行相因自然之理。木盛则土衰(木克土),方中白术、甘草和中而补土(土生金,金能克木);芍药、当归养血敛阴(泻肝木);柴胡升阳散热,使木得条达;茯苓清热利湿,助甘草、白术以益土;薄荷疏肝泻肺,疏逆和中;生姜暖胃祛痰,调中解郁。一郁解,余郁亦解。整个方剂有补有泄。其基本方义,一是舒畅肝木,二是补土生金而克木,从而使五行(五脏)达到相应的协调平衡。

古代医家关于逍遥散的方论,可参见本书第一章第二节有关内容。

王普三

逍遥,《说文》与"消摇"通。《庄子·逍遥游》注云:如阳动冰消,虽耗不竭其本,舟行水摇,虽动不伤其内。譬之于医,消散其气郁,摇动其血郁,皆无伤乎正气也。盖郁为情志之病,丹溪虽论六郁,然思忧怒致郁者多,思则气结于心伤于脾,忧则神志不遂,精气消索。心脾日以耗损,含怒未发,肝气内郁,乘胜于脾。治以柴胡,肝欲散也。佐以甘草,肝苦急也,当归以辛补之,白芍以酸泻之。治以白术、茯苓,脾苦湿也。佐以甘草,脾欲缓,用苦泻之,甘补之也。治以白芍,心苦缓,以酸收之。佐以甘草,心欲软,以甘泻之也。加薄荷、生姜入煎即泻,统取辛香散郁也。(《绛雪园古方选注》)

费伯雄

逍遥散于调营扶土之中,用条达肝木、宣通胆气之法,最为解郁之善剂。五脏唯肝为最刚,而又于令为春,于行为木,具发生长养之机,一有怫郁,则其性怒张,不可复制;且火旺则克金,木旺则克土,波及他脏,理固宜然。此于调养中,寓疏通条达之法,使之得遂其性而诸病自安。(《医方论》)

张秉成

夫肝属木,乃生气所寓,为藏血之地,其性刚介,而喜条达,必须水以涵之,土以培之,然后得遂其生长之意。若七情内伤,或六淫外束,犯之则木郁而病变多矣。此方以当归、白芍之养血,以涵其肝。苓、术、甘草之补土,以培其本。柴胡、薄荷、煨生姜,俱系辛散气升之物,以顺肝之性,而使之不郁。

如是则六淫七情之邪皆治,而前证岂有不愈者哉。(《成方便读》)

第三节 现代医家方论

秦伯未

本方主治肝郁血虚,寒热往来,头痛,胁痛,食少,妇科月经不调,脉象虚弦。但不是单纯疏肝,并有健脾作用。故方内用当归、芍药养肝,柴胡疏肝,以遂其条达之性;白术、茯苓、甘草培中,使脾土不受木制;用薄荷、煨姜各少许同煎,亦取其有协助舒郁和中的能力。……由于逍遥散疏肝健脾同治,一般均从木旺克土来解释。我的看法,木旺克土是肝强脾弱,逍遥散的主治是肝脾两虚,木不疏土。肝既不能疏泄条畅,脾又不能健运生化,因而形成郁象。所以养肝舒气,补脾和中,从根本上做到"木郁达之"。如果肝旺而用归、芍、柴胡,势必助长气火;脾受克制再用术、草、茯苓,也会更使壅滞。必须明辨虚实,才能理解本证的寒热往来不同于少阳证,头痛胁胀不同于肝气横逆,饮食呆减也不同于胃家实满。从而不可简单地把它当作疏肝主方。(《谦斋医学讲稿》)

李元聪

逍遥散为肝郁血虚证而设。方中柴胡疏肝解郁为主药,白芍补血和营以养肝为辅药,茯苓、白术、甘草健脾和中为佐药,煨姜与当归、芍药同用,并能调和气血,助薄荷少许以增强柴胡疏肝解郁之功,两药均为使药。诸药合用,则为疏肝解郁、健脾和营的常用方剂。故凡肝郁血虚所致临床诸症及各科疾病出现有肝郁血虚体征者,用之皆有效。

李相义

本方系疏肝理脾、调和气血之常用方,可用于内科、妇科、眼科、外科各科疾病。其之所以能广泛应用于临床,是根据"木郁达之","疏其气血,令其条达,而至和平"及"见肝之病,知肝传脾,当先实脾"的理论,通过疏肝解郁,健脾养血,使肝郁得解,脾虚得补,血虚得养,气血调畅,升降复常,脏腑安和,从而达到祛邪扶正,治愈疾病的目的。

董治能

本方为目疾之良方也。五脏六腑之中,与目关系最密切的是肝。肝主疏泄,喜条达而恶抑郁;肝藏血,目受血而能视。肝舒畅条达,才能使肝血上荣于目,若肝失条达疏泄,则肝血易亏,不荣目则视力失常。方中柴胡疏肝解郁,升举阳气;茯苓、白术、甘草补脾调中益气;当归、白芍养血柔肝。当归补血活血,补中有行,白芍养阴柔肝,酸敛育阴,二药配合,补中有调,柴胡得当归、芍药之配伍则不致升阳发散太过,而解郁疏肝之功更彰。白术、茯苓、甘草之益气得柴胡之升阳,则可使清阳上注于目;得当归、芍药之养血则使气血调和。诸药合用,共成疏肝养血、活血明目之功。

杨万华

逍遥散一方疏肝、养肝、柔肝之法悉具,实为调肝治郁之良剂,且无辛散耗血之弊。可消散气郁,疏动血郁,不伤乎本,以遂肝木的曲直之性,达到疏肝理脾、养血和营之效,使得气血调,肝脾和,精神爽,逍遥自在,胁痛消失于不知不觉之中,故名逍遥散。

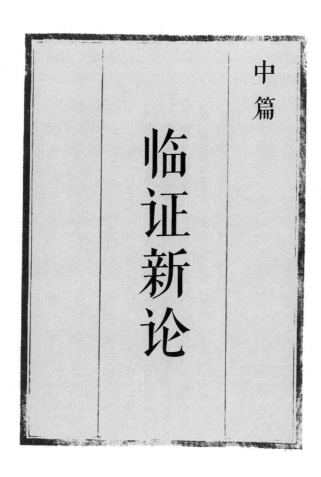

中篇

临证新论

本篇从三个部分对逍遥散的临证进行论述：第一章临证概论对古代和现代的临证运用情况进行了梳理；第二章介绍经方的临证思维，从临证要点、与类方的鉴别要点、临证思路与加减、临证应用调护与预后等方面进行展开论述；第三章为临床各论，从内科、妇科、儿科等方面，以临证精选和医案精选为基础进行细致的解读，充分体现了中医「异病同治」的思想，为读者提供广阔的应用范围。

第一章　逍遥散方临证概论

第一节　古代临证回顾

　　逍遥散出自宋代的《太平惠民和剂局方》，该方载于此书卷九"治妇人诸疾"门中，说明此方当时是为妇人病而设，但没有具体的病名，仅是罗列了许多适应证，如发热症就有：五心烦热、发热盗汗、寒热如疟、潮热、骨蒸等；头面肢体症状有：头目昏重、嗜卧、颊赤、口燥咽干、劳倦、肢体疼痛等；心肺脾胃症状有：心忪、痰嗽、减食、脐腹胀痛；妇人月水不调；体形有：肌体羸瘦等。同时也提到了引起上述症状的病机，如血虚、血热相搏、血弱阴虚、荣卫不和等。原方主治"血虚劳倦，五心烦热，肢体疼痛，头目昏重，心忪颊赤，口燥咽干，发热盗汗，减食嗜卧，及血热相搏，月水不调，脐腹胀痛，寒热如疟。又疗室女血弱阴虚，荣卫不和，痰嗽潮热，肌体羸瘦，渐成骨蒸"。清代汪昂的《医方集解》，其曰："肝虚则血病，当归、芍药养血而敛阴；木盛则土衰，甘草、白术和中而补土；柴胡升阳散热，合芍药以平肝，而使木得条达；茯苓清热利湿，助甘、术以益土，而令心气安宁；生姜暖胃祛痰，调中解郁，薄荷搜肝泻肺，理血消风，疏逆和中，诸症自已，所以有'逍遥'之名。"

　　逍遥散是历经临床验证、疗效确切可靠且适应证极其广泛的一首名方，自其创方至今已近千年。随着对本方认识的不断深入，通过加减变化后其治疗范围也在不断扩大。在逍遥散的应用上，历代医家积累了丰富的经验，如《银海指南》指出：凡肝胆两经郁火，以致胁痛头眩，或胃脘当心而痛，或肩脚绊痛，或时眼赤痛，连及太阳，妇人郁怒伤肝，致血妄行，赤白淫闭，沙淋崩浊等症,俱宜此方加减治之。《儿科要略》云:肝气抑郁,血虚火旺,头痛目眩,颊赤口苦,倦怠烦渴,寒热咳嗽,两胁作痛,脐部胀痛,小腹重坠,妇人经水不调,脉弦大而虚。这就将逍遥散的主治证由原来的"血虚"扩展到如今更为常用的"郁",其应用更加广泛。其主治包括:消化系统症状,如"口苦""胁痛""胃脘当心而痛""脐部胀痛""减食"等;呼吸系统症状,如"口燥咽干""痰嗽潮热";精神神经系统症状,"五心烦热""肢体疼痛""发热盗汗""嗜卧""寒热如疟"等;还有妇科症状,"月水不调""脐腹胀痛""赤白淫闭"等。

第二节 现代临证概述

一、单方妙用

◎案

李某,女,38 岁。七八年来,每次月经将至前一两天即出现头痛身痛,鼻塞流涕,频繁地打喷嚏,或见轻微地咳嗽,月经过后两天以上症状自然消失,前后曾用多种西药和中药解表清热、疏风散寒、补气固表之剂治疗,一直不效。特别是最近两年多来,以上症状更加严重,此次月经来前 3 天即头痛头晕,鼻塞喷嚏,眼痒流泪,鼻流清涕,全身酸痛,月经来后以上症状更加严重,应用感冒清、感冒颗粒剂、扑尔敏(氯苯那敏)、去痛片(索米痛片)3 天,中药解表之剂两剂不见好转。细审其症,除以上症状外,并见胸满心烦,手心热,舌苔薄白,脉弦细。综合脉证,反复思考:月经者,为冲脉所主,冲脉者,隶属于肝,肝为将军之官,将军之官者,调营卫,御外邪者也;肝郁血虚,郁而化火,则卫气不固,故而反复感冒也。中医诊断为郁证。辨证为肝郁气滞、郁而化火。治以疏肝养血、解郁泻火。方用丹栀逍遥散加减。冀其肝木得舒,卫气得升,表邪得解。

处方：柴胡 10g，当归 10g，白芍 10g，白术 10g，茯苓 10g，甘草 10g，干姜 3g，生姜 3 片。2 剂，每日 1 剂，水煎服。

服药 1 剂，诸症好转。继服 1 剂，诸症消失。其后每次月经将至时服药 4 剂，共服 3 个周期，中药 12 剂，诸症消失而愈。

◎案

苏某，男，35 岁。在 1 年多以前，有次出差时，因工作不顺利，思想上特别不愉快，回家后，同房时发现阳事举而不坚，有时刚刚接触即精液流出，为此曾到数个医院治疗。1 年来，不但早泄，而且发现阳痿，为此爱人很有意见。细审其症，除上述症状外，并见头晕头痛，心烦意乱，心悸失眠，有时出现心跳有暂停的感觉，食欲较差，偶见胸胁苦满，舌苔白，脉弦细数。细询其原用方药，大都为补肾助阳、涩精固肾之品。综合脉证及所用药物效果后分析，此病非肾阳之虚，亦非肾精不固，诊断为肝郁化火。辨证为肝郁血虚、郁而化火、宗筋失养。治以疏肝养血、解郁泻火。方用丹栀逍遥散加减。

处方：柴胡 10g，当归 10g，白芍 10g，白术 10g，茯苓 10g，甘草 10g，干姜 4g，薄荷 3g。6 剂，每日 1 剂，水煎服。

二诊：服药 6 剂后，不但心烦心悸、头晕头痛等症好转，而且阳痿亦见改善，并诉此次同房时已有快感。某医听后问：丹栀逍遥散乃治妇科妙品，为什么用于治疗阳痿而有效？答曰：阴茎乃宗筋所主，宗筋属肝，肝郁血虚则宗筋失养，宗筋失养则阳痿不举，丹栀逍遥散乃疏肝养血，理气泻火之品，肝气疏，阴血养，郁火除，其病自解，又继服 20 剂而愈。

◎案

姜某，男，50 岁。1 年多来，经常感到巅顶灼热浩忍，先请某院西医治疗，未确诊。半年后，又请中医以清热泻火，养阴平肝等治疗 7 个多月一直无明显效果。细审其病，除以上诸症外，并见胸满心烦，心悸乏力，失眠，舌苔薄白，脉弦细，综合脉证，反复考虑，辨证为肝郁血虚、郁而化火。治以疏肝养血、解郁泻火。方以丹栀逍遥散加减。

处方：柴胡 10g，当归 10g，白芍 10g，白术 10g，茯苓 10g，甘草 10g，生姜 4 片，薄荷 6g。4 剂，每日 1 剂，水煎服。

服药 4 剂后,胸满、心烦等症好转。继服 10 剂后,巅顶灼热霍然消失。

◎案

阎某,女,3 年多来经常失眠,每夜几乎连 1 小时也难以入睡,特别是月经前后更加严重。某医院诊断为神经衰弱,前后住院 7 个多月,西药安眠药和中药安神镇静剂虽用之超过常规剂量也难入睡,最近一个时期,因治病心切,经常因服用过量的镇静安眠药而出现浮肿、呕吐、恶心,甚至两眼不能睁开,四肢软弱无力,也不能入睡。细审其症,除严重失眠外,并见颜面浮肿,疲乏无力,腰酸腰痛,胸胁窜痛,烦躁不安,口苦咽干,月经失调,舌苔黄白,脉沉弦数。综合脉证,诊断为郁证。辨证为肝郁血虚,郁而化火。治以疏肝养血、解郁泻火。方用丹栀逍遥散加减。

处方:柴胡 10g,当归 10g,白芍 10g,白术 10g,茯苓 10g,甘草 10g,生姜 3 片,薄荷 4g。2 剂,每日 1 剂,水煎服。

服药 2 剂之后,睡眠增至 4 小时,继服 8 剂之后,睡眠增至 5 小时。连服 2 个月后,诸症消失而愈。

二、多法并用

逍遥散体现中医方剂八法"汗""吐""下""消""和""清""温""补"中的和法。本方是以调和肝脾为主的一个方剂。病始于肝,后及于脾者:即仲景所谓"见肝之病,知肝传脾"的病理机转,肝木乘脾,脾受克制;吴鹤皋说:"泻责之脾,痛责之肝,肝责之实,脾责之虚,脾虚肝实,故令痛泻。"治当疏肝扶脾。病本在脾而反受肝侮:本证常由脾气郁滞,气失升举,运化无权,则脘腹作胀,食少泄泻;脾气虚弱,气血精微不足,不能淫精于肝,上奉于心,汇集于目,而血少头晕;气不足精不足则神亦不旺,故神疲;脾气不升,木陷土中,肝脾之气不得不舒展而胁痛。张景岳指出:"以饮食劳倦而致胁痛者,此脾胃之所传也。"其临证特点是午后或劳倦后诸症加重,胁痛喜按,腹胀喜温熨,苔薄白或微腻,脉弦而虚缓,表现了脾虚肝木逆乘的病理过程,所谓"脾土一虚,肝木乘之",治宜培土疏木。以上两证虽均属肝脾同病,且多与肝脾不调有关,《临证指南医案》:"局方逍遥散,固女科圣药,大意重在肝、脾二经,因郁致损,木土交伤,气血痹阻,和气血之中佐柴胡微升,以引少阳生气,上、中二焦之郁勃,可使条畅。"调经首重调肝,次重脾胃,故本方又有调经总方之称。以上肝脾不调、血虚肝郁、冲任失调均属本方主治的几种病症,其见症虽异,其病机大都由忧思劳倦,郁伤肝脾,而形成肝郁、脾虚、血虚的证候,治当以调和肝脾为主,而调之之法诚如张景岳所言:"肝邪之见,本由脾肾之虚,使脾胃不虚,则肝木虽强,必无乘脾之患。"

逍遥散还具有八法之中清法。其所针对的是发热,时冷时热,往来寒热,绝非是一般外感发热,也不是外感少阳证的热型,而是患者的一种自觉症状,用体温计测试体温并不升高。这种症状在女性更年期综合征中是最常见的。一类是时寒时热,或既怕冷,又怕热,即不耐寒热;另一类就是潮热(现或称为"烘热"),且多数人伴有异常出汗,往往在一阵潮热后汗出,且这种潮热多表现为不定时。定时潮热者,以夜间为多,故类方中有提出"夜热""盗汗"者。

第二章 逍遥散方临证思维

第一节 临证要点

本方是以调和肝脾为主的一个方剂。本方培土疏木,对肝脾不调之属于土虚(阴土脾)木郁(乙木肝)者,尤为贴切。本方疏肝之中寓冲和濡润之性,调气和血之功,养肝益土之效。该方载于《局方》卷九"治妇人诸疾"门中,说明此方当时是为妇人病而设,但没有具体的病名,仅是罗列了许多适应证,原方主治"血虚劳倦,五心烦热,肢体疼痛,头目昏重,心忪颊赤,口燥咽干,发热盗汗,减食嗜卧,及血热相搏,月水不调,脐腹胀痛,寒热如疟。又疗室女血弱阴虚,营卫不和,痰嗽潮热,肌体羸瘦,渐成骨蒸"。

《圣济总录》记载其适用"产后亡阴血虚,心烦自汗,精神昏冒,心忪颊赤,口燥咽干,发热头痛"。《世医得效方》记载:"产后血虚发热,感冒热潮。"《口齿类要》曰其"治血虚有热,口舌生疮";《女科撮要》中说"或因劳役所伤,或食煎炒,小便带血,此是血得热而流于脬中宜清膀胱,用逍遥散"。《保婴撮要》说其"治乳母肝脾有热,致痘疮欲靥不靥,欲落不落";《医家心法》记载"肝胆二经郁火,以致胁痛、头眩,或胃脘当心而痛,或肩背绊痛,或时眼赤痛,连及太阳;无论六经伤寒,但见阳证悉用此方。或妇人郁怒伤肝,致血妄行,赤白淫闭,砂淋、崩浊等证"。《兰台轨范》说其治"肝家血虚火旺,头痛目眩,颊赤口苦,倦怠烦渴,抑郁不乐,两肋作痛,寒热小腹重坠,妇人经水不调,脉弦大而虚"。《罗氏会约医镜》说其治"干咳,连声而痰不来,或全无痰者,此火郁于中也"。

从以上记载可知，经后世医家不断探索，逍遥散临证要点更加多样：主治证的症状增加了一些《局方》中未曾记载的头痛、目眩、眼赤痛、干咳、肩背绊痛、胃脘当心而痛、两肋作痛、左胁见紫色、乳房作胀、烦渴、口苦、口舌生疮、小便带血、小腹重坠、心烦自汗、小便不禁、月经来少色淡或闭不行等，以及舌脉的征象，如舌青、舌淡红、脉弦而虚等，并提到了一些以前未曾记载的病名，如肝痛、砂淋、崩、浊、痘疮、翻花疮等。在主治证的病机上，除提到血虚、阴虚、血热等因素外，还有肝胆二经郁火、肝家血虚火旺、肝郁血虚、肝脾有热、伤寒火郁于中、心肝郁、血得热而流于脬中、血妄行等。

第二节　与类方的鉴别要点

本方与当归芍药散相比，当归芍药散为逍遥散之源，当归芍药散由当归、芍药、茯苓、白术、泽泻、川芎六味组成，主治妇人妊娠腹中痛及妇人腹中诸疾痛，有疏肝养血、健脾祛湿之效。治疗妇女气血失调诸症以"养血为主，调气为先"的治则有关。当归芍药散在《金匮要略》中原载两条：其一在《妇人妊娠病脉证并治第二十》中"妇人怀娠，腹中疞痛，当归芍药散主之"；其二在《妇人杂病脉证并治第二十二》中"妇人腹中诸疾痛，当归芍药散主之"。以上两方的合方柴胡、当归、白芍、白术、茯苓、甘草六味药占了逍遥散的主要药物组成。同时四逆散用于气郁而致厥逆之证，甘草、枳实、柴胡、芍药四味药重在疏肝解郁、调理气机。当归芍药散中当归、芍药、茯苓、白术、泽泻、川芎疏肝养血、健脾祛湿。两者均有疏肝解郁的功效，与逍遥散之功效相同。

逍遥散取四逆散调和肝脾之功，易理气降浊之枳实，增当归、茯苓、白术以强健脾活血之功，加薄荷、生姜以壮柴胡辛散升气之力，共奏疏肝解郁、健脾和营之效，主治肝郁血虚所致的郁郁寡欢、胁痛乳胀、太息不舒、寒热往来、头痛目眩、口燥咽干、神疲食少、月经不调等症,使肝郁得疏,郁遏得除,精神欣愉而逍遥自在。

第三节 临证思路与加减

逍遥散证的热有血分热、阴虚之热、实热实火、热盛津伤等不同。清热药中有牡丹皮、栀子、生地黄、赤芍等清热凉血药。据此可以推测当有入夜潮热、汗出、颊赤,以及血热妄行的症状,如眼睛充血、鼻衄、齿衄、咯血、尿血、便血、崩漏等。

代表方如《内科摘要》加味逍遥散(当归、芍药、茯苓、炒白术、柴胡、牡丹皮、栀子、炙甘草),治疗肝脾血虚发热,或潮热晡热,或自汗盗汗,或头痛目涩,或怔忡不宁,或颊赤口干,或月经不调,或肚腹作痛,或小腹重坠,水道涩痛,或肿痛出脓,内热作渴。

其次,有地骨皮、银柴胡、胡黄连等清虚热药。可见症状中应有午后潮热,骨蒸劳热、颧红、五心烦热、盗汗、消瘦、干咳等。代表方如《寿世保元》加减逍遥散(当归、白芍、白术、茯苓、柴胡、甘草、胡黄连、麦冬、黄芩、地骨皮、秦艽、木通、车前子、灯心草),治疗"子午潮热者"。还有黄连、黄芩、黄柏、龙胆草等清热泻火药。应有烦躁、易怒、失眠、口苦、口舌生疮、小便色黄等。

代表方如《古今医鉴》逍遥五黄汤(当归、白芍、白术、茯苓、柴胡、薄荷、生地黄、黄芩、黄连、黄柏、知母、黄芪、神曲、甘草、香附、地骨皮),主治"妇人午后发热,汗出后热退"。

代表方如《杂病源流犀烛》加味逍遥散(白芍、白术、地骨皮、知母、当归、茯苓、麦冬、生地黄、栀子、黄柏、桔梗、甘草),主治妇人亦有阴缩之病,则阴户急,痛引入小腹是也,宜加味逍遥散加知母、地骨皮、车前子。

补益类药包括补气、补血、补阳、补阴四类。逍遥散类方的加味药主要是补血、补阴药,其次是补气药,极少补阳药,此与逍遥散的病机相吻合。补血药出现最多的是熟地黄,若再加川芎,即逍遥散与四物汤的合方,用于逍遥散证且有明显血虚情况者。代表方如《医宗己任编》黑逍遥散(逍遥散加熟地黄),主治"肝胆两经郁火,以致胁痛头眩,或胃脘当心而痛,或肩胛绊痛,或时眼赤痛,连及太阳,无论六经伤寒,但见阳证,悉用此方;妇人郁怒伤肝,致血妄行,赤白淫闭、砂淋、崩浊等症"。

《女科万金方》逍遥散(麦冬、当归、白芍、柴胡、黄芩、川芎、熟地黄、半夏、甘草),主治"室女十七八岁,经脉不通,或阻百日,或半年,颜色青黄,饮食少进,寒热往来,四肢困倦,头痛目眩,肚腹疼痛,五心烦热,呕吐,膨胀"。

《古今医统大全》逍遥散(当归、川芎、芍药、熟地黄、人参、半夏、柴胡、黄芩、陈皮、麦冬、甘草),主治"经脉不通,脾胃虚弱,或寒或热,不喜饮食,饱胀呕吐,烦躁"。此种类型,当兼月经不调、闭经、大便干结等血亏症状,或兼眼赤痛、崩漏等阴虚火旺之症。

补阴药中麦冬出现频率最高,此与逍遥散方证中口干渴一症出现率较高有关,因为麦冬是一味养阴生津止渴的要药。代表方如《证治准绳》加味逍遥散(当归、白芍、干葛、生地黄、川芎、黄芩、人参、麦冬、柴胡、乌梅、甘草),主治"产后发热,口干作渴,唇裂生疮"。所加补气药主要为人参,其次是黄芪、山药、白扁豆等。

逍遥散加人参,即本方与四君子汤的合方,加强了补脾气的作用,在逍遥散证同时兼见脾胃虚弱明显时运用。以药测证,则四肢倦息、乏力、食少、便溏或泄等脾虚征象应更加明显。代表方如《医学入门》人参逍遥散(人参、当归、柴胡、白术、白芍、白茯苓),主治"伤寒女劳复,虚弱者"。若气血两虚,又可再与四物汤配用,代表方如《寿世保元》逍遥散(当归、白芍、柴胡、黄芩、川芎、熟地黄、半夏、人参、麦冬、甘草),功效"和气血,扶脾胃"主治"室女十七八岁,经脉不通,或百日,或半年,颜色青黄,饮食少进,寒热往来,四肢困倦,头疼目弦,肚痛结块,五心烦热,呕吐膨胀"。

理气化痰药也是逍遥散类方中出现率较高的一类药物,其中又以陈皮、香附、半夏、浙贝母等多见。逍遥散加陈皮与半夏,实际是与二陈汤的合方,说明逍遥散变化证中有不少夹痰、夹郁的情况。气郁可以生痰,痰气交阻,多表现为咳嗽、吐痰、呕吐,以及体表与内脏的结块等痰饮证。代表方如《辨证录》增减逍遥散(白芍、茯苓、白术、陈皮、柴胡、神曲、白豆蔻),主治"人有时而吐,时而不吐,吐则尽情吐出,此症有似于反胃而非翻胃也,……盖因郁而成之也"。

《疬科全书》加减逍遥散(柴胡、炙甘草、茯苓、白术、当归、白芍、牡丹皮、栀子、煅牡蛎、薄荷、陈皮、半夏、白芥子),主治"妇人,或因姑媳不和,或因夫妇不睦,或因子女不遂,或寡而无偶,忧郁内伤,初则或经水不调,久而或致闭而不通,阴火上炎,皆能生病,凝结不消"。

逍遥散证存在脾虚因素,脾虚不运,自然产生食积的问题。症状除不欲饮食外,可能还会出现口臭、矢气臭、泄泻、口腔易溃疡等症。故加神曲等消食药以助脾胃运化,消其食积。代表方如《幼科直言》加味逍遥散(白术、白芍、当归、白茯苓、柴胡、薄荷、陈皮、白扁豆、甘草、神曲、麦芽),主治"脾疳,因乳食不调,饥饱不一,或一切病后,亏损气血,以致时热时冷,或大便非结即泻,面黄肌瘦,肚大夜热",以及该书的另一首加减逍遥散(白术、白芍、白茯苓、陈皮、甘草、柴胡、当归、神曲、半夏、石斛、生姜),主治"脾虚受湿,肿胀,或作泄泻,或兼呕吐"。

第四节 临证应用调护与预后

使用本方时基本的注意事项是:注意饮食宜清淡,忌生冷、油腻、辛辣、甘甜等物。使用本方时的患者多有情志不遂、抑郁,所以在服用本方的同时应保持心情舒畅,避免不良情绪的刺激。同时,也需要根据患者需要治疗的疾病的不同、体质的不同,给予不同的调护指导。提醒阴虚阳亢者慎用。

第三章　临床各论

第一节　内科疾病

一、呼吸系统疾病

咳嗽

　　咳嗽是指外感或内伤等因素,导致肺失宣肃,肺气上逆,冲击气道,发出咳声或伴咯痰为临床特征的一种病症。历代将有声无痰称为咳,有痰无声称为嗽,有痰有声谓之咳嗽。临床上多为痰声并见,很难截然分开,故以咳嗽并称。

　　《黄帝内经》对咳嗽的成因、症状及证候分类、证候转归及治疗等问题已作了较系统的论述,阐述了气候变化、六气影响及肺可以致咳嗽,如《素问·宣明五气》说:"五气所病……肺为咳。"《素问·咳论》更是一篇论述咳嗽的专篇,指出"五脏六腑皆令人咳,非独肺也。"强调了肺脏受邪以及脏腑功能失调均能导致咳嗽的发生。对咳嗽的症状按脏腑进行分类,分为肺咳、心咳、胃咳、膀胱咳等。咳嗽的病位,主脏在肺,无论外感六淫或内伤所生的病邪,皆侵及于肺而致咳嗽,故《景岳全书·咳嗽》说:咳证虽多,无非肺病。肝火犯肺每见气火耗伤肺津,炼津为痰。痰湿犯肺者,多因脾失健运,水谷不能化为精微上输以养肺,反而聚为痰浊,上贮于肺,肺气壅塞,上逆为咳。《局方》原量柴胡、当归、芍药相同,小量柴胡,轻者浮扬,使肝气条达;增白芍药量,酸以泻肝,缪希雍《神农本草经疏》说此药"酸寒收敛以泻肝补脾,则肺自宁,急胀逆喘咳之证自除";仍用薄荷轻清以散郁气。再加牡丹皮、栀子以清郁火;浙贝母,取其化痰散郁;瓜蒌,亦有涤痰清郁火之功;黛蛤散为清肝止咳佳方;郁金入肺、肝、心三经,辛而轻扬故可开郁,刘若金《本草述》更言及可治咳嗽;合欢皮安神解郁助眠,《千金要方》治肺痈之黄昏汤又正是独此一味药。此方,理肝气之药多同时为治咳嗽之品,精而不杂,故药进病退,用药之道也。

医案精选

◎案

王某,女,7岁。咳嗽、痰稀2月余。家长代诉患儿因其母生其妹妹后该患儿常哭闹父母对其不够爱护。纳谷差,大便偏稀,呈糊状,日一次,时有咳嗽,咳吐痰涎,痰白质稀,舌质淡,苔薄白,右脉细弦。考虑其咳嗽应为内伤咳嗽,其纳谷差,大便偏稀为脾胃失健之象,弦脉为肝气横逆之象,咳嗽为肝木侮金,肺失升降之征,呕吐痰涎为脾失健运,湿浊内生,上贮肺,故辨证该患儿咳嗽为肝乘脾土、肝木侮金。治以养肝柔肝、健脾降气。

处方:当归15g,白芍15g,柴胡10g,茯苓15g,炒白术15g,薄荷10g(后下),制半夏18g,砂仁10g(后下),炙甘草10g,生姜10g,大枣5枚。3剂,每日1剂,水煎服。

按 《黄帝内经》曰"五脏六腑皆令人咳,非独肺也"。此案患儿咳嗽就是由情志不畅,肝气不舒,肝木侮金,肺失和降而引起,故用当归、白芍养肝柔肝,肝气条达而不反克金;陈皮、砂仁、白术、茯苓健脾利湿;薄荷、柴胡疏肝解郁,制半夏、生姜和胃降逆、健脾化痰;炙甘草、大枣温补脾胃、平肝健脾,肺气平,不治肺而咳止痰化,病情痊愈。

二、循环系统疾病

(一)心悸

心悸是因外感或内伤,致气血阴阳亏虚,心失所养;或痰饮瘀血阻滞,心脉不畅,引起以心中急剧跳动,惊慌不安,甚则不能自主为主要临床表现的一种病症。心悸因惊恐、劳累而发,时作时止,不发时如常人,病情较轻者为惊悸;若终日悸动,稍劳尤甚,全身情况差,病情较重者为怔忡。怔忡多伴惊悸,惊悸日久不愈者亦可转为怔忡。

《黄帝内经》虽无心悸或惊悸、怔忡之病名,但有类似症状记载,如《素问·举痛论》:"惊则心无所倚,神无所归,虑无所定,故气乱矣。"并认为其病因有宗气外泄、心脉不通、突受惊恐、复感外邪等,并对心悸脉象的变化有深刻认识。心悸的病位主要在心,由于心神失养,心神动摇,悸动不安。但其发病与脾、肾、肺、肝四脏功能失调相关。如肝气郁滞,气滞血瘀,或气郁化火,致使心脉不畅,心神受扰,都可引发心悸。

医案精选

◎案

赵某,女,37 岁。1988 年 3 月 21 日初诊。患者 2 个月前生气后出现心悸、胸闷,胁痛,并伴有失眠多梦、心烦易怒、口苦。此后每遇情志不畅,除上述症状加重外,有时还出现短暂性的失语及周身瘫软,但意识存在,每次大约 5 分恢复正常。并给予对症治疗,效果不佳。形体肥胖,BP 150/100mmHg,心律规整,HR 100 次/分。心电图示窦性心动过速。神经系检查未发现阳性体征。肝功能化验,心肺透视,肝胆 B 超均正常。舌质红,苔薄微黄,脉弦数。中医诊断为郁证。辨证为肝气郁结、气郁化火。治以疏肝解郁、清肝泻火,佐以镇静安神。方用逍遥散加减。

处方:柴胡 12g,当归 12g,白芍 12g,茯苓 12g,香附 12g,牡丹皮 10g,栀子 10g,生龙骨、牡蛎各 20g,炒酸枣仁 15g,首乌藤 15g,石菖蒲 10g,薄荷 5g,甘草 5g。3 剂,每日 1 剂,水煎服。

二诊:服上方 3 剂后,心悸稍定,继服 5 剂。

三诊:服上方 5 剂后,诸症悉减。上方加减 12 剂症状消失,心电图、血压恢复正常。

按 患者因生气而致心悸、胸闷、胁痛、失眠多梦、心烦易怒,而后每遇情志不畅,上述症状加重,并伴有短暂的失语及周身瘫软,此由于肝气郁结所致。肝气郁结,郁久化火,上扰心神,故出现心悸、失眠多梦、心烦易怒、失语等。肝气不疏,气机失调,郁于胸胁,可致胸闷、胁痛。方用逍遥散加香附疏肝解郁、调理气机,牡丹皮、栀子清泄肝火,生龙骨、生牡蛎、炒酸枣仁、首乌藤、石菖蒲镇静安神、开窍,药证相符而病瘥。

(二)冠心病

冠状动脉粥样硬化性心脏病是冠状动脉血管发生动脉粥样硬化病变而引起血管腔狭窄或阻塞,造成心肌缺血、缺氧或坏死而导致的心脏病,常常被称为"冠心病"。但是冠心病的范围可能更广泛,还包括炎症、栓塞等导致管腔狭窄或闭塞。

本病属中医"胸痹""心痛"等范畴,《灵枢·五邪》中提到"邪在心,则病心痛",说明心痛的病变部位在心。《素问·刺禁论》曰"心部于表,肾治于里"说明心肾表里呼应。朱丹溪曰:"人之有生,心为火居上,肾为水居下,水能升而火能降,一升一降无有穷已,故生意存焉。"说明人的生理状态依赖心火肾水的升降调节,心肾相交,水火既济;《素问·脏气法时论》云:"心病者,胸中痛,胁支满,胁下痛,膺背肩胛间痛,两臂内痛。"说明胸痹发作与心、肝二经的循行相关。《明医杂著·医论》:"凡心脏得病,必先调其肝肾二脏……肝气通则心气和,肝气滞则心气乏。"情志失调忧思伤脾,脾虚气结,运化失司,津液不行输布,聚而为痰,痰阻气机,气血运行不畅,心脉痹阻,发为胸痹心痛。或郁怒伤肝,肝郁气滞,郁久化火,灼津成痰,气滞痰浊痹阻心脉,而成胸痹心痛。沈金鳌《杂病源流犀烛·心病源流》认为七情除"喜之气能散外,余皆足令心气郁结而为痛也"。由于肝气通于心气,肝气滞则心气涩,所以七情太过,是引发本病的常见原因。

医案精选

◎案

刘某,男,58岁。1985年4月12日初诊。患冠心病2年,于工作过度紧张时,偶尔发生胸闷不适等症状。实验室检查发现胆固醇,三酰甘油偏高,经心电图检查,诊断为隐性冠心病。以往曾用疏肝行气药,收到一定效果。因家中不和,近半个月来,时常感胸闷、胸痛、憋气、两胁肋胀痛不适。上症伴见精神抑郁、腹胀、纳呆。舌质暗,苔薄白,脉弦细。中医诊断为胸痹。辨证为肝郁气滞、心脉痹阻。方用逍遥散加减。

处方:柴胡12g,当归12g,郁金12g,白芍12g,延胡索12g,白术9g,茯苓

15g,红花12g,薄荷6g,甘草6g。3剂,每日1剂,水煎服。

二诊:服上方3剂后,上症明显减轻,但仍觉胸闷不舒,疲乏无力。继服3剂。

三诊:服上方3剂后,心情已较舒畅。继用逍遥散加减,共服12剂,半年后随访,未再复发。三次复查心电图,大致正常。

按 "冠心病"是西医学病名,属中医学"胸痹心痛""真心痛""厥心痛"等范畴,是个本虚标实的疾病。其病位在心,但肝的疏泄功能失调,是其发病的原因之一。《薛氏医案》中指出:肝气通见心气和,肝气滞则心气乏。由于肝失条达,加上生气恼怒,以致肝气郁结、气滞不行。"气滞则血瘀",瘀血痹阻心脉,则胸闷、胸痛、憋气。肝经布胁肋,气滞不通则两胁胀痛。肝气横逆,乘脾犯胃,则腹胀、吸气、纳呆。本方用郁金、延胡索助柴胡、薄荷疏肝解郁、行气止痛为主,加红花助当归、白芍养血和血、兼化瘀为辅,白术、茯苓、甘草补脾和中,此即"肝病实脾"之意。诸药配合,疗效显著。

(三)心脏神经官能症

心脏神经官能症是较为常见的神经系统功能性疾病,病因和发病机制不明确。西医认为心血管系统受神经系统及内分泌系统调节,自主神经系统起主导作用,通过交感神经和迷走神经相互拮抗又协调的作用来调节心血管系统的活动。因为强烈刺激导致使大脑皮层兴奋与抑制的过程发生障碍,中枢神经功能失调,自主神经功能紊乱,导致交感神经张力过高,从而出现心脏血管功能异常。心理因素在发病中起决定作用,患者常常伴有焦虑、抑郁等临床症状,部分患者被误诊为心脏、消化道、呼吸道疾病,辗转于各大医院治疗,并长期服用各种药物,严重影响患者的工作效益和生活质量,进一步加重心理负担和经济负担。在治疗方面,目前西医主要以镇静安眠类药物为主,长期服用镇静安眠类药物,易产生成瘾性、耐药性,而这些药物对改善症状有一定的局限性,并有不同程度的不良反应。

本病属中医学"心悸""郁证""胸痹""不寐"等范畴,病因往往是情志不畅,如忧虑愤怒、劳心等,与肝、心、脾密切相关,忧虑、愤怒伤肝,可导致肝气郁结;肝气与心气相通,肝失疏泄、郁而化火、火扰神明、出现心神不安,心烦失眠、急躁、易怒等心肝火旺之象。病因多为七情所伤,由精神紧张,情志刺激,劳累过度而诱发。在治疗上当以疏肝解郁、健脾安神为主,方选逍遥散加减。

医案精选

◎案

某,女,27 岁。心前区疼痛伴心慌胸闷 4 年,于 4 年前出现心前区疼痛,心慌心跳,胸闷,呼吸不畅,全身乏力,失眠,心电图、胸部 X 线等检查未见异常,经用地西泮、谷维素、心得安(普萘洛尔)等治疗,症状减轻,其后间断服药。一年前因夫妻关系紧张,患者又出现心前区疼,心慌心跳,胸闷,呼吸不畅,头晕目眩,全身乏力,失眠,健忘,易怒,自汗,乳房胀痛,月事不调,茶饭不思,理化检查未见异常,诊断为心脏神经官能症,续用地西泮、心得安、谷维素,中药补心安神、活血理气等药,疗效不佳而到医院就诊。症见:面色忧郁,舌质淡,脉弦细。中医诊断为心悸。辨证为肝郁血虚。治以疏肝解郁、健脾养血、安神定志。方用逍遥散加减。

处方:柴胡 6g,白芍 12g,白术 10g,茯苓 12g,当归 10g,甘草 6g,瓜蒌皮 12g,郁金 12g,丹参 12g,香附 10g,酸枣仁 15g,远志 10g,麦芽 12g,薄荷 5g(后下)。10 剂,每日 1 剂,水煎服。

二诊:10 剂后心前区疼、心慌心跳、胸闷减轻,能入眠,原方随症加减,共服 20 余剂,诸症消失,随访 1 年未见复发。

按 此病病位在心,但与肝关系密切,主要病机为肝郁血虚。此类患者多有肝气郁结表现,肝气郁结,忧虑过度则伤神,心神不宁,则见心慌心跳、失眠、健忘、易怒、焦虑、自汗等;肝郁血虚,肝脾不和则气血疏泄不利故出现月事不调、乳房胀痛等症。肝经布胁肋,肝主情志,又主疏泄,肝郁日久,气机不达,故见胸胁痛闷,呼吸不畅。肝郁及脾,脾失健运,故茶饭不思,全身乏力。治疗上当以疏肝解郁、健脾安神,方选逍遥散加减。逍遥散为《局方》中著名的调和肝脾方剂,主治肝郁血虚、肝脾不和的证候。方中柴胡疏肝解郁,当归、白芍补血柔肝,白术、茯苓、甘草培补脾土,香附、郁金、瓜蒌皮行气解郁宽胸止痛。若心烦易怒、失眠、自汗加酸枣仁、远志,以养心安神。

三、消化系统疾病

（一）噎膈

噎膈是由于食管干涩，食管、贲门狭窄所致的以咽下食物梗阻不顺，甚则食物不能下咽到胃，食入即吐为主要临床表现的一类病证。噎即梗阻，指吞咽食物时梗阻不顺；膈即格拒，指食管阻塞，食物不能下咽到胃，食入即吐。噎属噎膈之轻证，可以单独为病，亦可为膈的前期表现，故临床统称为噎膈。

《黄帝内经》认为本病与津液及情志有关，如《素问·阴阳别论》曰："三阳结谓之隔。"《素问·通评虚实论》曰："隔塞闭绝，上下不通，则暴忧之病也。"并指出本病病位在胃，如《灵枢·四时气》曰："食饮不下，膈塞不通，邪在胃脘。"《太平圣惠方·第五十卷》认为："寒温失宜，食饮乖度，或恚怒气逆，思虑伤心致使阴阳不和，胸膈否塞，故名膈气也。"忧思伤脾则气结，脾伤则水湿失运，滋生痰浊，痰气相搏；恼怒伤肝则气郁，气结气郁则津行不畅，瘀血内停，已结之气，与后生之痰、瘀交阻于食管、贲门，使食管不畅，久则使食管、贲门狭窄，而成噎膈。如《医宗必读·反胃噎塞》说："大抵气血亏损，复因悲思忧恚，则脾胃受伤，血液渐耗，郁气生痰，痰则塞而不通，气则上而不下，妨碍道路：饮食难进，噎塞所由成也。"《临证指南医案·噎膈反胃》谓："噎膈之症，必有瘀血、顽痰、逆气，阻隔胃气。"

医案精选

◎案

唐某，女，44岁，工人。1991年10月20日初诊。吞咽梗阻5个月。因半年前与同事发生口角后，常情志不畅，渐觉胸膈梗阻，饮食难下，经省某医院食管钡餐检查、胃镜检查未发现异常，诊断为胃神经官能症。经治疗，未见明显好转，迁延至今。病势日增，胸膈梗阻，隐隐胀痛，吞咽梗阻加重，常用茶水送食，伴经行不畅，大便干结，舌质淡红，苔薄白，脉弦细数。中医诊断为噎膈。辨证为怒伤肝，气机郁结，津液不布。治以疏肝解郁、调畅气机、养胃生津。方用逍遥散加减。

处方：柴胡 8g，薄荷 3g，生姜 5g，白芍 15g，当归 10g，川芎 3g，白术 20g，茯苓 10g，炙甘草 6g，大枣 25g，砂仁 5g，枳壳 10g，沙参 20g，葛根 20g。

连服 20 剂，症状消除，吞咽正常。

按 忧思恼怒，饮食所伤，寒温失宜，引起气滞、痰结、血瘀阻于食管，食管狭窄所致者为实；依据噎膈的病机，其治疗原则为理气开郁，化痰消瘀，滋阴养血润燥，分清标本虚实而治。初起以标实为主，重在治标，以理气开郁，化痰消瘀为法，可少佐滋阴养血润燥之品；后期以正虚为主，或虚实并重，但治疗重在扶正，以滋阴养血润燥，或益气温阳为法，也可少佐理气开郁，化痰消瘀之品。但治标当顾护津液，不可过用辛散香燥之药；治本应保护胃气，不宜过用甘酸滋腻之品。存得一分津液，留得一分胃气，在噎膈的辨证论治过程中有着特殊重要的意义。

（二）呃逆

呃逆是指胃气上逆动膈，以气逆上冲，喉间呃呃连声，声短而频，令人不能自止为主要临床表现的病症。呃逆古称"哕"，又称"哕逆"。

《黄帝内经》首先提出本病病位在胃，并与肺有关；病机为气逆，与寒气有关。如《素问·宣明五气》谓："胃为气逆为哕。"《灵枢·口问》曰："谷入于胃，胃气上注于肺。今有故寒气与新谷气，俱还入于胃，新故相乱，真邪相攻，气并相逆，复出于胃，故为哕。"并提出了预后及简易疗法，如《素问·宝命全形论》谓："病深者，其声哕。"《灵枢·杂病》谓："哕，以草刺鼻，嚏，嚏而已；无息，而疾迎引之，立已；大惊之，亦可已。"《金匮要略·呕吐哕下利病脉证治》将其分为属寒，属虚热，属实三证论治，为后世按寒热虚实辨证论治奠定了基础。逆的病位在膈，病变关键脏腑为胃，并与肺、肝、肾有关。胃居膈下，肺居膈上，膈居肺胃之间，肺、胃均有经脉与膈相连；肺气、胃气同主降，若肺胃之气逆，皆可使膈间气机不畅，逆气上出于喉间，而生呃逆；肺开窍于鼻，刺鼻取嚏可以止呃，故肺与呃逆发生有关。产生呃逆的主要病机为胃气上逆动膈。

医案精选

◎案

谢某，女，35 岁。1956 年 8 月 14 日初诊。呃逆 6 年，发作无定时。四处求医,迭进中西药,无一点效果。近因感冒,呃逆加重,头痛、鼻塞,苔薄白,舌质淡。中医诊断为呃逆。辨证为肝脾不和。治以疏肝健脾。因其感冒,先用香苏饮解表,后用逍遥散加味调治。

处方:柴胡5g,当归、白术各20g,白芍25g,茯苓10g,白芷3g,芡实30g。3剂,每日1剂,水煎服。

二诊:服上方3剂后,呃逆大减,每天只发作三四次,发作时间亦缩短。再服上方3剂,呃逆痊愈,随访1年余,至今未复发。

按 逍遥散本为调理肝脾而设。呃逆既久,脾胃必虚,土虚木乘,势所必然。当归、芍药养血柔肝,白术、茯苓培土之虚,少佐柴胡、川芎顺肝木之气,芡实味淡性平,补脾固肾,且有敛冲之力。肝不横侵,脾得补,则胃就能恢复息息下行之性,故呃逆自然平息。

◎案

陈某,女,49岁。1980年2月初诊。患者剧烈呕吐、呃逆3天。素患食少、脘痛、胃胀,旬日前,突感肛门坠胀,似有便意,便则无物,逐日加重,伴发腹胀拒按,不思纳食,近日出现头晕,呃逆,呕吐频作,食入即吐,经西医诊断为胃炎合并膈肌痉挛。中医诊断为呃逆。辨证为脾胃素虚,肝郁犯胃,脾胃升降失常,胃气上逆。治以疏肝健脾、和胃降逆。方用逍遥散化裁。

处方:当归10g,白芍10g,柴胡8g,茯苓15g,枳壳10g,白术10g,陈皮10g,半夏10g,磁石21g,栀子12g,甘草3g,生姜3片。5剂,每日1剂,水煎服。

二诊:呕吐、呃逆次数减少,能进食稀粥,前方中加石决明15g、党参10g,继服5剂。服后诸症消失,随访1年未见复发。

按 本案患者为气机升降失常,犯胃乘脾,郁久化火,蕴蒸胆府,选逍遥散化裁,意在标本兼治,疏补并行,郁气上逆,治疗以针对其病机采取扶正、降逆、理气、止呃数法,收效颇彰。

(三)厌食症

厌食症是指个体通过节食等手段,有意造成并维持体重明显低于正常标准为特征的一种进食障碍。主要表现为较长时间的食欲减退,甚至无食欲。

中医学认为本病是由于脾胃运化功能失调所致。病程短者,表现为脾胃不和之实证;病程长者,则见脾胃气虚、阴虚之证。治疗上多用消导、调补之法,效果不甚理想。本病与肝有关系,肝主疏泄、性喜条达、恶抑郁。脾土的运化必须借助肝木的疏泄条达功能而完成。正如《血证论》中所言:"木之性主于疏泄,食气入胃,全赖肝木之气以疏泄之,而水谷乃化。"若肝气郁结,疏泄失司,则木不疏土,横逆犯胃,致脾不健运,胃不受纳而成本病。

医案精选

◎案

赵某,男,12岁。2001年8月10日初诊。其母诉患儿性格内向,不爱言语,当所欲不达或学习成绩不佳时常独自流泪,不思饮食。曾多次用健脾胃、助消化药治疗无效。肝功能检查及胃肠钡餐透视均无异常。症见:患儿面色无华,形态消瘦,时有腹胀,不思饮食,舌质淡,苔白微腻,脉细弦。中医诊断为厌食。辨证为肝郁气滞、脾失健运。治以疏肝解郁、调和脾胃。方用逍遥散加减。

处方:柴胡、当归、白芍各8g,茯苓、白术各12g,黄芪、建曲、山楂、生麦芽、鸡内金各15g,厚朴、枳壳、甘草各5g。3剂,每日1剂,水煎分3次服,并嘱其家长对患儿进行正确的开导。

二诊:服上药3剂后食量增加,治疗1周后食量明显增加,1个月后随访体重增加1.2kg。

按 逍遥散具有疏肝解郁、健脾和营之功效,原为肝郁血虚、脾失健运之证而设。肝为藏血之脏,性喜条达而主疏泄,肝主疏泄的功能调节脾胃的升降协调,脾升清与胃降浊之间平衡协调,则脾胃的运化功能正常;肝主疏泄功能调节胆汁的分泌和排泄,肝的疏泄正常则胆汁能正常分泌和排泄,有助于脾胃的运化功能。小儿所欲不达时则肝郁不舒,肝失条达,肝气横逆影响脾胃的升降协调及胆汁的分泌和排泄,从而使脾胃的运化功能失常,则表现为不思饮食。逍遥散加减方中柴胡疏肝解郁;当归、白芍养血柔肝;白术、茯苓健脾祛湿使运化有权,气血有源;甘草益气补中,缓肝之急;黄芪、当归健脾益气,且黄芪与当归配伍能益气生血;山楂、建曲、鸡内金、生麦芽消食健胃,生麦芽尚有疏达肝气之功效。如此配伍,肝脾并治,气血兼顾,因此对小儿因情志不遂、肝郁不舒而致脾胃功能失常的厌食症有较好的疗效。

（四）慢性胃炎

慢性胃炎是指由于感染、胆汁反流、药物、自身免疫等各种因素所致的慢性炎性细胞浸润的胃黏膜炎症。

该病属中医"胃脘痛""腹胀"等范畴，主要表现为长期上腹部隐痛、嗳气，纳差、饱胀和上腹片状压痛等症状。病机为肝郁气滞，脾胃不调。慢性胃炎虽然病程较长，每兼虚证，但临床症状明显时，当以实证论治。又胃为六腑之一，据"六腑以通为用"的原则，故理气调胃当为首选之法。叶天士云："肝为起病之源，胃为传病之所。"意思是，病在胃，而源在肝，故当肝胃同治。足厥阴肝经，挟胃而属肝，肝木条达则脾胃升降有序，肝失疏泄、肝气郁结，则肝胃不和、肝脾不调、脾胃升降失司。从肝胆入手调理脾胃乃至全身脏腑气机，将温胆汤、逍遥散等方运用得炉火纯青，临证处方看似平和轻灵，却常有四两拨千斤之效。

医案精选

◎案

熊某，女，53岁。2004年1月15日初诊。反复上腹胃脘胀痛2年加重1周。胃脘胀满不适，偶发隐痛，食后发胀，纳少，少气乏力，动则汗出心悸，面色萎黄，舌淡胖中有裂纹、苔少津花剥，脉濡软。胃镜检示胃黏膜苍白、变薄，黏膜下血管显露。西医诊断为慢性萎缩性胃炎。中医诊断为胃脘痛。辨证为胃阴不足、气虚食滞。治以养胃益阴、健脾益气。方用沙参麦冬汤合黄芪建中汤加减。

处方：北沙参、麦冬、生地黄各15g，玉竹、石斛各10g，黄芪18g，甘草6g。

连服3剂后诸症不减，仍胃脘胀痛。

处方：上方去生地黄，加枳壳15g，白术12g，延胡索、香附、白芍各10g。

服3剂后胃脘胀痛若失，饮食增加。又服12剂后诸症消除。后嘱服逍遥丸、香砂六君子丸近2个月，复查胃镜未见明显异常。随访至今未复发。

◎案

陈某，男，41岁。2005年10月8日初诊。反复胃脘胀痛，嗳气1年余，复发加重 3 天。胃脘部胀满疼痛,连及胁肋,嗳气、食后加重,口微苦,舌红苔微黄厚腻,脉弦数。胃镜检查示胃窦部充血水肿明显,有胆汁反流。西医诊断为慢性浅表性胃窦炎。中医诊断为胃脘痛。辨证为肝胃气滞、气滞湿阻。治以疏肝理气、和胃除湿,兼以清热。方用逍遥散加减。

处方:柴胡、茯苓、枳壳各15g,延胡索、白术各12g,川楝子、郁金、厚朴、半夏各10g,黄连6g,吴茱萸2g,甘草3g。5 剂,每日 1 剂,水煎服。

二诊:上药连服 5 剂后,胃脘及胁肋胀满疼痛大减。

处方:上方去川楝子、延胡索、郁金,加薏苡仁20g、白芍12g、香附10g。

连服半月余,诸症若失,继以逍遥丸合黄连片续服 2 个月,复查胃镜未见异常。并嘱忌食辛辣肥厚之品,勿食过饱,戒烟酒。随访至今未复发。

按 治疗慢性胃炎当理气疏肝、健脾和胃。临床应用时肝胃气滞型加用郁金、延胡索、川楝子、橘皮、厚朴等以行气和胃;气阴两虚型加用沙参、麦冬、木瓜、乌梅、黄芪等以增益阴补气之功;肝郁化热型可加左金丸、栀子、连翘、蒲公英等以化解郁热;湿浊中阻者可加用藿香、佩兰、橘皮、法半夏、苍术等以增化湿和胃之效;瘀血停滞型可加用五灵脂、蒲黄、莪术、丹参等以增理气活血之功;久病入络者可伍用虫类药物如九香虫等以取行气通络止痛之功;检查有肠上皮化生者可加白花蛇舌草、半枝莲以清热解毒。各型均可适当选加谷芽、麦芽、鸡内金、神曲、炒山楂。

（五）肠易激综合征

肠易激综合征(IBS)是一种肠道功能紊乱性疾病,现代医学对其发病机制尚不明了,治疗效果不理想。

中医学对 IBS 无专论记载,根据其临床表现大多归属于"泄泻""便秘""腹痛""郁证"等范畴。IBS 病因与饮食不节、七情不和、劳倦体虚等因素有关。肝脾不和,疏泄失职,运化不健,气滞则腹部、胁肋胀闷,气乱则腹泻急迫,气逆则嗳气频作,气结则腹痛阵作或便秘难解,气郁则焦虑抑郁,胸闷不舒。病机性质为寒热错杂,正虚邪实,但主要责之肝郁脾虚。

医案精选

◎案

周某,女,43岁。2003 年 5 月 20 日初诊。自述 1 年来时感腹部疼痛,腹泻,每遇情绪激动后易发,痛时欲便,便后痛减,每日大便 4～6 次,质稀,便溏,偶夹黏液,有排不尽感。舌质淡,苔薄白,脉弦细。大便检查:有黏液,未见虫卵。腹部 B 超未见异常。肠镜检查无异常。西医诊断为肠易激综合征。中医诊断为泄泻。辨证为肝郁乘脾。治以抑肝扶脾。方用逍遥散加减。

处方:柴胡 10g,白芍 20g,茯苓 20g,白术 20g,当归 15g,防风 10g,陈皮 6g,藿香 9g,炙甘草 6g。5 剂,每日 1 剂,水煎服。

二诊:服上药 5 剂后,症状大减,续服 15 剂,症状消失,随访 1 年未复发。

按 肠易激综合征是一组无严格定义的症状,症状发作或加重多与情绪有关。中医认为本病属"腹痛""泄泻"的范畴,和现代医学观念一致,认为情绪是本病的主要病因。患者平素琐事缠身,情志不畅以致肝气郁结。肝属木,脾属土,肝脾之间有相克关系。患者情志失调,肝失疏泄,肝郁伤脾,肝脾气机失调,运化失常,大肠传导功能失司则腹痛、泄泻。逍遥散疏肝解郁、健脾益气、抑肝扶脾,再加藿香、陈皮理气醒脾;防风升清止泻,故收效颇佳。

(六)功能性消化不良

功能性消化不良(FD)在临床上的表现为上腹部疼痛、胀满、嗳气、食欲低下、早饱、恶心、呕吐等症状,症状可持续存在或者反复发作,一般规定为病程超过 4 周或在 12 个月当中累计超过 12 周,经检查后,排除器质性疾病引起的症状,而表现出来的一组临床综合征,FD 是临床上最常见的一种功能性胃肠疾病。多数学者认为可能与胃动力障碍,幽门螺杆菌感染,精神心理障碍以及胃肠激素异常,内脏感觉过敏等多种因素有关。近年来,随着人们生活节奏的加快,各种压力的不断加大,社会精神因素越来越受重视。因 FD 的胃肠症状严重程度与心理健康、个性特征及负性生活事件有关,有学者主张,治疗胃肠症状的同时,加强精神心理治疗。目前,西药治疗 FD 尚没有公认的疗效及确切的治疗方案,主要是对症处理,首选促胃肠动力药。

该病属于中医"胃脘痛""痞证"等范畴,多因情志失调,饮食不节,外感时邪日久,多种病因相互作用致脾气虚弱,肝郁气滞,中焦气机阻滞,升降失调,运化失司所致,病变部位在胃,涉及肝脾,脾虚肝郁。病机属本虚标实,肝脾不和。

医案精选

◎案

吴某,女,71岁。2004年5月14日初诊。患者间断性上腹胀痛不适,早饱,泛酸3年余,多家医院行胃镜、B超、X线及实验室检查,未发现食管、胃及十二指肠、肝胆胰腺、肠道器质性病变,西医诊断为功能性消化不良。反复予抑酸、促胃动力药物及静脉营养支持对症处理,病情无明显改善,近1周伴腹泻转中医诊治。症见:上腹痛胀连及胸胁,早饱,厌食泛酸,时有呕哕,大便稀溏,日3~4次,形瘦面黄,乏力肢倦,舌质淡红,苔薄白,脉细滑。中医诊断为腹胀。辨证为肝郁脾虚、胃失和降。治以抑肝补脾、理气和胃。方用逍遥散加味。

处方:柴胡6g,当归12g,茯苓15g,白术15g,白芍12g,薄荷4g,陈皮10g,砂仁6g,甘草3g,生姜6g。7剂,每日1剂,水煎服。

二诊:服上药7剂后,腹痛胀消失,早饱,泛酸减轻,纳食稍增加。后守方坚持服药21剂,诸恙悉平。随访半年,未见复发。

按 本病属中医学"胃痛""厌食""呕吐"等范畴,病机多因中州虚馁,湿热阻中,或伤于七情,积滞食伤等。本案患者高龄体虚,脾胃不足,土虚木乘,肝脾胃不和。《傅青主男科》云:"人病不能进食,或食而不化,作痛作满,或兼吐泻,此肝木克脾土也。"方用逍遥散甚为合拍,以柴胡疏肝解郁;白芍、当归柔肝补血;白术、茯苓、甘草补脾胃,培固后天之本;薄荷质轻气扬,能条顺肝气,助柴胡理郁;陈皮、生姜理气和中,调畅气机;砂仁养胃止呕。全方疏解肝郁,健脾和胃,肝脾胃并治。由于药中病机,故收全功。

(七)溃疡性结肠炎

溃疡性结肠炎又称慢性非特异性溃疡性结肠炎,与克罗恩病同属于炎症性肠病。其发病可能与感染、免疫和遗传因素有关。临床症状主要是腹痛、腹泻、黏液脓血便,可伴有不同程度的全身症状,如发热、消瘦、贫血等,也可有多种肠外表现,包括关节炎、巩膜外层炎、口腔复发型溃疡、结节性红斑、坏疽性脓皮病等。

传统医学文献中虽无溃疡性结肠炎的病名,但自《黄帝内经》《难经》以来,历代医家已有许多相关记载,如"肠澼"(下利清谷、便血、卜白沫、卜脓血)、"小肠泄"(便脓血、少腹痛)、"大瘕泄"(里急后重、数至圊而不能便)、"腹满"(腹痛尤其是少腹痛、腹胀、便秘)、"下利"(腹泻、下利清谷、脓血便、黏液便、里急后重)、"下血"(便血)及"休息痢"(反复发作)等。中医学认为本病的发病机制以脾胃虚弱为主要因素,且与外感六淫、内伤七情、饮食不节、先天禀赋不足等有关。情志失调导致肝气不疏,肝气郁结横逆脾胃,脾胃运化失职,大肠传导失常,清浊不分,水谷并下而致泄泻,是本病的临床最常见证型,当以疏肝解郁健脾为治法,临床采用《太平惠民和剂局方》逍遥散加减,可使肝郁得疏,血虚得养,脾弱得复,气血兼顾,肝脾同调,立法周全,组方严谨,取得了较好的临床疗效。

医案精选

◎案

姚某,女,43岁。2003年3月12日初诊。于2年前秋季进食不洁食物后出现腹痛、腹泻,经用抗生素治疗而愈,此后每遇受凉或饮食稍有不慎即出现黏液脓样便,反复发作,经医院2次结肠镜检查,确诊为溃疡性结肠炎。口服柳氮黄吡啶治疗能缓解,但停药后即复发。症见:脐周及左下腹痛胀,拒按,腹痛即泄黏液脓样便,粪质稀薄,如厕努挣,每天4~5次不等,有轻度里急后重感,食少神倦,面色萎黄,舌质淡稍胖、苔白稍腻,脉细弦而涩。大便常规检查:WBC(++),大便培养未见细菌生长。中医诊断为腹痛、腹泻。辨证为脾虚血亏、血不荣肝、肠络不宁。治以健脾益气、养血荣肝、宁肠止痢。方用逍遥散加味。

处方:柴胡6g,白芍12g,当归15g,茯苓15g,白术15g,党参12g,木香6g,薄荷3g,诃子6g,生姜5g,甘草3g。5剂,每日1剂,水煎服。

二诊:服上药5剂后,黏液脓样便减为每天2~3次,粪质转稠,腹痛胀及里急后重感消失,余症均减。守方继服14剂,诸症平息。随访至今无复发。

按 溃疡性结肠炎属中医学"痢疾"等范畴,常因湿热食积,或不洁食物积滞肠中,阻滞肠络,腐蚀肠道,血腐肉败,化为脓血所鼓。本案泄黏液脓样便,面色萎黄,脉细涩,乍看颇似虚证,但腹痛即泄,拒按,又类实证,细究因源,实乃下痢日久,脾气虚馁,肠道传运失司,肠络不宁,血虚肝郁,虚实互见,标本俱病之候。肝以血为体,以气为用,体阴而用阳,久利伤血,肝体失荣,土虚木郁,故腹痛即痢。正因为脾虚为其根本,故中土不运,血无以生,肝无以荣,肠络无以和,痛无以止,痢又何消?补益则脾健,血盈则肝荣,肠安则痢止。方用逍遥散加味,以重剂当归、白芍敛阴养血;白术、党参、茯苓、甘草益气补脾,敦土固中;少量柴胡、薄荷、木香疏郁导滞;诃子涩肠止痢;生姜、枣调中和营。全方补中寓通,开合并施,终获良效。

(八)消化性溃疡

消化性溃疡主要指发生于胃和十二指肠的慢性溃疡,是一多发病、常见病。溃疡的形成有各种因素,其中酸性胃液对黏膜的消化作用是溃疡形成的基本因素,因此得名。酸性胃液接触的任何部位,如食管下段、胃肠吻合术后吻合口、空肠以及具有异位胃黏膜的 Meckel 憩室,绝大多数的溃疡发生于十二指肠和胃,故又称胃、十二指肠溃疡。

本病属于中医学"胃痛""反胃""吐酸""嘈杂"等范畴,古典医籍中对本病的论述始见于《黄帝内经》。如《素问·六元正纪大论》谓:"木郁之发……民病胃脘当心而痛,上支两胁,膈咽不通,食饮不下。"《素问·至真要大论》也说:"厥阴司天,风淫所胜……民病胃脘当心而痛。"说明胃痛与木气偏胜,肝胃失和有关。《素问·举痛论》还阐发了寒邪入侵,引起气血壅滞不通而作胃痛的机制。《伤寒论·辨厥阴病脉证并治》曰:"厥阴之为病,消渴,气上撞心,心中疼热,饥而不欲食,食则吐蛔,下之,利不止。"其中的"心中疼",即是胃痛,此为后世辨治寒热错杂胃痛提供了有益的借鉴。若肝失疏泄,气机不畅,血行瘀滞,又可形成血瘀,兼见瘀血胃痛。胆与肝相表里,皆属木。胆之通降,有助于脾之运化及胃之和降。《灵枢·四时气》曰:"邪在胆,逆在胃。"若胆病失于疏泄,胆腑通降失常,胆气不降,逆行犯胃,致胃气失和,肝胆胃气机阻滞,也可发生胃痛。

医案精选

◎案

李某,男,43岁,经商。2001年10月24日初诊。常年奔波在外,嗜好烟酒,饮食无常。近半年来常觉上腹胀,嗳气泛酸,曾2次在医院行胃内镜检查,均诊断为消化性溃疡。给予雷尼替丁、奥美拉唑、西沙比利等抑酸、促胃动力等西药治疗,症状基本能控制。半月前因琐事与邻居纠纷后症状复发加重。症见:上腹胀满痞塞,胸骨后有灼热刺痛感,口苦泛酸,嗳气频作,纳食不馨,两肋不适,太息觉舒,舌质淡,苔薄黄、舌中苔稍厚,脉弦略滑。中医诊断为腹胀、泛酸。辨证为肝脾不和、胃浊上逆。治以疏肝健脾、和胃降浊。方用逍遥散化裁。

处方:白芍12g,当归10g,白术10g,茯苓15g,柴胡6g,薄荷6g,白豆蔻10g,姜半夏10g,姜竹茹6g,甘草3g。5剂,每日1剂,水煎服。

二诊:服上药5剂后,上腹胀满痞塞及胸骨后灼热刺痛感减轻,纳食增加,仍嗳气泛酸明显。

处方:上方加代赭石30g(先煎),煅瓦楞子12g。7剂,每日1剂,水煎服。

三诊:服上药7剂后,嗳气消失,精神转佳,纳食正常,偶有泛酸,后以此方稍事出入继续服药30余剂,诸症消失。随访1年余,未再复发。

按 消化性溃疡一般多发于胃或十二指肠球部,是临床常见的消化系统疾病之一。临床主要表现为胃脘部疼痛反复发作,食后腹胀,恶心呕吐,嘈杂吐酸,食少纳呆,经纤维胃镜检查即可确诊。根据临床表现属中医学"胃痛""反胃""吐酸""嘈杂"等范畴。多系饮食失节,嗜好生冷,或恣食辛辣厚味,损伤脾胃,纳运失常,湿热瘀浊中阻所致。本案患者素嗜烟酒,饥饱无节,久则伤于脾胃,生湿酿热,加情志不遂,肝气横逆,乘脾犯胃,挟胃之湿热浊邪上逆,终致肝脾失和,胃气不除。以逍遥散抑木扶土,加白豆蔻、姜竹茹清化湿热,姜半夏消痞散结。二诊加代赭石、煅瓦楞子重镇降逆,抑制胃酸,和胃止嗳。合奏疏肝健脾、清热和胃、化湿降逆之功。

(九)胆囊炎

胆囊炎是临床常见的胆囊疾病,有急性、慢性之分,易反复发作。主要表现为右上腹不适、疼痛与压痛,腹胀,胃脘部烧灼感,嗳气,甚者时有发热、恶心、呕吐等症。

该病属于中医学"胁痛"范畴,最早见于《黄帝内经》,《素问·脏气法时论》说:"肝病者,两胁下痛引少腹,令人善怒。"《灵枢·经脉》有"胆足少阳之脉……是动则病,口苦,善太息,心胁痛,不能转侧"的记载。说明胁痛的发生主要因为肝胆的病变。在《灵枢·胀论》载:"胆胀者,胁下痛胀,口中苦,善太息。"其病因有肝气郁结,郁而化热,横逆犯胃或因饮食不节,损伤脾胃致食、湿热中阻,中焦气机不畅,湿热内蕴,肝胆气逆而不得疏泄下行所致。

医案精选

◎案

章某,男,70岁。因右上腹疼痛反复发作1个月,加重1周到医院求诊。B超提示胆囊炎。因患者对青霉素、链霉素及磺胺药过敏而要求中药治疗。症见:右上腹疼痛、压痛明显,腹胀,口干口苦,恶心欲吐,食纳差,发热(T 37.8℃),大便干结,二日一次,小便黄,舌质红、苔根部黄厚,脉弦数。血常规 WBC 11.2×10^9/L,N% 88.2%。B超:胆囊体积增大,胆囊壁呈双边影,壁厚毛糙。中医诊断为胁痛。辨证为肝脾不和、湿热内蕴。治以疏肝健脾、清利湿热。方用逍遥散加减。

处方:柴胡10g,当归10g,白芍10g,茯苓20g,白术10g,茵陈15g,金钱草15g,蒲公英30g,石菖蒲10g,黄芩10g,枳壳10g,延胡索20g,生大黄10g(后下),鸡内金12g,炒谷芽、炒麦芽各10g。10剂,每日1剂,水煎服。

二诊:患者诉2剂药后,疼痛明显减轻,腹胀感减,大便通畅,10剂药后,上症均已缓解,食欲增,二便调,舌质红、苔薄白,脉弦。

处方:上方减金钱草、蒲公英、石菖蒲、黄芩、枳壳、延胡索、生大黄,加神曲20g。每日1剂,水煎服。

1个月后复查血常规:WBC 6.2×10^9/L,N% 68%。B超示胆囊大小正常,壁略毛糙,嘱停药后注意进食易消化食物,少荤偏素,保持情绪稳定,心情舒畅,随访2年未再发病。

[按] 胆囊炎为临床常见病,属中医学"胁痛""胃脘痛""痞满"范畴。本案患者由肝气郁结,郁而化热,横逆犯胃或因饮食不节,损伤脾胃致食、湿热中阻,中焦气机不畅,湿热内蕴,肝胆气逆而不得疏泄下行所致。选方逍遥散取其疏肝解郁、健脾和胃之功;加用鸡内金,炒谷芽、炒麦芽消食健胃,促进消化;茵陈配金钱草既清肝胆湿热,又理肝胆之郁,可促进胆汁分泌,增加胆汁中固体物质,胆酸、胆红素的排出量;加蒲公英增加清热祛湿利胆作用;

生大黄攻积导滞,泄腑祛瘀,利湿退黄;枳壳行气,增强胃肠蠕动;延胡索止痛。诸药合用,共达疏肝理气、健脾化湿、清肝利胆、和胃止痛之功,使腑气通畅,五脏安和而病症自解。此外,胆囊炎患者的合理化饮食,是控制疾病复发的关键,高脂肪、高蛋白质饮食可加重胆囊的负担,诱发疾病,故应做到饮食有节,以清淡易消化食物为主。每日按时排便,有规律的生活起居,保持愉悦平和的心境,对预防胆囊炎的复发均有重要意义。

(十)慢性病毒性肝炎

病毒性肝炎是常见病和多发病,尤其是乙型病毒性肝炎(简称乙型肝炎)目前治疗仍很棘手,现代医学认为肝炎是由于感染了肝炎病毒引起,肝炎病毒进入肝细胞后,在其中繁殖、复制、逸出,但由于人体免疫系统在消灭肝炎病毒的同时,也损害了肝细胞,表现为肝细胞的炎症与坏死。

《黄帝内经》云"五脏受气于其所生,传之于其所胜",又说"气有余则制己所胜而侮所不胜",生理上,肝依五行关系而克脾土,在病理情况下就可以乘脾。临床上,无论急性或慢性肝炎都有一个肝病及脾的病理过程,使脾的运化功能受到妨碍,而产生一系列肝郁脾虚的临床证候,如食欲差、乏力、腹胀、便溏等,甚至因脾虚水湿凝聚而发为水臌,湿与热合发为黄疸,这些症状都是肝病及脾引起的病理反应,所以李冠仙在《知医心辨·论肝气》中提到"肝气一动,即乘脾土,作痛作胀,甚则作泻",即乘,是说肝病极容易、也较快地对脾产生病理影响。邹良材也认为慢性病毒性肝炎与脾胃最为密切,甚至可以说实际上病是从脾胃而起。脾胃失健则运化无权,湿邪易生,进而伤及用气,而脾虚则肝木乘侮,即可见肝脾同病。其关系是脾病始发在先,肝病继见于后,病机多属土虚而木侮或土壅而木郁,最后则可因土败木贼而延为鼓胀重证。

医案精选

◎案

某,男,35 岁,干部。2010 年 8 月 15 日初诊。自觉右胁胀痛伴乏力、纳差反复发作 1 月余,症状时轻时重,经治未愈。症见:右胁胀痛,脘腹痞闷,食纳减少,乏力,口干口渴,失眠多梦,烦躁易怒,两头角疼痛,大便秘结,尿黄而少。体格检查:精神差,巩膜及皮肤无明显黄染,肝上界位于锁骨中线第6肋间,右肋缘下未触及,肝区叩击痛(+),墨菲征(-),脾于左肋缘下1cm可触及、质软,舌质边尖红,中心苔薄黄而干,脉弦细而滑。查肝功能示:总胆红素(TBIL)25μmol/L,丙氨酸氨基转移酶(ALT)75U/L,血清乙肝病毒标记物HBsAg(+)、HBsAb(+)、HBeAg(+)、HBeAb(-)、HBcAb(-)。B超示:肝大,光点增多增强,胆囊壁增厚,脾厚4.2cm。西医诊断为轻度慢性乙型病毒性肝炎。中医诊断为肝着。辨证为肝郁气滞、化火伤阴。治以疏肝养阴、清热泻火。方用加味逍遥散化裁。

处方:柴胡12g,当归10g,白芍18g,茯苓15g,白术10g,薄荷6g,牡丹皮12g,炒栀子10g,山豆根15g,五味子10g,生地黄10g,虎杖15g,大黄8g,水飞蓟30g,炙甘草6g。7剂,每日1剂,生姜3片,大枣3枚为引水煎服。

二诊:服上药7剂后,患者口苦口渴、尿黄、烦躁易怒消失,胁肋胀痛、脘闷明显减轻,睡眠好转,大便通畅。守方去大黄,继服1个月后,诸症消失,精神饮食良好,肝功能恢复正常。随访3个月,诸症未作,肝功能稳定。

按 肝主疏泄,喜条达,恶抑郁,主藏血,体阴而用阳。慢性肝病由于病程长,症情复杂,病情缠绵难愈,患者往往心绪不佳,抑郁不舒,甚至悲观失望,加之土虚不能升木、血虚不能养肝、湿热蕴结、木气不达等因素,临床每易出现肝气郁结之证。肝郁日久,郁而化火,产生一派火热之象,故选用加味逍遥散治之。方中以柴胡疏肝解郁,当归、白芍养血补肝,三药合用,补肝体助肝用为主;配伍入脾之茯苓、白术为辅,达补中理脾之效;入少许薄荷、生姜为佐,助本方之疏散;炙甘草为使,助健脾而调和诸药;加牡丹皮、栀子清肝泻火。诸药合用,使肝郁得解、血虚得养、脾虚得补、肝火得清,则诸症自愈。方中牡丹皮、栀子不拘有无肝火皆可投之,因慢性肝病均存在血瘀这一病理,而牡丹皮具有良好的活血化瘀作用,栀子则有肝火者清肝泻火,无肝火者少佐之可免肝郁化火之虞。加山豆根、虎杖、生地黄、五味子、大黄、水飞蓟等以清热解毒养阴,且诸药有保肝护肝、降低转氨酶及抑制乙肝病毒的作用。

（十一）肝硬化

肝硬化是由于致病因素持久作用于肝脏,导致肝细胞损伤,继而肝细胞再生和纤维结缔组织增生,肝纤维化形成,最终发展为肝硬化。肝硬化病程进展较慢,临床上可分为代偿期和失代偿期,代偿期多无特异性临床表现,失代偿期表现为肝功能损害和门脉高压,随着疾病进展,常出现消化道出血、继发感染、肝性脑病、肝肾综合征等各种并发症。

该病属于中医学中"胁痛""黄疸""积聚""鼓胀"等范畴,其主要病机为肝、脾、肾三脏功能失调,气血津液运行不畅,痰浊、瘀血、水饮等相互搏结为肝硬化。中医学通过辨证论治、标本兼顾,并注重整体调节,既能活血化瘀、抗肝纤维化、恢复肝功能,又能疏肝、健脾、补肾,不仅能缓解患者临床症状,而且在防治并发症方面也表现出了独特优势,且不良反应小。

医案精选

◎案

张某,男,68岁,务农。1964年8月10日初诊。体格检查:肝区疼痛,巩膜无黄染,颜面有蜘蛛痣,肝掌大,腹部板结有包块,肝肋下四指,质中无结节,脾未扪及,有时剧痛,食欲不振,体弱,口干,苔微黄,质少津,脉细弦而数。中医诊断为癥瘕。辨证为气滞血瘀。治以疏肝健脾、活血化瘀。方用逍遥散加减。

处方:逍遥散加五灵脂、红花、三棱、白术、紫花地丁服4剂,腹壁软、包块缩小。前方加沙参草、倒须莲各5g,食量增,颜面蜘蛛痣消失,包块不能扪及。

处方:上方加熟地黄、枸杞子、龟板。20剂痊愈,年后随访,未见复发,参加劳动。1个月后随防未见异常,身体甚壮,能参加生产劳动。

按《黄帝内经》《千金方》对肝硬化早有描述,其病原理是"隧道羞密,脾失健运,血滞气亦滞,使肝肾失调所致"。《难经语译·五十五难》中说:"故积者,五脏所生;聚者,六腑所成。"又说:"积者,阴气也,其始发有常处,其痛不离其部,上下有所终始,左右有所穷处;聚者阳气也,其始发无根本,上下无所留止,其痛无常处,谓之聚。"癥腹者,皆由寒湿不调,饮食不化与脏腑互搏所生也。因肝主疏泄,其性刚强,喜条达而恶抑郁,同精神、情志调节功能与肝有着密切相关。肝藏血,有贮藏和调节血量的作用。若肝气郁结,乃成气滞血瘀,使血不能养肝,而致肝脉阻滞,日久可成癥腹积聚,血瘀水停,气血水瘀结于内,而成"鼓胀"。湿热内阻,影响肝的疏泄而成。肝为风木之质,体阴而用阳,主升主动,若肝阴暗耗,则肝阳偏亢,化风内动上扰清窍而头晕目眩成矣。

（十二）非酒精性脂肪性肝病

非酒精性脂肪性肝病是指除外酒精和其他明确的损肝因素所致的,以弥漫性肝细胞大泡性脂肪变为主要特征的临床病理综合征,包括单纯性脂肪肝、脂肪性肝炎和肝硬化。

该病属于中医学"胁痛""肝胀""肝痞""肝癖"等范畴。非酒精性脂肪性肝病的发病机制还没完全明确,但"二次打击学说"认为胰岛素抵抗导致胰岛素信号转导途径改变,引起脂肪代谢失衡,导致肝脏内脂肪堆积成为脂肪性肝病的主要启动因素,并在此基础上发生了氧化应激和脂质过氧化而致非酒精性脂肪性肝病。诸医家均认为非酒精性脂肪性肝病的病因与饮食、劳逸、精神以及他病失治等因素有关。对于中老年而言,肥胖、糖尿病或高血脂是非酒精性脂肪性肝病发病的主要因素,这些因素的相互影响和促进,能够导致肝脂质代谢异常和肝脂质的过氧化增加、肝星状细胞活化等病变的产生。就病机而言,多数的医家认为非酒精性脂肪性肝病为本虚标实之病,其病的位置虽然在肝,但与脾、肾等密切相关。主要病机在脾肾的亏虚,肝脏疏于排泄、脾失健运、湿热内蕴、痰浊郁结、气滞血瘀、痰瘀互结,并最终形成湿、痰、瘀、热等症互结。不同的医家,对非酒精性脂肪性肝病的病机研究认识有所不同,有的医家侧重于本虚,有的医家侧重于邪实。但对痰瘀互结、痹阻肝络的发病机制认识是一致的。

医案精选

◎案

赵某,男,49岁,机关干部。2004年10月14日初诊。右上腹胀满疼痛,乏力1月余。体格检查:一般情况尚可,心肺无异常,形体肥胖,肝脏肋下2指,质中等硬度,无压痛。总胆固醇(CHOL)7.7mmol/L,三酰甘油(TRIG)3.2mmol/L。B超检查:脂肪肝。患者嗜酒,舌苔黄腻,舌质紫暗,脉沉滑有力。中医诊断为胁痛。辨证为痰热瘀滞。方用逍遥散加减。

处方:柴胡12g,赤芍15g,茯苓15g,香附12g,枳实15g,瓜蒌30g,山楂

20g,莱菔子 15g,决明子 20g,姜黄 12g,茵陈 15g,栀子 12g,桃仁 10g,红花 10g。水煎服,每日 1 剂。

上方加减治疗 1 个月,症状完全消失,血脂降至正常。B 超检查:肝脏未见异常。继以上方加减调理 15 日巩固疗效。嘱其注意饮食,宜清淡,戒酒减食,少食脂肪类食物,多运动。随访 1 年未复发。

按 脂肪肝属中医学"胁痛""积聚""癥瘕"等范畴。《黄帝内经》云:"百病皆生于气。"古代医家庞安常云:"善治痰者,不治痰而治气。"中医学认为"气为血之帅""气行则血行",均强调气机不畅是致病的重要因素。故以逍遥散疏肝解郁,调畅气机,使出入升降恢复正常。《黄帝内经》云:"非出入,则无以生长壮老已;非升降,则无以生长化收藏。""出入废,则神机化灭;升降息,则气立孤危。"逍遥散疏肝散郁,调畅气机,使出入平衡,以治其本。

(十三)奔豚

奔豚气属内科病证,是指患者自觉有气从少腹上冲胸咽的一种病症。由于气冲如豚之奔突,故名奔豚气。病名,见《金匮要略·奔豚气病脉证治》。亦称"奔豚""贲豚""贲豚气"。张介宾《类经·六卷·脉色类十九》:"若微急而沉厥足不收者,寒邪在经也。为奔豚者,寒邪在脏也。为不得前后者,寒邪在阴也。按五十六难曰:'肾之积名曰奔豚,发于少腹,上至心下若豚状,或上或下无时。'其义本此。"张志聪《灵枢集注》:"肾为生气之原,正气虚寒,则为沉厥;虚气反逆,故为奔豚;阴寒在下,故足不收;肾开窍于二阴,气虚不化,故不得前后也。"

丹波元简《灵枢识》:"《骨空论》云'督脉生病,从少腹上冲心而痛,不得前后,为冲疝。'又《史记·仓公传》云'涌疝,令人不得前后溲。'盖皆奔豚也。"

医案精选
◎案

李某,女,57 岁。自觉脐周疼痛,有气从小腹上冲至咽喉,纳呆,大便则每便前腹痛,而便质正常,嗳气常作。舌苔厚腻,脉弦。该患者脐周疼痛自觉有气上冲,属于奔豚。嗳气亦为胃气上逆之象,大便便质正常,但便前有腹痛之象则是肝木克脾土之象,纳呆,舌苔厚腻则为脾失健运之象,弦脉为肝气失和之象。中医诊断为奔豚。辨证为肝气上逆、克脾犯胃。治以调肝运脾、和胃降逆。方用逍遥散加减。

处方:当归15g,白芍12g,薄荷10g(后下),炒白术15g,茯苓15g,连翘5g,柴胡10g,制半夏18g,陈皮10g,佛手15g,香橼15g,砂仁10g,生姜3g,大枣3枚,炙甘草10g。3剂,每日1剂,水煎服。

3剂逆气平而脾胃运,诸症消失。

◎案

刘某,女,44岁。自觉小腹痞满不适,时而绞痛,时而有气从脐中上冲,纳呆,嗳气频频,二便正常,睡眠欠佳,舌苔薄腻,脉细弦。中医诊断为奔豚。辨证为肝气上逆、扰心犯胃。治以养肝和胃、安神降逆。方用逍遥散加减。

处方:当归15g,白芍15g,薄荷10g(后下),炒白术15g,茯苓15g,连翘4g,柴胡10g,制半夏20g,陈皮15g,佛手15g,香橼15g,炒酸枣仁30g,生姜3g,大枣3枚,炙甘草10g。6剂,每日1剂,水煎服。

6剂逆气平,而脾胃运,诸症消失。

按 奔豚本为气机上逆的现象,其发作或由心肾不足,下焦寒气随冲气上逆所致,或由情志不遂,肝气随冲脉上逆所致。此两例患者奔豚的发生就是肝气随冲脉上逆所致,故用当归、生白芍养肝柔肝;白术、茯苓、陈皮、砂仁健脾运脾化湿;柴胡、薄荷、香橼、佛手、制半夏疏肝理气、和胃降逆;连翘少量治疗肝气横逆之郁火;生姜、大枣、炙甘草温补脾气;炒酸枣仁养心益肝。如此养肝柔肝、运脾和胃,则肝气调和、胃气和降,而冲气平息,奔豚可止。

(十四)胁痛

胁痛是以胁肋部疼痛为主要表现的一种肝胆病证。胁,指侧胸部,为腋以下至第十二肋骨部位的统称。如《医宗金鉴·卷八十九》明确指出:"其两侧自腋而下,至肋骨之尽处,统名曰胁。"《医方考·胁痛门》又谓:"胁者,肝胆之区也。"且肝胆经脉布于两胁,故"胁"现代又指两侧下胸肋及肋缘部,肝胆胰所居之处。本病证早在《黄帝内经》中就有记载,并明确指出胁痛的发生主要是肝胆的病变。如《素问·热论》曰:"三日少阳受之,少阳主骨,其脉循胁络于耳,故胸胁痛而耳聋。"《素问·刺热论》谓:"肝热病者,小便先黄……胁满痛。"《灵枢·五邪》说:"邪在肝,则两胁中痛。"其后,历代医家对胁痛病因的认识,在《黄帝内经》的基础上,逐步有了发展。《景岳全书·胁痛》将胁痛病因分为外感与内伤两大类,并提出以内伤为多见。《临证指南医案·胁痛》对胁痛之属久病入络者,善用辛香通络、甘缓补虚、辛泄祛瘀等法,立方遣药,颇为实用,对后世医家影响较大。《类证治裁·胁痛》在叶氏的基础上将胁痛分为肝郁、肝瘀、痰饮、食积、肝虚诸类,对胁痛的分类与辨证论治做出了一定的贡献。胁痛主要责之于肝胆,且与脾、胃、肾相关。病机转化较为复杂,既可由实转虚,又可由虚转实,而成虚实并见之证;既可气滞及血,又可血瘀阻气,以致气血同病。胁痛的基本病机为气滞、血瘀、湿热蕴结致肝胆疏泄不利,不通则痛,或肝阴不足,络脉失养,不荣则痛。

医案精选

◎案

陈某,女,65岁。1996年3月18日初诊。近半年来两胁胀痛,攻窜不定,随情志波动而增减,口干,疲乏纳差,大便溏薄,舌淡红、苔白,脉弦而细。中医诊断为胁痛。辨证为肝郁脾虚。治以疏肝解郁、健脾养血。方用逍遥散加减。

处方:柴胡12g,当归12g,白芍12g,白术10g,茯苓12g,炙甘草3g,薄荷3g,川楝子10g。3剂,水煎服。

二诊:两胁胀痛减轻,精神佳,纳增,大便稍稀。守上方去川楝子,加党参12g,山楂、神曲各10g。3剂后两胁痛止,余症已除。

按 本案系肝气郁结、气机不调、脾虚失运、肝脾失和所致。用逍遥散疏肝解郁、健脾养血,加川楝子行气止痛,加党参、山楂、神曲健脾和胃。肝脾调和,胁痛消失。

◎案

谢某,女,48岁。2014年10月20日初诊。主诉:两胁疼痛时轻时重半年。患者半年前与家人生气后出现两胁疼痛,后每因情绪不宁疼痛加重,平素烦躁易怒。症见:胁痛,偶觉小腹胀满,腰腿酸楚,47岁绝经,眠差,纳可,大便黏滞不爽,甚则 4~5 天 1 次,小便调。患者于 2014 年 7 月 8 日查腹部 B 超示:肝、胆、胰、脾、双肾未见明显异常。舌红,苔薄黄,脉弦。中医诊断为胁痛。辨证为肝郁脾虚、气机郁滞。治以疏肝理气、健脾补肾。方用逍遥散加减。

处方:柴胡 10g,当归 15g,炒白芍 15g,炒白术 10g,茯苓 10g,薄荷 4g(后下),炙甘草 6g,牡丹皮 6g,栀子 10g,川芎 10g,枳壳 10g,陈皮 10g,百合 20g,郁金 10g,丹参 15g,淫羊藿 10g,巴戟天 10g。6 剂,每日 1 剂,水煎两次,取汁约 250ml,分早、晚两次温服。

二诊:患者服上药后胁痛减轻,仍觉眠差,小腹已不胀,排便较前爽快,但便意不明显,2~3 天 1 次。上方炒白芍的用量增加至 20g,加党参 15g、瓜蒌 15g。

按 患者因与家人生气,致情志内伤、怒郁伤肝、肝气郁结,而出现两胁疼痛,小腹胀满。肝气不疏郁则乘脾,且天癸已竭,气血化之乏源,先天之精缺后天濡养,而腰膝酸软。治应疏肝理气、健脾补肾。方中逍遥散疏肝理气,健脾养血;考虑患者气机郁滞,气不行血,且有瘀血之象,加川芎以理气行血,丹参以活血化瘀,旨在气行则血行,通则不痛;枳壳理肠胃之气,气行则痞胀消;陈皮健脾和胃,理气宽中;郁金为行气解郁之要药;百合除烦安神,患者有郁热之象加牡丹皮、栀子清肝经之郁热;淫羊藿、巴戟天补肝肾,强筋骨。服 6 剂后,患者胁痛减轻,但仍未消除,故将炒白芍加量以增强其养血柔肝,缓中止痛之功。加瓜蒌以宽胸理气,且有通便之功,可谓一举两得;又加党参以补气健脾,防理气之品太过以耗气。诸药合用,行中有补,补中有疏,调其平衡,药到病除。现代研究发现,逍遥散还具有镇痛、镇静作用。

(十五)便秘

便秘是指由于大肠传导功能失常导致的以大便排出困难,排便时间或排便间隔时间延长为临床特征的一种大肠病症。便秘既是一种独立的病证,也是一个在多种急慢性疾病过程中经常出现的症状,中医药对本病证有着丰富的治疗经验和良好的疗效。然而,便秘总以虚实为纲,冷秘、热秘、气秘属实,阴阳气血不足所致的虚秘则属虚。虚实之间可以转化,可由虚转实,可因虚致实,而虚实并见。归纳起来,形成便秘的基本病机是邪滞大肠,腑气闭塞不通或肠失温润,推动无力,导致大肠传导功能失常。气机郁滞忧愁思虑,脾伤气结;或抑郁恼怒,肝郁气滞;或久坐少动,气机不利,均可导致腑气郁滞,通降失常,传导失职,糟粕内停,不得下行,或欲便不出,或出而不畅,或大便干结而成气秘。如《金匮翼·便秘》曰:"气秘者,气内滞而物不行也。"肠胃积热与气机郁滞可以并见,阴寒积滞与阳气虚衰可以相兼;气机郁滞日久化热,可导致热结;热结日久,耗伤阴津,又可转化成阴虚等。

医案精选

◎案

崔某,男,26 岁。2005 年 12 月 14 日初诊。10 年前求学期间由于压力大、饮食失调而致便干、便难,甚者 10～15 日 1 次,曾服滋阴泻下药效欠佳。现大便干,4～7 日 1 次,伴腹部不适,纳可,心烦易怒,夜梦多,舌质红,苔薄黄,脉弦数。中医诊断为便秘。辨证为肝郁化火、热犯胃肠。治以疏肝泄热、润肠通便。方用丹栀逍遥散加减。

处方:柴胡、茯苓、牡丹皮、栀子各 10g,白芍 30g,当归 20g,制香附 15g,薄荷 3g,槐角 30g,决明子 30g,炒莱菔子 15g,杏仁 15g,炙麻黄 3g。7 剂,每日 1 剂,水煎服,早、晚分服。嘱其调畅情志,多食蔬菜。

二诊:诉服上方 1 剂大便即通,腹部不适、心烦诸症随之而减。效不更方,继服上方 11 剂,诸症皆除。

按 肝主疏泄,性喜条达而恶抑郁,体阴而用阳。肝气郁结,疏泄不利,郁久化热,伤津耗液,则便秘。脾主输布,为气血水谷精微生化之源,气机升降之枢。肝气郁结,疏泄不利,不能推动脾胃运化,致化生无源,无水行舟则可成便秘。方用逍遥散加味以疏肝理气、健脾养血。方中重用白芍、当归养血柔肝;槐角、决明子、炒莱菔子润肠通便;柴胡、制香附疏肝行气,以推动津血运行;且肺与大肠相表里,杏仁质润、味苦而降肺气,其与麻黄配伍一宣一降,以助大肠传导,达润肠通便之功。

(十六)肝癌

肝癌属中医"癥瘕""肝积""肥气""积气""黄疸"等范畴。肝癌的病因多因七情内伤,饮食劳倦,或邪毒内侵,致脏腑气血亏虚,气滞、血瘀、湿热、痰毒等互结于肝脏所致。其病机是肝气不疏,气运不畅,气郁于局部;或脾气不足,脾失健运,湿邪内生,痰湿阻滞经络;或外邪入侵,湿热内阻,胆道失畅;或正气不足,肝肾阴虚,肝体阴而用阳,肝体失和。总之,因正虚邪实,肝体失和,肝运失畅,局部气血痰湿瘀滞而发病。《黄帝内经》云"虚者补之,损者益之","结者散之"。正虚时扶正以祛邪,养正则积自消,补中寓攻,邪实时以攻坚为主,邪去正安;并注意顾护胃气。在癌症病程中,痰、瘀、毒贯穿始终,辨病与辨证相结合。

医案精选

◎案

某,男,60岁。2008年6月4日初诊。患者乙肝"大三阳"、肝硬化20余年。2008年4月,因肝区疼痛,查上腹部CT示:肝右叶浸润性肝癌,门脉左支内癌栓形成,肝静脉受压,脾脏轻度增大,后腹膜未见肿大淋巴结。肿瘤标记物:未示异常。肝功能示:天冬氨酸氨基转移酶(AST)54U/L,白蛋白(ALB)30g/L,余正常。2008年5月行经肝动脉化疗灌注栓塞术。症见:肝区略有胀痛,纳食尚可,无黄疸,无腹水,大便黏腻不爽,夜寐尚可,舌淡红,苔黄腻,脉弦滑。中医诊断为癥瘕。辨证为肝郁气滞、痰浊内蕴。治以疏肝理气、消痰散结。方用逍遥散加减。

处方:柴胡9g,郁金12g,炒白术15g,白芍15g,茯苓30g,当归15g,制胆南星15g,制半夏15g,延胡索15g,全蝎6g,蜈蚣3条,土茯苓30g,制大黄9g,炙甘草6。14剂,每日1剂,水煎服。

二诊:服上方14剂后,肝区胀痛缓解,大便正常。前方稍作加减善后,随访2年未复发。

按 肝癌属中医"癥瘕"等范畴。魏品康教授根据多年临床经验,提出"肿瘤痰证理论",认为肝癌的发生与肝郁脾虚、恶痰结聚存在密切关系,《丹溪心法》云:"凡人身上中下有块者,多是痰。"肝癌即是恶痰凝滞于肝内。肝郁气滞,则气不布津,脾失健运,则水湿不化;津液不布,日久成痰,郁滞不通,停聚于肝,积久成恶痰,发为肝癌。魏品康教授运用逍遥散疏肝健脾化痰;配伍制胆南星、制半夏以祛顽痰、恶痰;全蝎、蜈蚣以别络搜痰、抗癌止痛;延胡索以理气止痛;土茯苓以清热解毒利湿;制大黄通腑泄浊,导邪外出,使毒有出路。本案辨证明确,用药精当,标本兼顾,运用中医药治疗恶性肿瘤获得了缓解症状、延长患者生命的良好效果。

四、泌尿系统疾病

（一）水肿

水肿是指因感受外邪，饮食失调，或劳倦过度等，使肺失宣降通调，脾失健运，肾失开合，膀胱气化失常，导致体内水液潴留，泛滥肌肤，以头面、眼睑、四肢、腹背，甚至全身浮肿为临床特征的一类病症。相当于西医学中急、慢性肾小球肾炎，肾病综合征，充血性心力衰竭，内分泌失调以及营养障碍等疾病出现的水肿。

该病在《黄帝内经》中称为"水"，并根据不同症状分为"风水""石水""涌水"。《灵枢·水胀》对其症状做了详细的描述，如"水始起也，目窠上微肿，如新卧起之状，其颈脉动，时咳，阴股间寒，足胫肿，腹乃大，其水已成矣。以手按其腹，随手而起，如裹水之状，此其候也"。至其发病原因，《素问·水热穴论》指出："故其本在肾，其末在肺。"《素问·至真要大论》又指出："诸湿肿满，皆属于脾。"可见在《黄帝内经》时代，对水肿病已有了较明确的认识。《金匮要略》称本病为"水气"，按病因、病证分为"风水""皮水""正水""石水""黄汗"五类。又根据五脏证候分为"心水""肺水""肝水""脾水""肾水"。特发性水肿以脾肾气虚、肝气郁结、水湿停滞为主要病机。《素问·上古天真论》曰："女子七岁，肾气盛，齿更发长，二七而天癸至，任脉通，太冲脉盛，月事以时下，故有子……七七任脉虚，太冲脉衰少，天癸竭，地道不通，故形坏而无子也。"经文明确指出，肾与妇女月经，生殖、衰老密切相关。女子更年期肾气渐虚冲任脉衰、脏腑功能日渐减退、机体阴阳失衡百病由生。肾气虚水液气化不利；阳气衰微不能温养脾土，脾失健运则水湿停滞。

医案精选

◎案

马某，女，35 岁，教师。1982 年 3 月 18 日初诊。反复发作眼睑及下肢水肿 3 年余。3 年前起病先见面部及下肢，后觉两乳房及腹部胀满，常因工作劳累、站立过久或情志不舒时浮肿加重。曾在基层医疗单位就诊,按"肾炎"治疗,屡用青霉素、氢氯噻嗪及中药(具体用药不详)疗效不佳。水肿缓解后期,其他症状不见减轻,严重时不能坚持工作。症见:面部及下肢浮肿,按之没指,舌质淡红,苔薄白,脉滑、左脉兼弦。查血常规、尿常规、肾功能、肝功能、X线胸透、心电图均未见异常。西医诊断为特发性水肿。中医诊断为水肿。辨证为肝郁脾虚。治以疏肝解郁、健脾利水。方用逍遥散加减。

处方:当归、白芍、枳壳各 10g,柴胡 8g,茯苓、白术、山药各 15g,薄荷 3g,佛手、泽泻各 12g,白茅根 30g,生姜 3 片。5 剂,每日 1 剂,水煎服。

二诊:服药 5 剂,水肿基本消退。继用 5 剂,水肿及他症全消。随访 2 年,未见复发。

◎案

曾某,女,38 岁,农民。1984 年 2 月 1 日初诊。面部及双下肢水肿 2 年余,时发时消,时轻时重。常因劳累、郁怒及经期前症状加重。眼及四肢发胀,胁不舒,腹部胀满,白带多。曾在医院门诊及当地医院多次就诊,用过青霉素、氢氯噻嗪及中药参苓白术散、五皮饮等。用药后,水肿虽可消退,然其他症状未见减轻。症见:面部及下肢水肿,按之没指,双侧乳房及腹部膨胀。舌质淡红,苔薄白,脉滑,余症同前。查血常规、尿常规、肝功能、肾功能、X线胸透、血浆蛋白定量、心电图均未见异常。西医诊断为特发性水肿。中医诊断为水肿。辨证为肝郁脾虚。治以疏肝解郁、健脾止带、利水消肿。方用逍遥散加味。

处方:当归、白芍、枳壳各 10g,炒柴胡 8g,薄荷 3g,山药 20g,茯苓、芡实、白术各 15g,白茅根 30g,香附、泽泻各 12g,甘草 6g,生姜 3 片。6 剂,每日 1 剂,水煎服。

二诊:服上药 6 剂后,水肿消退,症状好转。守上方去泽泻再服 6 剂,症状基本消失。续服 5 剂,诸症消失。随访 1 年,未再复发。

<u>按</u> 特发性水肿是西医病名,属中医学"水肿"范畴。由于个体差异,临床表现也不一致,本病又多见于女性,特别是肥胖之人。临床特征以水肿为主要症状,水肿往往呈周期性演进。在发作期间晨起面部,尤其是眼睑可有

水肿,活动后下肢、躯体逐渐水肿,下午则更加重,水肿的周期性变化可与月经无关,也可以在经前期加重。浮肿的表现可为凹陷性或胀满感,往往同时有腹胀、目胀、两胁不舒等症状。现代医学认为本病是内分泌紊乱所引起的水钠代谢紊乱综合征。中医认为本病的病机应责之于肝脾。因肝主疏泄,疏泄正常,则气机畅行,水液随之升降上下,人得安宁;反之则气机郁结,水液因之滞留,而致水肿。故曰:气行则水行,气滞则水停。脾主运化,职司升清降浊,主肌肉、四肢,输布水谷精微,如脾虚不能制水,水聚停留必致水肿。该患者属肝郁脾虚,故续逍遥散基本方,临床随症加减,白茅根、泽泻等利尿药必用。如腹胀便溏纳差,加砂仁、山药、麦芽;白带多,加玉米须、芡实;腰痛,加杜仲、枸杞子、补骨脂;肝郁化火而致眩晕,则加天麻、珍珠母、栀子;气滞甚者,加佛手、香附子、枳壳。

(二)泌尿系结石

泌尿结石是泌尿系的常见病。结石可见于肾、膀胱、输尿管和尿道的任何部位。但以肾与输尿管结石为常见。临床表现因结石所在部位不同而有异。肾与输尿管结石的典型表现为肾绞痛与血尿,在结石引起绞痛发作以前,患者没有任何感觉,由于某种诱因,如剧烈运动、劳动、长途乘车等,突然出现一侧腰部剧烈的绞痛,并向下腹及会阴部放射,伴有腹胀、恶心、呕吐、程度不同的血尿;膀胱结石主要表现是排尿困难和排尿疼痛。

本病属中医学"腰痛""血尿""石淋""癃闭"等范畴。《金匮要略·消渴小便不利病脉证治》明确指出"淋之为病,小便如粟状,小腹弦急,痛引脐中",所谓"小便如粟",即尿中排出结石,如粟粒。《诸病源候论》曰:"诸淋者,由肾虚膀胱热故也。"《外台秘要》谓:"石淋者,淋而出石也。肾主水,水结则化为石,故肾客砂石,肾虚为热所乘,热则成淋,其病之状,小便则茎里痛,溺不能卒出,痛引少腹,膀胱里急,砂石从小便道出,甚则塞痛,令闷绝。"中医认为本病多属肾气虚弱,肾阳受损,下焦湿热蕴蒸,气滞血瘀所致;其中肾虚、湿热、气滞、瘀阻是关键。湿热郁积,煎熬尿液,与尿中沉积物结聚而成砂石,其病机为湿热内蕴、砂石阻络、气机不畅,或瘀血聚结。气是水液运行的动力源泉,气机郁滞,则水液停留聚集,进而生湿化浊,湿浊郁而化热,尿液为热所灼而成是证。湿为阴邪,其性重着黏滞,最易阻碍气机。湿热与砂石互结,阻于水道,通降失利,瘀结不散,使气滞难行。愈结愈甚,不通则痛,故常引发肾绞痛。下焦气化失利,故小便涩滞。气滞则血行受阻,血不循经,或热盛伤络,血溢脉外而为尿血。砂石为有形之物,形成之后,瘀结于内,嵌顿梗阻,气机失其通降,水道失其疏通,而并发肾积水,因此肾虚、气滞瘀结为泌尿系结石伴肾积水的主要病机。

医案精选
◎案

王某,男,50岁,农民。1991年4月20日初诊。主诉:右胁下疼痛6小时,难以忍受,连及同侧腰背部,并向小腹及会阴部放射,伴恶心呕吐频繁,小便色红,艰涩不畅。B超示:右侧输尿管上段结石合并中度积水。症见:烦躁不安,呻吟不止,脉弦,苔薄黄根腻。中医诊断为腰痛。辨证为血淋。治以疏肝健脾,佐以通淋排石。方用逍遥散加减。

处方:当归10g,白芍10g,柴胡10g,炒白术10g,茯苓12g,青皮10g,枳壳15g,金钱草30g,车前子30g,川牛膝15g,甘草6g。1剂,水煎服。

二诊:诉疼痛缓解,昨天服药后半小时排尿,随着一阵剧痛后排出赤豆大结石一枚,米粒大结石二枚,以及粟米样大小碎石10余枚,疼痛即缓解。于是予前方加鸡内金15g,改车前子10g,川牛膝10g,再服10剂,诸症皆除,B超复查肾积水及结石消失。

按 泌尿系结石尤其是伴肾积水患者,多具有胁下胀痛,痛连小腹,并向大腿内侧和会阴部放射等症,这与肝经"布于胁肋","循股阴","过阴器"等相合。肝失疏泄,则影响三焦决渎功能,以致小便艰涩不畅,或瘀闭不通;肝木犯胃则恶心呕吐。运用逍遥散加减以疏理肝脾、通利小便,实为药因证用,证药相符之举,故疗效满意,对年老体弱不耐攻伐者尤宜。方中金钱草、车前子均为利尿排石要药;鸡内金具有消结石之功,又能健脾消导;青皮、枳壳善行气,疏通下焦结气;川牛膝引药下行,直达病所。据现代药理研究:上述药物具有松弛平滑肌,扩张输尿管,解痉止痛,止血,利尿,抑制因结石梗阻引起的输尿管水肿、炎症,消除积水等作用。在药物治疗基础上,配合多饮水、跳跃、正确叩肾,当结石位于输尿管下段时,则以单腿跳跃为佳,以利结石下移。

五、内分泌系统疾病

（一）糖尿病

糖尿病属中医"消渴"范畴,历代医家多认为其病机为阴虚燥热,同时与气虚、血瘀有关,故治疗多以滋阴清热、益气活血为治则。从现代医学角度,糖尿病主要是糖、脂肪、蛋白质代谢紊乱的一种疾病。而中医理论认为,物质代谢紊乱正是气化失常之故,是肝失疏泄、气机失调、气化失职所致。故治疗应以疏肝行气为主,滋阴清热为辅。《灵枢·五变》谓:"怒则气上逆,胸中蓄积,血气逆留……转而为热,热则消肌肤,故为消瘅。"五志过极,郁热伤津在消渴的发病上起重要作用。肝主疏泄,通过疏泄调畅气机促进气血运行调和,进而起到对情志的调节作用。肝郁化火,上灼肺金,则耗伤肺阴,津液干涸,故口干舌燥,烦渴多饮;肺气虚燥而失治节,水不化津,直趋而下,故多尿;中则肝火恒伐中土,损伤脾胃之阴而生中消;下则耗伤肾阴,肾失封藏,固摄无权,发为下消。气机紊乱则该升不升,血糖等精微物质的输布代谢异常,不能随气机升降输布周身而郁滞于血中,出现高血糖,或是精微下泻,出现尿糖,进一步导致脂肪、蛋白质等精微物质的输布紊乱,引起诸多并发症。清代著名医家黄元御精辟地论述曰:"消渴者,足厥阴之病也。"因此消渴的病机主要是由于肝失疏泄,郁而化火,灼伤津液而成。

医案精选

◎案

朱某,男,47岁。2000年7月31日初诊。自述1973年曾患肝炎,以后每逢情绪不佳或稍有波动,则觉右胁下痛,继而纳呆,失眠多梦。5个月前又患糖尿病,曾服中西药治疗数月,疗效不佳,遂邀余诊治。症见:唇干口渴,消瘦乏力,心悸失眠,肝区胀满,胃脘不舒,食少便干,头晕目昏。空腹血糖14.7mmol/L,尿糖(+)。舌质暗红,苔黄,脉弦数。中医诊断为消渴。辨证为肝郁脾虚。方用疏肝解郁、健脾和营。方用逍遥散加减。

处方:柴胡15g,当归15g,白芍15g,玉竹15g,瓜蒌15g,薄荷10g,甘草

10g,鸡内金15g,牡丹皮30g,天花粉15g,延胡索10g。10剂,每日1剂,水煎服。

二诊:唇干、口渴头痛已除,肝胃舒适,食欲渐增,已能入睡,醒后神清,自觉精力充沛。空腹血糖6.5mmol/L,尿糖(+),舌质稍暗,脉稍弦,苔白,仍守前方加山药30g。前后加减共服中药32剂,诸症悉除。空腹血糖5.3mmol/L,尿糖(-),经多次随访,迄今未复发。

按 糖尿病除与肺、胃、肾三脏功能失调有关外,与肝也有密切的关系。肝与肺经脉相连,肝的经脉上行,贯膈而注肺,若肝气郁结,易从火化,火性炎上,上灼于肺,肺阴被耗,津液干涸,则多饮而渴不止(上消);肝与胃关系密切,胃气以降为顺,而胃气下降必赖肝气之疏泄。若肝气郁结,木不能达,即可导致胃失和降,脾失健运,升降失常,气机不利,郁而化火,肆虐中宫,胃阴被灼,食入即化,消谷善饥(中消),正如唐容川在《血证论》中所说"肝为起病之源,胃为传病之所";肝肾同源,休戚与共,若内伤情志,抑郁不舒,则肝气郁结,肝内藏相火,故肝郁易从火化。肝火盛必损其肾阴,肾阴被耗,下焦虚衰,肾气摄纳不固,约束无权,故尿多而甘(下消)。肝郁则气机不畅,气是维持人体生命的基本物质,唯肝气之疏泄,涉及体内各组织的生理功能,调节控制整个机体新陈代谢的动态变化。故采取顺其条达之性,开其郁遏之气的治法,用逍遥散加减。疏肝解郁,健脾和营,益气补肾,调理气机,促其运化,助其气化,药证相合,而获良效。

(二)高脂血症

高脂血症是人体脂代谢异常导致的血清脂质和脂蛋白水平升高。包括血清总胆固醇或三酰甘油水平过高和(或)高密度脂蛋白胆固醇水平过低。高血脂是代谢性疾病中一种常见而多发的重要病症,与心脑血管疾病、糖尿病等关系密切,对民众健康带来严重影响。

本病属中医学"血瘀""痰湿""脂浊""肥人""眩晕""胸痹""心痛""健忘""脾虚""肾虚"等病因、病症的范围。《黄帝内经》中即有关于"膏脂"等的论述,如《灵枢·五癃津液别》云:"五谷之津液,和合而为膏者,内渗入于骨空,补益脑髓,而下流于阴股。"清代张志聪《灵枢集注》指出:"中焦之气,蒸津液化,其精微……溢于外则皮肉膏肥,余于内则膏肓丰满。"可见,膏脂是由水谷所化生,由脾胃运化敷布,津液之浊者化为膏,凝而为脂,其正常生理有赖于五脏调和,气血生化有源,津液输布通畅。故近年来诸多医家将高脂血症的病因病机归之于脏腑功能失调,气血津液运行不畅。脏腑辨证主要涉及脾、肾、肝;气血津液辨证则侧重痰浊、血瘀、气滞,或强调痰瘀互结,或三者均有。血脂异常的中医病机以脾肾两虚为本,痰浊瘀血为标,治以补肾健脾为主尤以补肾为先,化痰活血为辅。血脂异常的病因为嗜食肥甘厚味,暴饮暴食,饮酒过度,本虚为脾虚,累及肝、肾,其标为内湿、痰浊、瘀血流注血脉,痰瘀互结,以致脉道不畅。肝在高脂血症的发病中具有核心和枢纽作用,强调从肝论治,调肝降脂,兼顾脾肾、痰瘀。还有人提出高脂血症属于气血津液病变范畴,病位在血,病机关键为脾失健运,痰瘀互结,治疗以化痰降浊、活血化瘀治其标,健脾益气,强本清源治其本。

医案精选

◎案

魏某,女,52岁。2010年3月29日初诊。主诉:胃部痞满隐痛1个月,加重1周。患者近1个月来胃脘痞满隐痛,口苦咽干,倦怠身重,纳差,胸闷叹气,形体肥胖,尿黄便秘。在某医院就诊,经胃镜检查诊断为浅表性胃炎,B超检查诊断为脂肪肝。检查显示:AST 46U/L,ALT 43U/L。GGT 103U/L,CHOL 18mmol/L。TRIG 3.8mmol/L,HDL 0.8mmol/L。舌边尖红赤,苔薄黄腻,脉弦滑。中医诊断为心下痞、胃脘痛。辨证为肝胆郁热、湿滞气阻、脾胃气虚。治以疏肝解郁、健脾和胃、化湿清热。方用逍遥散加减。

处方:逍遥散加炒栀子10g,牡丹皮10g,茵陈10g,郁金10g,虎杖10g。3剂,每日1剂,水煎分3次服。

服10剂后,胃痛消失,纳食增加,口苦消失,大便通畅,每日1行,舌苔薄黄,脉细弦。连续服药3个月后,诸症消失,查血常规检查各项指标均正常。随访1年无复发。

按 高脂血症多发于中老年,因人至中老年脏腑功能日渐衰退,精气渐减,水谷精微不归正化,生痰生湿,痰阻气滞,瘀阻脉道,发为本病。治以标本兼治、攻补兼施。方中柴胡疏肝解郁,畅达气机,升举阳气,四布精微;当归养血活血,化瘀降脂,白芍柔肝养血以制肝之横逆,缓中止痛,解痉保肝;

白术健脾益气,燥湿利水,保肝利胆;茯苓健脾补中,利水渗湿,养心安神;甘草补中保肝,降脂祛痰。诸药合用,共奏解肝郁而健脾胃,祛痰瘀而降血脂的功效。

(三)甲状腺功能亢进性心脏病

甲状腺功能亢进性心脏病是指在甲状腺功能亢进时,甲状腺素对心脏的直接或间接作用所致的心脏扩大、心房纤颤、心肌梗死、心力衰竭、病态窦房结综合征和心肌病等一系列心血管症状和体征的一种内分泌代谢紊乱性心脏病。对患者生命和健康的影响仅次于甲亢危象,是甲亢患者死亡的重要原因之一。甲状腺激素作用于全身,全身绝大多数组织都有甲状腺激素受体,而心肌细胞表面 T_3 受体格外多,所以心脏对甲状腺激素特别敏感,过多的甲状腺激素直接刺激心肌细胞,引起心脏做功增多;其次甲状腺激素可以增强儿茶酚胺的作用,通过增加心肌细胞膜表面肾上腺能受体数目、亲和力、cAMP 活性和细胞内 cAMP 的代谢,并通过增加心血管肾上腺能受体的数目和兴奋性,增加对儿茶酚胺的敏感性,间接刺激心脏做功增多。甲亢性心脏病治疗的关键在于对甲亢本身的控制。目前,西医治疗甲亢性心脏病不能取得确切的疗效,并且远期疗效不甚理想。

本病属中医学"心悸""瘿病"等范畴。临床常表现为失眠、心慌,易激动,盗汗,口干,消瘦,苔少,脉细数。《肘后方》首先用昆布、海藻治疗瘿病。《诸病源候论·瘿候》指出瘿病的病因主要是情志内伤及水土因素,谓:"瘿者由忧恚气结所生,亦曰饮沙水,沙随气入于脉,搏颈下而成之。"又曰:"诸山水黑土中出泉流者,不可久居,常食令人作瘿病,动气增患。"《外科正宗·瘿瘤论》提出瘿瘤的主要病理是气、痰、瘀壅结的观点,"夫人生瘿瘤之症,非阴阳正气结肿,乃五脏瘀血、浊气、痰滞所成",采用的主要治法是"行散气血""行痰顺气""活血消坚"。该书所载的海藻玉壶汤等方,至今仍为临床所习用。《杂病源流犀烛·瘿瘤》说:"瘿瘤者,气血凝滞,年数深远,渐长渐大之症。何谓瘿,其皮宽,有似樱桃,故名瘿,亦名瘿气,又名影袋。"指出瘿多因气血凝滞,日久渐结而成。

本病病位在心,但因瘿病而起。其病因多由情志抑郁或忧郁暴怒而起,肝气内郁,失于疏泄,郁滞气机,津凝成痰,痰气交阻于颈,而成瘿肿,明代李梃《医学入门·瘿瘤》言"原因忧恚所生,故又曰瘿气……忧恚耗伤心肺,故瘿多着颈项及肩"。因此,中医治疗当以疏肝健脾、养阴清热为主。逍遥散方中柴胡疏肝解郁;白芍、当归养血柔肝;茯苓、白术健脾益气;甘草调和诸药。现代药理研究表明,柴胡具有解热、抗炎和镇静作用;白术具有扩张血管、促进造血、调节下丘脑－垂体－肾上腺素作用;当归具有增强机体免疫功能、抗心肌缺血、抗心律失常功效;白芍具有扩张血管、抗血小板凝集、镇静作用;茯苓具有增强机体免疫功能、镇静作用。

医案精选

◎案

卢某,女,34 岁。患甲亢病已 1 年余。曾用抗甲状腺药治疗,症状未见改善。2001 年 5 月来医院就诊。主诉:心烦易怒,口干咽燥,全身烘热,失眠,自汗,胸闷,颈部有紧束感,嘈杂而不思多食,大便溏泄,舌质红,苔黄腻,脉弦数。体格检查:T 37.5℃,P 24 次/分,HR 97 次/分,BP 147/90mmHg,眼球轻度外突,甲状腺Ⅱ°肿大,血管杂音(＋),双手指颤抖明显,手心热。一周前到上级医院做检验:甲状腺吸[131]I 试验增高,T_3、T_4 皆高于正常值,西医诊断为甲状腺功能亢进症。中医诊断为瘿气病。辨证为肝气不疏、阴虚火旺阳亢、火郁痰结。方用丹栀逍遥散加减。

处方:柴胡 13g,牡丹皮 12g,栀子 15g,当归 12g,白芍 18g,白术 12g,茯苓 12g,玄参 30g,薄荷 12g(后下),钩藤 18g(后下),石决明 20g(先煎),海浮石 20g,甘草 6g。水煎,日 3 服。

二诊:服上方 20 剂后,心烦、咽干、潮热、自汗、便溏之症均减,夜寐转佳,胃纳手颤亦好转,唯感胸闷不畅,颈部窒塞不舒。予上方减去石决明,加香附 12g、浙贝母 15g,服 20 剂。

三诊:服上方调治 1 个月,自觉症状及体征消失。T 36.8℃,P 18 次/分,HR 82 次/分,BP 130/85mmHg,T_3、T_4 均恢复正常,眼突症状消失,颈大亦恢复如常。为巩固疗效,嘱再服上方半月后即停药观察。迄今已 7 年,未再复发。

按 古代医家对甲亢病的病因病机及临床症状早有详细记载。如宋代《太平圣惠方·瘿气咽喉肿塞》谈到瘿病压迫气管、食管的病变,"夫瘿气咽喉肿塞者,由人忧恚之气,在于胸膈,不能消散,搏于肺脾故也。咽门者,胃气之道路;喉咙者,肺气之往来。今二经俱为邪之所乘,则经络痞塞,气不宣通,故令结聚成瘿,致咽喉肿塞也"。明代李梴《医学入门·瘿气》在病因方面亦强调了情志因素:"原因忧恚所致,故又曰瘿气。"由上述可知,历代医家对本病的病因病机的认识,主要是情志内伤,忧思郁虑,恼怒太过,气机郁滞,不能输布津液,凝聚成痰,痰气郁结,壅于颈前即形成瘿气。在临床上可见到大部分病例,由于痰气郁结化火,火热耗伤阴精,而导致阴虚火旺的病理变化。其中尤以心、肝、胃三个脏腑阴虚火旺的病变较为突出,而且好发于中年妇女。用丹栀逍遥散治疗本病,方中用柴胡、薄荷疏肝解郁,行气散结;当归、白芍滋阴养血调肝;白术、茯苓、甘草健脾益气,断其生痰之源;牡丹皮、栀子清解郁火。全方使肝气调畅,脾得健运,阴液回复,郁火得清泻,则诸症可解。若心悸失眠较甚者加酸枣仁、麦冬养心安神。痰气郁结瘿肿明显者加香附、海浮石、浙贝母行气化痰消肿。阴虚火旺症著者加玄参滋阴降火。手指颤抖者加生决明、钩藤、白蒺藜平肝息风。根据症状症型,加减用药,故临床疗效显著。

(四)汗证

汗证不仅仅是指不正常的出汗诸如自汗、盗汗、多汗等,也包括了该出汗而不出汗或汗出不畅、汗出不足。汗症的出现既是机体相关脏腑功能紊乱、气血阴阳失调的结果,也是导致或加重机体功能失调和某些疾病的重要原因。其见于西医学的自主神经功能紊乱、甲亢、风湿热、结核病、更年期综合征等病过程中。运用逍遥散加减治疗诸汗证,疗效尚佳,现介绍如下。

头汗

头汗证名,出自汉代张仲景《伤寒论·辨太阳病脉证并治》,指头面局部多汗。肝脉上行于头面而会于督脉,如肝郁气滞,郁久化火,火气上腾,腠理开泄,则头面局部多汗。治以疏肝降火。方用逍遥散加栀子、牡丹皮等。若大便秘结者,加大黄导热下行。

◎案

王某,男,35岁,工人。3天前因工作不顺心起病,额部出汗,怒时汗增多,伴头痛、口苦咽干、胸胁满痛,便秘结,舌红苔黄,脉弦数。中医诊断为头汗。辨证为肝气不疏,郁而化火,火气上腾。治以疏肝降火。方用逍遥散加牡丹皮 10g、栀子 10g、大黄 6g,水煎服,4 剂病愈。

腋汗

腋汗证名,见于明代方隅《医林绳墨》,指两腋下局部多汗。腋下为肺经与"肺系"横出之部位,肝经之支脉向上流注于肺,与肺经相接。若肝郁气结,郁而化火,火刑肺金,使腠理开泄而腋下局部多汗。治以疏肝解郁、清肺降火。方用逍遥散去生姜,加黄连、黄芩、金银花、蒲公英、瓜蒌皮、浙贝母等。

◎案

李某,女,27 岁,农民。5 天前因与其夫争吵起病,两腋下多汗,无腥臭味,伴胸闷咳嗽,咳吐黄色稠痰,口苦咽干,舌红苔黄,脉弦数。中医诊断为腋汗。辨证为肝气郁结,郁而化火,上蒸于肺。治以疏肝解郁、清肺降火。方用逍遥散去生姜,加黄连 10g、黄芩 10g、瓜蒌皮 15g、浙贝母 15g。每日 1 剂,水煎服,3 剂汗少,5 剂汗止。

心汗

心汗证名,见《丹溪心法》,指心胸局部多汗。《素问·玉机真脏论》曰:"肝受气于心。"反之,肝失疏泄,病可累及于心。若肝气郁结,阴血暗耗,则母病及子,致心阴血亏虚,神气浮越,心液不藏,而心窝局部多汗。治以疏肝解郁、养心敛汗。方用逍遥散合归脾汤。

◎案

李某,男,48 岁,教师。性格孤僻,某日为教学之事与人怒争,致两日后心窝局部多汗,夜汗为甚,伴心悸,失眠,舌淡,脉细弱。X 线胸片检查无异常。曾服中药 3 剂(药不详)无效。中医诊断为心汗。辨证为情志内伤,阴血暗耗,血不养心,神气浮越,心液不藏。治以疏肝健脾、养心敛汗。方用逍遥散合归脾汤加五味子 10g、浮小麦 20g,水煎服,7 剂病愈。

手足汗

手足汗证名,见金代成无己《伤寒明理论》,指手足常潮湿多汗。多属脾胃湿蒸,旁达四肢所致。肝主疏泄,喜条达,若肝郁气结,乘犯脾土,致脾失健运,水湿内停。脾主四肢,脾湿蒸腾,旁达四肢,则手足部多汗。治以疏肝解郁、健脾化湿。方用逍遥散去芍药、当归,加党参、黄芪、薏苡仁、陈皮、法半夏等。

◎案

王某,女,37岁,农民。因家庭琐事不顺心起病,初胸闷腹胀、纳呆,未予重视。3日后手足部潮湿多汗,并随情绪波动而增减。某医给服桂枝汤、当归六黄汤均不效。症见:舌淡苔白腻,脉弦滑。中医诊断为手足汗。辨证为肝气郁结,横逆犯脾,脾失健运,水湿内生,旁达四肢。治以疏肝解郁、健脾化湿。方用逍遥散去芍药、当归,加薏苡仁30g、陈皮10g、法半夏10g,水煎服,7剂而愈。

阴汗

阴汗证名,见于金代李杲《兰室秘藏》,指外生殖器及其附近局部多汗。肝脉循股阴,入阴毛中,绕过阴部。肝主疏泄,喜条达,若肝气郁结,横逆犯脾,致脾失健运,湿浊内生,湿郁化热,蕴结肝经,则阴部出汗。治以疏泄清利。方用逍遥散去芍药、当归加龙胆草、泽泻、黄柏、知母等。

◎案

师某,男,24岁,工人。患者近来因失恋忧郁寡欢,于5日前开始阴囊部出汗,汗臊臭,情绪紧张时汗增多,纳呆,舌苔黄腻,脉弦数。中医诊断为阴汗。辨证为肝郁气结,湿热内生。治以疏肝解郁、清泄湿热。方用逍遥散去芍药、当归,加龙胆草8g、泽泻10g、黄柏10g、知母15g,水煎服,6剂汗止。

半身汗出

半身汗出,指出汗时,只左半身或右半身有汗,而另侧无汗(上或下半身出汗),临床上少见。多因气血偏虚、痰湿阻滞经络所致,常为偏枯预兆。肝为刚脏,性动而主疏泄。若肝气郁结,横逆犯脾,则脾失健运,痰浊内生,痰阻经络,故半身汗出。治以疏肝解郁、健脾养血、通经祛痰。方用逍遥散加陈皮、法半夏、竹茹、胆南星等。

◎案

杨某,男,5岁,农民。有高血压病史4年。因其孙逃学大怒后,次日始左半身出汗,伴头昏、左肢轻度麻木,自服镇静、降血压药后,头昏、麻木缓解,但汗出仍不止。症见:舌苔厚腻,脉弦滑。中医诊断为半身汗出。辨证为肝郁脾虚、痰浊内生、阻滞经络。治以疏肝解郁、健脾养血、通经祛痰。方用逍遥散加陈皮 10g、法半夏 10g、竹茹 12g,水煎服,5 剂汗止。

六、风湿性疾病

类风湿性关节炎(RA),是一种原因不明的关节及关节周围组织的非感染性炎症为主的慢性全身性疾病。其特征是持续反复、进行性的关节滑膜炎、渗液、细胞增殖及血管翳形成,通常以对称性的手、腕、足等小关节病变为多见。可导致关节软骨及骨破坏,继而引起关节强直、畸形而功能丧失。

该病属中医学"痹症""历节""顽痹""白虎历节"等范畴。痹症的发生多因正气不足,腠理不密,卫外不固,外感风、寒、湿、热之邪,致使肌肉、筋骨、关节、经络痹阻,气血运行不畅,不通则痛。自从《素问·痹论》提出"风、寒、湿三气杂至,合而为痹也。其风气胜者为行痹,寒气胜者为痛痹,湿气胜者为著痹也"以来,历代医家论治痹症多从风、寒、湿三气入手。行痹治以散风为主,祛寒利湿为辅,方如防风汤;痛痹治以散寒为主,疏风燥湿为辅,方如乌头汤、蠲痹汤;着痹治以利湿为主,祛风散寒为辅,方如薏苡仁汤等。风、寒、湿三气成痹者固属常见,但湿热为患以致成痹者亦不少见。湿热痹之所以异于风、寒、湿三痹者,是在于内热盛之故,所以又称之为"热痹"。正如《金匮翼》所指出:"热痹者,闭热于内也……腑脏经络,先有蓄热,而复遇风寒湿气客之,热为寒郁,气不得通,久之寒亦化热。"从临床实际来看,随着生活水平的提高,人多嗜食膏粱厚味,又喜服性热温补之品,而使素体阳盛热多,卒然感受风、寒、湿三气,则从阳化而为湿热;或素体阳气有余,感受外邪后易从热化;或因风、寒、湿三邪日久不去,留于关节经络之间,郁而化热;或外感热邪,与素体之内湿相并,皆可导致湿热合邪为患。湿热相因,客于关节经络之间,湿聚热蒸,蕴郁不散,久而久之,经脉气血运行受阻,郁滞而成痹。

医案精选

◎案

李某,女,56 岁。2006 年 7 月 30 日初诊。周身关节游走性疼痛 2 年,每遇天气变化加重,早晨僵硬,约 1 小时后缓解,中指关节局部压痛,舌质淡红,苔白,脉细弦。患者年过半百,阴气自半,肝阴不足,肝主筋,肝血虚则筋骨失于濡养,枢机不利,关节疼痛。中医诊断为痹症。辨证为肝阴不足、筋骨失养。方用逍遥散加减。

处方:当归 15g,赤芍 12g,白芍 12g,柴胡 10g,茯苓 10g,白术 10g,生姜 3g,薄荷 6g,川芎 10g,香附 10g,秦艽 10g,独活 10g,威灵仙 10g,甘草 6g。7 剂,每日 1 剂,水煎服,分 2 次口服。

二诊:症状减轻,效不更方,上方继服 14 剂,疼痛消失,随访半年无复发。

按 本案之类风湿性关节炎患者,从围绝经期年龄着手,以肝主筋骨为依据,从补肝血祛风湿的角度处方用药,效果满意。

◎案

崔某,男,80 岁。2009 年 2 月 1 日初诊。四肢多关节肿痛 4 个月,加重 1 个月。患者 4 个月前无明显诱因出现双手漫肿,双肘关节不能伸直,晨僵 1 ~ 2 小时,以后关节肿痛反复发作,逐渐出现双手握拳困难,掌指关节(MCP)1 ~ 5 肿痛,双腕肿痛,双肘关节不能伸直,蹲起困难,查红细胞沉降率(ESR)17mm/h;超敏 C - 反应蛋白(H - CRP) 45.97mg/L,类风湿因子(RF) 22.6U/ml,甲胎蛋白(AFP)弱阳性,CCP 2 978,AKA(+)。西医诊断为类风湿性关节炎。患者 3 个月前住院始用洛索洛芬钠、醋酸泼尼松、白芍总苷、来氟米特后症状缓解。出院后用药方案未变但未随诊。1 个月前受凉后全身关节肌肉疼痛加重,症见:双肩疼痛,双膝、双踝肿痛,右侧为甚,骨盆疼痛且夜间疼痛加重,晨僵 30 分,双下肢行走困难,不能蹲起,汗多,眠差。既往史:高血压 20 余年,药物维持治疗;冠心病 6 年,6 年前行经皮冠状动脉成形术,脑梗死病史 20 年,发现慢性肾功能衰竭 4 个月,未予特殊治疗。舌质红,苔白腻,脉弦滑。西医诊断为类风湿性关节炎、骨性关节炎、骨质疏松。中医诊断为痹症。辨证为湿热痹阻、瘀血阻络。先后予中药清热利湿、活血通络及补肾壮骨,通络止痛治疗,经近 20 天治疗,患者疼痛改善不明显,肢体疼痛不能站立、行走,夜间需用吲哚美辛栓止痛。根据临床经验认为,周身疼痛可从气血论治,气行则血行,气滞则血瘀,不通则痛。治以疏肝理气、活血止痛。方用丹栀逍遥散加减。

处方:柴胡 10g,牡丹皮 10g,栀子 10g,茯苓 15g,当归 15g,白术 10g,香附 10g,赤芍、白芍各 15g,薄荷 6g,甘草 10g,大枣 15g,怀牛膝 15g,延胡索 10g,枳壳 10g。3 剂,每日 1 剂,水煎服。

二诊:服上药 3 天后,患者诉肢体疼痛好转,可扶床行走,纳可,眠差,夜尿多,大便调,舌质红,苔白腻,脉弦滑。上方加首乌藤 30g,继服 7 剂。

三诊:药后患者已能行走,关节疼痛明显改善,夜间已能入睡,予以出院,带上方 14 剂出院继服。

按 该患者患有多种疾病,上次出院后未定期随诊,本次关节疼痛症状加重,行走不利,与其心理压力过重有关。现代研究证实,类风湿性关节炎易合并焦虑、抑郁等情志障碍。患者情志抑郁,表情淡漠,寡于言语,为肝郁所致,辨证属肝气郁结,气血不畅,不通则痛,可用加味丹栀逍遥散治疗,辨证精准,故获良效。

七、精神系统疾病

(一)抑郁症

抑郁症又称抑郁障碍,以显著而持久的心境低落为主要临床特征,是心境障碍的主要类型。临床可见心境低落与其处境不相称,情绪的消沉可以从闷闷不乐到悲痛欲绝,自卑抑郁,甚至悲观厌世,可有自杀企图或行为;甚至发生木僵;部分病例有明显的焦虑和运动性激越;严重者可出现幻觉、妄想等精神病性症状。每次发作持续至少 2 周以上,长者甚或数年,多数病例有反复发作的倾向,每次发作大多数可以缓解,部分可有残留症状或转为慢性。

中医学认为抑郁的病因病机主要有肝失疏泄,气机郁滞;肝郁气滞,痰浊内蕴;脾失健运,气血不足;肾精不足,元神失养;肾阴亏损,心肾不交。常见的症型有肝气郁结、心脾两虚、肝郁脾虚、肝肾阴虚、气滞血瘀、肝郁化火、阴虚火旺等。在众多治疗抑郁症的中药中,逍遥散的使用最为常见。临床应用逍遥散及其加减方治疗本病,不良反应小,疗效与西药相当,甚至超过西药。

医案精选

◎案

孙某,女,35 岁。2014 年 8 月 12 日初诊。失眠 2 年,欲哭欲笑,常一人呆坐默默无语,心悸,口干不苦,不欲食,二便正常,月经来时小腹胀痛,面色暗淡,眼神呆滞,舌质暗红,苔白腻,脉沉弦。西医诊断为抑郁症。中医诊断为郁证。辨证为肝郁痰阻。治以疏肝解郁,兼以祛痰。方用逍遥散合温胆汤加减。

处方:当归、白芍、茯苓、茯神、神曲、麦芽、焦山楂各 15g,生龙骨、生牡蛎各 30g,白术、女贞子、墨旱莲、竹茹、党参、胆南星各 12g,炙甘草、柴胡、黄芩、浙贝母、姜半夏、陈皮、枳壳、牡丹皮、栀子各 9g,薄荷 6g,生姜 3 片,大枣 3 枚。7 剂,每日 1 剂,水煎服。

二诊:患者来诊面色红润,目光有神,告知上药服后欲哭欲笑的情绪消失,饮食改善,舌苔变薄,心悸,失眠尚无好转。

处方:当归、茯苓、茯神、郁金各 15g,丹参 30g,石菖蒲、白术、远志各 12g,浙贝母粉 10g,生龙骨、生牡蛎、珍珠母各 30g,白芍、柴胡、甘草各 9g,薄荷 6g,生姜 5 片,大枣 5 枚。7 剂,每日 1 剂,水煎服。

三诊:服上药 7 剂后,诸症好转,继服 14 剂,诸症消失,改服逍遥丸巩固疗效 2 个月,随访未发。

按 患者长期所欲不遂,肝郁不解,情志不畅,肝失疏泄,引起五脏气血失调。肝主调畅气机,心主血脉、神志,以维系思维精神,气血失调,阴阳失衡,表现出情绪不宁,郁闷,善太息,悲伤欲哭。选方逍遥散致肝气得疏,气机调和,心神得安,阴阳平衡而病自愈。

(二)焦虑症

焦虑症又称焦虑性神经症,是指以广泛和持续性焦虑或反复发作的惊恐不安为主要特征的神经症。包括广泛性焦虑症(GAD,又称慢性焦虑)和惊恐障碍(PD,又称急性焦虑)。常伴有头晕、心悸、胸闷、呼吸急促、口干、尿频、出汗、震颤,以及肌肉紧张及运动性不安等自主神经症状和运动性紧张。

中医学无"焦虑症"之名。早在《黄帝内经》时代就有关于惊、恐的论述,《素问·至真要大论》云"惊则气乱",《素问·举痛论》也说:"惊则心无所倚,神无所归,虑无所定,故气乱也。"说明焦虑症(惊恐证)具有气机失调的重要特征,也提示,惊、恐是机体七情反应的功能状态,是紧张恐惧的一种临床表现,是神乱、魂飞魄散的"脏"的形之于诸外的"象"貌。肝主疏泄,调畅气机,调畅情志,喜条达而恶抑郁,参与情绪调节;惊恐证之惊则气乱表明机体气机失调必然与肝有关,乃过度不良刺激往往造成肝郁气滞。同时惊易导致气机紊乱,使木之条畅异常,具有突然性而类风象,故属木而归于肝。《素问·阴阳应象大论》又云肾"在志为恐",《证治准绳》在释解时云:"脏腑恐有四,一曰肾……二曰肝胆。《经》云:'肝藏血,血不足则恐。'戴人曰:'胆者,敢也,惊怕则胆伤矣。'盖肝胆实则怒而勇敢,肝胆虚则善恐而不敢也……四曰心。《经》云:'心怵惕思虑则伤神,神伤则恐惧自失是也。'"故本病与肾有关。初期为肝郁气滞为主,多责之于肝,渐久气郁化火,生痰,或耗伤心气、营血,或耗损扰及肾水而致心肾不交,而变生诸症病情缠绵,"恐则气下",惊恐伤肾,肾虚易致惊恐,因此,焦虑症主要与心、肝、肾三脏关系密切,尤以肝为主。而肝郁气滞是本病的病理关键。

医案精选

◎案

张某,男,45岁,公交司机。主诉:失眠伴心情烦躁1年余,加重1个月。现病史:患者1年前由于工作压力大出现失眠,且情绪易激动,烦躁易怒,自觉焦躁不安,感浑身不适,胸部胀闷感严重,肋骨处胀痛明显。手脚汗出严重。曾多处就诊,实验室检查结果均正常。BP 130/80mmHg。舌红苔黄,脉弦。西医诊断为焦虑症。中医诊断为郁证。辨证为气郁化火。治以疏肝解郁、兼以泻火。方用加味逍遥散加减。

处方:牡丹皮,栀子,当归,白芍,柴胡,茯苓,白术,干姜,薄荷,木香,砂仁,香附,郁金,延胡索,黄连,鸡内金,炒麦芽,远志。5剂,2日1剂,水煎服。

患者服药 10 天后,焦虑症状明显缓解,继而再服 6 剂药后焦虑症状基本消失。

按 由于患者症状较多,且实验室客观检查指标无明显异常,又以睡眠障碍为首要表现,伴随情绪烦躁易怒,诊断为焦虑症。患者以工作压力大为诱发因素,继而出现睡眠障碍。以患者舌脉分析患者属于气郁化火。患者焦虑等症状都由于气郁化火所引起。故选用加味逍遥散加减对症治疗。方中以丹栀逍遥散为基础方,牡丹皮、栀子清热力强,配以黄连以加强泻火之功效。柴胡疏肝理气,且有解郁抗焦虑之功效,茯苓、白芍、干姜、白术以顾护脾胃,木香、砂仁行气,当归活血补血,使气血运行通畅。香附、郁金、延胡索等行肝气且解郁,远志宁心安神以照顾睡眠,鸡内金、炒麦芽以消食护胃。由于患者焦虑,故出现了躯体转化障碍及自主神经功能障碍,表现在症状多,胸部胀闷感严重且实验室客观检查指标正常的情况。自主神经障碍主要表现在汗出方面,随着患者焦虑症状逐渐好转,躯体转化障碍及自主神经功能异常都会得到相应的好转。

(三)失眠

失眠又称“不寐”“不得眠”,是指经常不能获得正常睡眠或入睡困难,或睡眠时间不足,睡眠不深,严重时则彻夜不眠为特征的一种睡眠障碍综合征,多伴有不同程度的抑郁焦虑症状。西医认为多由于长期过度的紧张脑力劳动、强烈的思想情绪波动或久病后体质虚弱等,导致大脑皮质兴奋与抑制相互失衡而使大脑皮质功能活动紊乱所致。

《黄帝内经》提出了“阳不入阴”的基本病机,究其病因,多为久病体虚、情志所伤、劳逸失度、饮食不节等导致的阴阳失调,其病位在心,与肝、脾、肺、肾等均有密切关系,而与肝脏关系最为密切。肝藏血、藏魂,心主血、藏神,魂和神都以血为其主要物质基础,故肝血虚则魂梦颠倒,肝血充足则魂安而不惊。情志易伤肝,致肝气郁滞,肝失条达,疏泄失职,又易郁而化火,进而上灼心阴,下伤肾水,致心肾不交;木横侮土,脾胃受损,化源不足,而成心脾两虚;水湿不化,聚而成痰;因此调肝可调五脏。

医案精选

◎案

李某,女,41 岁,已婚。2005 年 12 月 5 日初诊。主诉:失眠半年,加重 1 个月。患者每于凌晨 2~3 点即醒,醒后烦躁不安,不能再入睡,每晚平均能入睡 4~5 小时,且多梦。察患者体形中等,面色偏黄,精神抑郁。自觉易疲倦,汗少,四肢不温,食欲不振,经常齿衄,经前乳胀,腰酸,下肢轻度浮肿。舌质淡红,苔薄白,脉细软。中医诊断为不寐。辨证为肝郁脾虚、肝火偏旺、上扰心神。治以疏肝健脾、清心除烦、宁心安神。方用丹栀逍遥散合酸枣仁汤。

处方:栀子 10g,牡丹皮 10g,柴胡 10g,当归 10g,白芍 10g,白术 10g,茯苓 15g,薄荷 6g(后下),川芎 10g,炒酸枣仁 15g,生甘草 5g。5 剂,每日 1 剂,水煎服。

二诊:2005 年 12 月 13 日。诉药后于早晨 5~6 点方醒,每晚已可入睡 7 小时左右,食欲转佳,手足转温,齿衄未发。因平时视物模糊,易流泪,原方加菊花 15g。再服 7 剂后,流泪改善,睡眠依旧保持 7 小时左右。

◎案

林某,女,60 岁,已婚。2005 年 11 月 22 日初诊。患者夜寐不深 10 多年,寐中稍有响动就会惊醒。察患者体形瘦小,皮肤色白而细腻。平素神疲乏力,不能承担家务劳动,稍劳即感双腿无力。情绪低落,对许多事情不感兴趣,郁郁寡欢。常有头痛、目痛、潮热等症,手足冷,纳少,多食则胃胀,大便干结如粒。舌质暗红,苔薄白,脉细。中医诊断为不寐。辨证为肝郁脾虚、气血两虚、心失所养。治以疏肝益脾,补气养血安神。方用逍遥散合酸枣仁汤、八珍汤加味。

处方:柴胡 10g,当归 10g,茯苓 10g,白术 10g,白芍 12g,生甘草 3g,生地黄 10g,炒党参 10g,炒酸枣仁 20g,川芎 10g,知母 10g,丹参 10g。5 剂,每日 1 剂,水煎服。

二诊:2005 年 11 月 29 日。患者喜笑颜开,述药后夜寐很快转深,体力显著增加,已能承担家务,头痛目痛未作,潮热消失,大便畅行。以原方 2 日

1 剂,坚持服药 40 日,诸症均除。

按 失眠是指患者对睡眠时间和/或质量不满足,并影响白天生活质量的一种疾病。在工作、生活节奏加快及竞争加剧的今天,失眠已经成为一种常见疾病。失眠,中医称为"不寐",其病因病机复杂,有虚有实,有寒有热。其中因肝气郁结,气郁化火,上扰心神所致者是临床常见的一种类型。一般女性居多,以夜寐早醒、心烦、情志不乐为主要特点。治疗上采用逍遥散配养阴清肝安神的酸枣仁汤同用,挟痰挟虚者,再巧妙地配用其他成方,用药虽不多,却常可取得良好临床疗效。失眠类型虽杂,古今治法方剂虽多,但只要认真分析病情,熟练掌握各种类型的基本方,临证再根据不同情况随症合方运用,多能取得良好疗效。这种诊治失眠的方法思路清晰,也便于临床运用。

（四）不安腿综合征

不安腿综合征(RLS)又称不宁腿综合征或腿部神经过敏综合征。主要表现为下肢尤其是小腿部有一种难以表达的异常不适,迫使患者下肢不停地活动,安静时发作,夜晚或长时间休息后症状严重,病程可迁延 10 ~ 20 年。

中医学虽然没有此病名的记载,但早在《黄帝内经》中就有与本综合征相类似的描述,如《灵枢·百病始生》云"厥气生足悗,悗生胫寒,胫寒则血脉凝涩……"的论述。悗(瞒),即为惑乱之义。足悗即指足部酸困、疼痛、行动不便等表现不一,难以形容的一组不适症状,进一步发展至小腿,则表现为小腿发凉。又如《素问·痿论》中的记载"肝气热,则胆泄口苦筋膜干,筋膜干则筋急而挛,发为筋痿。脾气热,则胃干而渴,肌肉不仁,发为肉痿",论述了不安腿综合征小腿酸软、胀痛及抽动感的症状,而《素问·五脏生成》云"人卧血归于肝……足受血而能步……卧出而风吹之,凝于肤者为痹,凝于脉者为泣,凝于足者为厥……血行而不得反其空,故为痹厥也",将这种不适感归于肝与血。

医案精选

◎案

孙某,女,41 岁,农民。1994 年 2 月 24 日初诊。患者 2 个月前无明显原因出现双下肢麻木、爬虫样感觉,需经常揉按来缓解。近半个月症状加重,需不断摆动左腿以期缓解，伴头晕，头颈部摇动。发病时心烦，恶闻人声，不欲言语，用镇静剂亦不能缓解。平素食欲不振，二便尚调。体格检查：颈软无抵抗，肺、心、腹未发现阳性体征，双下肢麻木，左下肢感觉不灵敏，双膝健反射亢进。入院诊断：低钙血症。入院后给予能量合剂、镇静剂、维生素 B_1 及每日静脉注射 10% 葡萄糖酸钙 20ml，治疗 12 天后诸症改善不明显，遂加补钙剂量，每日静脉注射 10% 葡萄糖酸钙 40ml，并加用 10% 硫酸镁 10ml，治疗 1 周后效仍欠佳。详细询问患者家属，该患者性格内向，最后的一次发作是与家人生气后诱发症状加重。于是停用一切西药，改用中药治疗。症见：神情烦躁，语言流利但不能完整叙述病史，头部、左下肢不断摆动，步态不稳，舌质淡，边有瘀斑，脉沉细。中医诊断为郁证。辨证为肝风内动。治以疏肝解郁、活血通络、息风止痉。方用逍遥散加减。

处方：逍遥散加全蝎、穿山甲、川牛膝、地龙、牡蛎。并加以思想开导。

服药 3 剂后患者饮食增，右下肢麻木感稍减轻，余症同前。效不更方，继进上方 12 剂后，患者双下肢不适感明显减轻，左下肢及头部偶有摆动，转移其注意力可使摆动止。上方去全蝎，加木瓜继服 7 剂后诸症大减，仅遗留左足心麻木感，于同年 3 月 28 日好转出院。出院诊断为不安腿综合征。出院后继以丸药调理脾胃 1 个月，如常人，随访半年未发。

　按　本病类似于中医学的"痉证""震颤"。认为从脏腑辨证来看，病位重在肝，涉及脾。《素问·至真要大论》云："诸风掉眩，皆属于肝。"《素问·六节脏象论》说："肝者，罢极之本，魂之居也，其华在爪，其充在筋，以生血气。"若肝气郁结，化火伤阴，则肝血不足；脾主肌肉，若肝郁及脾导致脾失健运，更致气血化源不足，血虚不能濡养经脉，故见肢体麻木、爬虫样等感觉，甚则动摇不定。捶揉、活动可使气行血运，故患者不断活动以期减轻症状。方中逍遥散疏肝解郁以治其本，另用全蝎、穿山甲、川牛膝、地龙舒筋活络、息风止痉以治其标，用牡蛎安神镇静，亦即《素问》"阳气者，精则养神，柔则养筋"之意。

（五）癔症

癔症又称分离性障碍，曾称癔病或歇斯底里症，是一类由精神因素作用于易感个体引起的精神障碍。一部分患者表现为分离性症状，另一部分患者表现为各种形式的躯体症状,其症状和体征不符合神经系统生理解剖特点,缺乏相应的器质性损害的病理基础。中医认为多因情志所伤。然七情伤于气,百病伤于气。气伤则气化不利,气机郁闭,诸症因之而生。故丹溪说,气机"一有怫郁,百病生焉"肝在机体的气化过程中,承肾阴之涵养,心阳之温煦,方有升发之力,借肺气之肃降,脾阳之运化,而行疏泄之用。若肝脏的气化失常,也会波及其他脏腑,表里内外,四肢九窍而发生病变。癔症之病机,不外气血逆乱,火郁痰结,食积湿聚,血瘀气滞,以致窍闭不通,神明无主,经络凝涩,筋脉失用。病变虽然复杂,究其根底,只一"郁"字而已。六郁相因,实以气郁为始,然诸郁蔓生。气郁之变,当责之于肝,肝有所伤,则升降不调,疏泄失常,庶病诸症无不由之而生。故求其治法,重疏肝理气,调其情志。方用逍遥散,以顺其条达之性,开其郁结之气、健脾胃而养营血。逍遥散中,柴胡疏肝解郁,当归、白芍养血柔肝,白术、茯苓、甘草、生姜,健脾和胃。气血双调,肝脾同治,则诸症自愈。

医案精选

◎案

詹某,女,37 岁。1996 年 11 月 5 日初诊。症见:胸闷、太息,饮食不佳,心烦,心悸,失眠,情绪急躁,精神抑郁,月经 3 个月未至,近来神志恍惚,舌体瘦小质红,边略暗,舌苔中部黄厚腻,脉弦细带滑。西医诊断为神经官能症(癔症)。中医诊断为郁证。辨证为肝郁化火、心肝阴虚,挟痰热迷蒙神明。治以疏肝解郁、养阴清热豁痰。方用逍遥散加减。

处方:白芍 18g,柴胡 12g,茯苓 20g,半夏 12g,枳实 10g,牡丹皮 10g,炒栀子 10g,石菖蒲 12g,郁金 15g,麦冬 15g,炒酸枣仁 20g,珍珠母 20g,竹茹 6g,薄荷 5g,炙甘草 5g,生姜 10g。3 剂,每日 1 剂,水煎服。

二诊:患者心胸舒畅,胸闷、心烦、失眠均消失。守上方继进 5 剂。

三诊:患者饮食增加,能正常工作,舌质偏红,苔薄白微黄,脉细稍弦,月经仍未至。继以上方出入,3 剂后月经已来,诸症消除。改服逍遥丸合六味地黄丸佐二陈丸连服 1 月余,未再复发。

按 本病属于中医"郁证""癫证""脏躁""健忘""痰证"等范畴。肝失疏泄,脾失健运,肝郁化热,热与痰浊互结,上蔽心窍,以及肝郁不达,心脾两伤,心神失养为主要病机。运用逍遥散治疗本病时,只要病机相当,临症加减,收效甚捷。患者体胖,多痰多湿,加之情志抑郁,肝失疏泄,脾失健运,聚湿生痰,郁火与痰湿互结形成痰热,上蔽心神,故出现上述症状。以逍遥散去辛温而燥的当归、白术,加郁金、牡丹皮、炒栀子疏肝清热,麦冬、炒酸枣仁、珍珠母养心安神,半夏、枳实、石菖蒲理气化痰开窍,诸症得除。

◎案

薛某,女,20岁。1996年3月8日初诊。症见:患者表情痛苦,情志抑郁,嗳气频繁,不欲饮食,时吐痰涎,睡眠欠佳,口臭,大便秘结,舌体稍胖大,质淡,舌苔黄厚腻,脉弦细带滑。中医诊断为肝郁。辨证为脾虚不运、郁火与痰湿蕴结、阻蔽心窍。治以涤痰开窍,佐行气清泻瘀热。方用导痰汤加减。

处方:茯苓20g,枳实10g,陈皮12g,半夏15g,胆南星10g,石菖蒲15g,郁金18g,白豆蔻12g,炒酸枣仁20g,远志10g,沉香7g(后下),大黄8g(后下)。2剂,每日1剂,水煎服。

二诊:服上药2剂后,诸症悉减。予上方去大黄合逍遥散4剂,又以逍遥散合二陈汤加白豆蔻3剂。药后诸症消除,改为逍遥丸合二陈丸,连服1个月,追访1年半未复发。

按 患者长期精神抑郁,肝失条达,脾失健运,聚湿生痰,气郁痰结,郁久化热,痰浊上逆,阻蔽神明,故见上述症状。先以导痰汤涤痰开窍,再以逍遥丸合二陈丸肝脾同治,气机条达而病愈。

第二节 妇科疾病

妇科疾病(包括月经病、妊娠病、产后病、妇科杂病等)虽变化多端,但从脏辨证,往往多责之于肝脾。究其发病机制,则多与血气失调有关,肝与脾乃木与土之关系,在生理上,二者相辅相成。肝主疏泄,脾主升清。肝气条达,则木能疏土而使脾胃升降有序,运化有权。脾为气血生化之源,肝为藏血之脏,脾之化源充足,则肝有所藏。在病理上,肝郁每易犯脾,而致肝郁脾虚。脾虚,则气血主化不足,又无以养肝,从而导致肝脾不和,气血失调。气血失调,是妇科疾病的主要发病机制。因妇女的月经、胎孕、产育、哺乳等都是以血为用,故机体相对处于血分不足而气偏有余的状态。正如《灵枢》所言,妇人之生,有余于气,不足于血,而血之与气,如影随形,其病理上亦相互影响。肝藏血,主疏泄,喜条达,恶抑郁,全身血液的贮藏与调节,无不依赖于肝,如妇女情志郁闷不舒,则肝失条达,疏泄失常,易于横逆犯脾,而致脾不健运,以致气血失调。冲为血海,任主胞胎,二脉亦与肝脾密切相关,肝脾不和,气血失调,损及冲任,则发为妇科病变。

逍遥散以柴胡、薄荷疏肝解郁,以使"木郁达之",当归、白芍养血柔肝。白术、茯苓、炙甘草健脾益气,以资生化之源,又用炮姜以鼓舞胃气。方中诸药,共奏疏肝健脾,调和气血之功,对妇科诸多因肝脾不和、气血失调而引起的病变有独擅调理之长,故其成为妇科常用方剂,乃必然之理。妇科病变虽多,病名虽异,但凡属肝脾不和、气血失调之证,均可用逍遥散治疗而获效。

逍遥散在妇科临床应用机制:妇女一生在生理、病理方面,有三个不同阶段。少女期主要在肾,任脉通,太冲脉盛,天癸至,月事以时下,若肾气不足则月经初潮推迟,或虽来潮而不正;中年期重在肝,此时期,人事环境复杂,情绪易于激动,肝气易于郁结,以致产生妇女诸种病变;妇女暮年时期,主要在脾,暮年肾气丧弱,天癸竭,地道不通,气血虚弱,血液来源衰少。脾统血,为生化之源,脾气运化正常,则气盛来源充足,反之则更致气血虚弱,加重病变。《素问病机气宜保命集》:"妇人童幼天癸未行之间皆属少阴;天癸既行,皆从厥阴论之;天癸已绝,乃属太阴经也。"逍遥散乃疏肝解郁、养血健脾之剂,具有和调全身气机作用,气机和调,则机体功能正常。《素问·至真要大论》说:"疏其气血,令其条达,而致和平。"朱丹溪亦说"血气冲和,万病不生",逍遥散因其调和气机,保证全身气血冲和,所以在妇产科临床广泛应用,特别是对于青春期、中年期妇女应用更多。其次,是由于逍遥散能明显地改善人体精神状态,可使情志舒畅,心情愉快,而情志因素对妇产科疾病的产生和治疗有重要关系,情志精神状态改善,能促进妇产科疾病的康复。这也是逍遥散能在妇产科临床广泛应用的机制之一。再者,由于逍遥散贵在和解,和而不峻,润而不燥,故本方能在妇产科临床广泛应用。临床应用应掌握三个条件。有以下条件之一者可选用:①在病因方面,妇女疾病的发生与情志不舒的因素有关者。②在症状方面,有明显肝气郁结的症状者,如精神抑郁、胸胁闷胀、乳部作痛、身倦脉弦等。③在治疗方面,长期应用补、泻、温、下、消等法不效或效果不佳者。

(一)更年期综合征

更年期是妇女自生育旺盛的性成熟期逐渐过渡到老年期的一段时期,在这个过渡时期中大部分妇女被一系列或轻或重的症状所困惑,重者使本人很痛苦,家庭和社会都感到患者在情绪上和行为上的变化,影响人际关系和正常生活。这些症状统称为更年期综合征。妇女在复杂的生理病理变化及不同家庭因素和社会环境影响下,所表现的综合征症状可以不同,症状可轻可重。主要包括三方面的症状:①卵巢功能减退及雌激素不足引起的症状。②由于家庭和社会环境的变化诱发的一系列症状。③妇女个性特点与精神因素引起的症状。

本病中医称之为"绝经前后诸症",因其大多在绝经前后发生。妇女在绝经前后,机体由阴阳均衡向衰退的老年过渡,随着肾气日衰,天癸将竭,冲任二脉逐渐亏虚,精血日趋不足,肾阴阳易于失和,进而导致脏腑功能失调,而出现一系列脏腑功能紊乱。其致病机制主要为肾虚。辨证分型可分为以下几类:①阴虚肝郁脾型:胸胁胀闷,烦躁易怒,潮热汗出,口干舌燥,舌边红,苔薄黄,脉细。②心肾不交型:心悸易惊,失眠多梦,五心烦热,眩晕,耳鸣,腰膝酸软,舌红苔燥,脉细数。③心肺郁结型:惊悸恍惚,悲伤欲哭,孤独厌生,善疑寐艰,咽似痰梗,舌红,苔薄腻,脉细结代。④脾肾阳虚型:面浮足肿,胸腹胀闷,腰膝酸软,表情淡漠,尿频,白带稀,苔薄白,舌体淡胖,脉沉细无力。

其发病机制与肝、肾、心、脾、脏功能失调有关,本病虽然以肾虚、阴阳失调为本,但肝气郁结作为继发病机可上升为矛盾的主要方面。重在肝、心、脾三脏,所以采用从肝入手治疗本病,选用逍遥散为主方,疏肝解郁,健脾养血,根据不同症状,灵活加减。

医案精选

◎案

某,女,49岁。2015年10月12日初诊。自述近2年情绪急躁易怒,半夜易醒,醒后难眠,醒时伴有汗出,近日加重,并见易疲乏力,尤以下肢无力为甚,胸闷不舒,口淡无味,食欲不振,口渴而不欲饮水,头胀而不晕,耳鸣,视物久则目胀痛不舒。腹部不适而喜按,伴腹鸣持续一周,时常嗳气,大便每天曾多达10余次,近2日转每天3~4次,完谷不化而尚能成形,矢气尤多而不臭,小便常,舌质红,苔薄白,脉弦滑。西医诊断为更年期综合征。中医诊断为绝经前后诸症。辨证为肝气郁结、肝血不足、脾虚生湿、湿郁化热。治以疏肝健脾、益气养血、清利湿热。方用逍遥散加减。

处方:柴胡15g,当归15g,党参30g,白术15g,砂仁10g(后下),茯苓30g,薏苡仁30g,麦芽30g,木瓜20g,黄芩15g,枳实15g,白芍15g,酸枣仁20g,浮小麦30g,首乌藤30g,萆薢15g,太子参15g。3剂,每剂中药煎2次,早、晚各服1次。

二诊:初诊后第7天,述服药后睡眠质量极佳,诸症皆较前大为好转。考虑睡眠质量转佳,乃减去首乌藤,酸枣仁改为10g,浮小麦改为15g,嘱患者继续服药7剂。

后电话随访得知服药诸症皆除,再嘱患者调养情绪,适量运动,继续随访半年,病情不再复发。

按 此女性患者年龄49岁,属于更年期综合征的高发人群。患者病程长达2年,长期情志不畅导致肝气不疏而急躁易怒,胸闷不舒,肝气郁结最易发生"木乘脾土"而致脾病。脾胃为水谷之海,脾的受纳功能受损则口淡无味,食欲不振。脾乃后天之本,气血生化之源,脾病则气血生化匮乏,而四肢和肌肉皆为脾所主,脾病则四肢乏力,易困疲乏。脾为津液代谢的重要脏腑,脾主津液功能受损则内生湿邪,湿邪常易阻滞气机的运行,表现为头部胀闷,气机受阻一方面加重肝气郁结,另一方面影响正常津液的输布,出现口渴,但湿为阴邪,故虽渴而不欲饮水。脾虚则运化功能欠佳,故见腹部不适而喜按,腹鸣嗳气,完谷不化。脾病又会引起心的主血功能失调,心血受损则会导致心的藏神功能失调，而导致失眠多梦，心烦易怒。肝开窍于目，而肾开窍于耳，更年期综合征以肾虚为本，肝郁为标，加之患者年纪已较高，肝血逐渐不足，肾气逐渐衰退，故出现视物久而不舒和耳鸣之症。舌脉皆可提示肝气郁结、脾虚、湿热蕴阻。针对以上的病症，分清主次而选方用药。此患者属更年期综合征，即中医的绝经前后诸症，证型属肝气郁结，肝血不足，脾虚生湿，湿郁化热。故治以疏肝健脾、益气养血、清利湿热为主。方用逍遥散加减：以柴胡为君药，疏肝解郁，使肝气得以条达；当归甘辛苦温，养血和血；白芍酸苦微寒，养血敛阴，柔肝缓急，当归、白芍与柴胡同用，补肝体而助肝用，使血和则肝和，血充则肝柔，因热象并不重且由湿邪郁滞而发，湿去则热之源得以断，故用少量黄芩清热利湿，共为臣药。肝郁不达致脾虚不运，故用党参、白术、茯苓、太子参健脾益气，既能实土以御木侮，使营血生化有源，共为佐药，因湿邪较重，再佐以薏苡仁加强祛湿之功；砂仁燥湿健脾；川木瓜、麦芽健脾消食除胀满；酸枣仁既可补养肝血又能养心神而安眠；首乌藤、浮小麦主入心肾二经而交通心肾，达到水火既济，浮小麦同时还能收敛阴液，从标和本上治疗夜晚盗汗之症。本方疏与补共用，再佐以枳实加强理气之功，即可佐助柴胡的疏肝解郁又使补益之药不致阻碍疏泄。诸药合用，使肝郁得疏，血虚得养，脾弱得复，气血兼顾。

（二）痛经

凡在经期或经行前后，出现周期性小腹疼痛，或痛引腰骶，甚至剧痛晕厥者，称为"痛经"，亦称"经行腹痛"。可发生于子宫发育不良、子宫过于前屈和后倾、子宫颈管狭窄、盆腔炎、子宫内膜异位症等疾病。西医学把痛经分为原发性痛经和继发性痛经，前者又称功能性痛经，系指生殖器官无明显器质性病变者，后者多继发于生殖器官某些器质性病变，如盆腔子宫内膜异位症、子宫腺肌病、慢性盆腔炎等。这里讨论的痛经，包括西医学的原发性痛经和继发性痛经。功能性痛经容易痊愈，器质性病变导致的痛经病程较长，缠绵难愈。痛经的发生主要是气血运行不畅，即所谓"不通则痛"，或胞宫失于濡养，"不荣则痛"。在临床上一般分为气滞血瘀、寒湿凝滞、气血虚弱、肝肾亏损等证型，以气滞血瘀最为多见，痛经虽有气滞血瘀、寒凝血瘀、气血两虚不同证型，但均为冲任经脉不利，气血运行不畅，不通则痛。逍遥散其性平和,不偏寒热,疏中有敛,泻中有补,有疏肝健脾、和血调经之功,气行则血行,血行则经自调,经调而痛自止,正合痛经的基本病理,临床可根据痛经的偏寒、偏热、偏虚、偏实之不同随症化裁。

医案精选

◎案

陈某,女,22岁,未婚。2014年3月4日初诊。主诉:痛经8年。初潮半年后便见周期性腹痛,每次排出手指肚大小块状物疼痛而缓解。行经时伴有畏冷、恶心、腹泻等症状。现行经后22天,尚无预感,舌淡边尖有瘀斑,苔薄白,脉弦。B超提示:子宫附件未见异常。西医诊断为功能性痛经(原发性痛经)。中医诊断为痛经。辨证为肝郁血瘀、冲任失调。治以疏肝解郁、活血调经。方用逍遥散加味。

处方:柴胡10g,当归10g,炒白术10g,白芍30g,茯苓10g,生姜10g,延胡索10g,川楝子10g,蒲黄10g(包煎),五灵脂10g,小茴香10g,炙甘草6g,桃仁10g,红花10g。7剂,每日1剂,水煎服。

二诊:时正值月经第1天,小腹疼痛稍减,仍有血块,畏冷、恶心、腹泻,上方加陈皮10g、半夏10g,5剂。嘱患者月经前1周开始服药,直到行经第5天,连服3个月,忌食生冷,随访1年诸症消失。

按 原发性痛经病因很多,如情志内伤、气滞血瘀、外感寒湿、气血不足、房事不节等,主要机制为气血运行不畅、不通则痛。西医认为痛经多与神经因素有关,如紧张抑郁、恐惧造成卵巢内分泌失调,引起子宫痉挛性收缩而疼痛。朱丹溪《格致余论》指出,经来"往往见有成块者气之凝也,将行而痛者,气之滞也……"逍遥散可使肝气条达、血脉流畅。方中柴胡、川楝子疏肝解郁、理气止痛;当归补血调经、活血止痛;白芍专入肝经血分,能平抑肝阳、柔肝止痛;白术、茯苓扶脾厚土、宁心安神;生姜温中止呕;小茴香温中散寒;蒲黄、五灵脂、桃仁、红花活血化瘀止痛。诸药合用,共奏疏肝解郁、活血调经之功。

◎案

李某,女,22岁。2003年9月初诊。近年来每月经前下腹及腰骶部剧烈疼痛,至月经来潮次日即缓。特别是近半年来因情感问题,痛经加重,并伴有手足冰冷,或呕吐,甚为痛苦。每潮如此,曾服用益母草膏、当归养血膏、去痛片等少效。2003年9月25日,随母亲来医院求诊,症见:呈痛苦面容,手足不温,下腹疼痛拒按。询问其经血紫暗,挟有血块,泛恶欲吐,舌质正常,脉稍弦紧。中医诊断为痛经。辨证为肝气郁结、气滞血瘀。治以疏肝理气、行瘀止痛。方用逍遥散加减。

处方:柴胡10g,赤芍12g,甘草6g,薄荷6g(后下),香附15g,延胡索12g,乌药12g,益母草20g,川牛膝12g,泽兰12g,白术12g。3剂悉安。

嘱每月经前5~7天提前服药,上药连调半年而愈。

按 痛经之病其因有别,必审寒(寒湿凝滞)、热(肝经郁热)、虚(气血肝肾亏虚)、实(气滞血瘀)等。本案患者属肝气郁结,而致气滞血瘀之痛经实证。当以疏肝理气、活血祛瘀为法。除了主方逍遥散疏肝理气外,选用泽兰、益母草、川牛膝、郁金、乌药等,不论哪一类型痛经必用,使之"通则不痛"。但对气血不足者,少1~2味或酌情减量为妙。

(三)月经不调

月经不调是妇科疾病中的常见病。凡月经的周期、经期和经量发生异常,以及伴随月经周期出现明显不适症状的疾病,称为月经病,是妇科临床的多发病。常见的月经病有月经先期、月经后期、月经先后无定期、月经过多、月经过少、经期延长、经间期出血、崩漏、闭经、痛经、经行发热、经行头痛、经行吐衄、经行泄泻、经行乳房胀痛、经行情志异常、绝经前后诸症、经断复来等。月经的产生是天癸、脏腑、气血、经络协调作用于子宫的生理现象。血赖气生化、运行、调节、统摄,气行则血行,气滞则血滞。气血的正常调节有赖肝的疏泄和条达。肝藏血,主疏泄,司血海。肝气条达,疏泄正常,血海按时满溢,则月经如期而至。若情志抑郁或愤怒伤肝,以致疏泄失司,气血失调,血海蓄溢失常,疏泄过度,则月经先期而至,疏泄不及则后期而来,疏泄失权遂成先后不定期。肝气不达,气机郁结不畅,血为气滞,血运不畅则月经过少;滞久成瘀,瘀血内阻,络伤血溢则经量增多瘀阻胞络,新血不安,则经血持久不净,遂致经期过长。家庭生活中的琐事,或工作不如意以及社会关系的不和谐等,均可导致女性精神上的不畅,从而引起机体阴阳失调,血气不和,而致月经不调。名医朱南山说"治经肝为先,疏肝经自调",说明月经病和肝密切相关,肝喜条达,而妇人易受精神刺激影响气机的运行,气滞则血滞,引起月经不调,逍遥散方疏肝养肝柔肝又理脾,肝脾同治,气血并调,以疏肝行气为主。女子以血为本,气有余而血不足,故疏肝理脾之逍遥散加减乃治疗肝郁气滞引起的月经不调良方。

凡妇女月经不调诸疾可用逍遥散加减治疗,经行先期兼血热,本方加黄芩、黄连;经行后期兼经寒腹痛者,本方加干姜、乌药;月经不调兼血瘀之证,本方加桃仁、红花、苏木;月经不调气滞甚者,加香附、大腹皮;月经不调兼骨蒸潮热,加地骨皮、牡丹皮;月经不调兼气虚者,加党参、黄芪。

医案精选

◎案

白某,女,34岁。1998年6月3日初诊。月经不调5月余。5个月前因生气,月经停止。此后每次经期错后7~10天,脘腹胀满,两胁胀痛,胸闷,月经量少,色暗,乳房胀痛,烦躁,口苦咽干,急躁易怒,面色萎黄,身体困倦,舌质淡红,苔薄白,脉沉弦。中医诊断为月经不调。辨证为肝郁脾虚、血不养肝。治以疏肝解郁调经、健脾补虚养血。方用逍遥散加味。

处方:柴胡、茯苓各18g,白芍、当归、白术、黄精、熟地黄各15g,郁金、香附各10g,炙甘草8g,生姜3片。6剂,每日1剂,水煎服。

二诊:服上药6剂后,感觉身轻气爽,精神状况良好。继服10剂,患者自觉症状消失。1个月后月经恢复正常。

按 患者为肝郁脾虚、血不养肝之月经不调。方中以逍遥散疏肝解郁、健脾养血,配伍黄精、熟地黄补血养血,生血旺血;配伍香附、郁金疏肝解郁,理气调经。诸药相配,共成疏肝解郁调经、健脾补虚养血之剂。使患者肝血充,郁结散,脾气健,月经调而痊愈。

◎案

王某,女,34岁。月经20日一行,量多已数年,近因家庭不和,情抑愤怒,致经量增多如注,伴少气懒言,神疲肢软,不思饮食,夜不能寐,舌淡尖红,脉弦微数。中医诊断为月经不调。辨证为肝郁气滞化火。治以疏肝清热调经。方用逍遥散加减。

处方:牡丹皮9g,栀子9g,白芍20g,柴胡10g,茯苓12g,白术12g,炙甘草6g,薄荷9g,升麻炭12g,墨旱莲15g,海螵蛸12g,川楝子9g,侧柏叶炭12g。日1剂,水煎服。

3剂后经量明显减轻,6剂后血止。继以逍遥散调服1个月,月经正常。随访半年,未再复发。

按 月经不调以月经的经期、周期、经量发生明显改变为主证,每多伴见情志抑郁,胸胁不舒,或心烦口渴,乳胀疲乏等症,皆因情志内伤、肝气郁结、气机不利所致,以逍遥散主之。该方以疏肝解郁,理气调经为法,或兼以清热、活血、健脾、使阴阳平衡,肝气条达。升降有度,气通血畅则月经正常。

（四）带下病

带下,是指妇女阴道内流出的一种黏稠液体。如量明显增多,色、质、气味发生异常,或伴全身、局部症状者,称为"带下病",又称"下白物""流秽物"。相当于西医学的阴道炎、子宫颈炎、盆腔炎、妇科肿瘤等疾病引起的带下增多。

"带下"之名,首见于《黄帝内经》,如《素问·骨空论》说:"任脉为病……女子带下瘕聚。"带下一词,有广义、狭义之分,广义带下泛指妇产科疾病而言,由于这些疾病都发生在带脉之下,故称为"带下"。如《金匮要略心典》说:"带下者,带脉之下,古人列经脉为病,凡三十六种,皆谓之带下病,非今人所谓赤白带下。"狭义带下又有生理、病理之别。正常女子自青春期开始,肾气充盛,脾气健运,任脉通调,带脉健固,阴道内即有少量白色或无色透明无臭的黏性液体,特别是在经期前后、月经中期及妊娠期量增多,以润泽阴户,防御外邪,此为生理性带下。如《沈氏女科辑要》引王孟英说:"带下,女子生而即有,津津常润,本非病也。"若带下量明显增多,或色、质、气味异常,即为带下病。在《诸病源候论》中还有五色带下的记载,有青、赤、黄、白、黑五色名候,指出五脏俱虚损者,为五色带俱下。临床上以白带、黄带、赤白带为常见。但也有带下过少者,带下与月经都有周期性,带下过少常与月经量少、闭经的某些病症相一致,故这里不予赘述。带下病以带下增多为主要症状,临床必须辨证与辨病相结合进行诊治。西医妇科疾病如阴道炎、宫颈炎、盆腔炎及肿瘤等均可见带下量多,应明确诊断后按带下病辨·

证施治,必要时应进行妇科检查及排癌检查,避免贻误病情。带下病以湿邪为患,故其病缠绵,反复发作,不易速愈,而且常并发月经不调、闭经、不孕、癥瘕等疾病,是妇科领域中仅次于月经病的常见病,应予重视。

带下主要是由于脾虚肝郁,湿热下注而成,《傅青主女科·青带》说:"盖湿热留于肝经,因肝气之郁也,郁则必逆,逍遥散最能解肝之郁与逆,郁逆之气既解,则湿热难留……倘仅以利湿清热治青带,而置肝气于不问,安有止带之日哉?"治疗上宗傅青主之法,以本方加茵陈、栀子,若脾虚明显者加山药、薏苡仁。

医案精选

◎案

于某,女,35岁,农民。2002年8月15日初诊。患者白带增多3月余,质黏,近3天加重,胸闷,善太息,头晕饮食欠佳,腰痛,小便发黄,易怒,舌淡苔黄腻,脉弦数。中医诊断为带下病。辨证为肝郁化火、湿热下注。治以清火疏肝、清利湿热。方用逍遥散加减。

处方:当归12g,白芍12g,柴胡10g,茯苓20g,白术10g,薄荷6g,苍术12g,薏苡仁30g,车前子15g(包),贯众20g,黄柏10g,金银花30g。3剂,每日1剂,水煎服。

二诊:诉服药后诸症减轻,带下明显减少,效不更方,继服上方3剂。

三诊:诉服药后,基本痊愈,再服上方3剂。为巩固疗效,又取逍遥丸2盒服之。随访1年未复发。

按 带下病虽由湿邪所致,但与肝脏功能失调有密切关系。正如"治妇女病,重在调肝,可收事半功倍之效"。而逍遥散正符合这一论点,所以取效显著。

◎案

某,女,35岁,家庭妇女。2001年4月25日初诊。去年10月以来,白带连绵下注,时多时少,左侧少腹疼痛,阴部瘙痒,精神不振,常觉胸闷,食少,嗳气不舒,胸胁时痛,痛时牵连背部,头痛,腰酸,而且每逢行经之前,腰腹之痛尤增,经行不畅,色紫量少,苔白,脉濡弦。中医诊断为带下病。辨证为肝经郁热、肝虚湿热。治以疏肝解郁、燥湿清热。方用逍遥散加减。

处方:逍遥散加草薢12g。3剂,每日1剂,水煎服。另用蛇床子、苦参、炒花椒、白矾各6g,煎汤洗外阴。

二诊:白带已减少,阴痒亦瘥,小腹疼痛及嗳气等均好转,再将原方出入,继服6剂而愈。

按 本案患者素性急躁,精神抑郁,致肝气郁结,失于条达。肝木为病,易侮脾土,脾虚失运,因而任脉不固,带脉不约则湿热下注,致成白带。如《傅青主女科》说:"脾气之虚,肝气之郁,湿气之侵,热气之逼,安得不成带下之病哉。"故用逍遥散疏肝解郁为主,辅以健脾燥湿与清热渗湿合用,使肝郁疏舒,脾气又健,则湿热之气自解,并配以除湿杀虫药洗外阴,内外兼顾,疏补同治,获效更著。

(五)妊娠胁痛

妊娠期间,偶有情志不舒,则气机失于调和,肝郁气滞,发为妊娠胁痛。胁痛是以胁肋部疼痛为主要表现的一种肝胆病证。胁,指侧胸部,为腋以下至第十二肋骨部位的统称。如《医宗金鉴·卷八十九》明确指出:"其两侧自腋而下,至肋骨之尽处,统名曰胁。"《医方考·胁痛门》又谓:"胁者,肝胆之区也。"且肝胆经脉布于两胁,故"胁"现代又指两侧下胸肋及肋缘部,肝胆胰所居之处。逍遥散疏肝解郁,健脾养血,调理气血,而无伤胎之弊,故用以治疗妊娠胁痛效果甚佳。若兼见心悸者加远志、炒酸枣仁,若兼见胎动者加黄芩、续断。

医案精选

◎案

覃某,女,28岁,公务员。2006年4月1日初诊。妊娠4个月,因与人吵架出现右上腹阵发性胀痛1个月。症见:右上腹钝痛,阵发性加剧,痛在右季肋部,并牵涉右肩胛,右肋下有压痛,疲乏,不欲饮食,舌质淡,边有齿印,苔根白腻微黄,脉虚弦。中医诊断为妊娠胁痛。辨证为肝郁脾虚、气滞血瘀。治以柔肝解郁、理气行瘀、健脾利湿。方用逍遥散加减。

处方:柴胡10g,党参15g,炒白术15g,茯苓15g,当归尾10g,黄芩15g,郁金 15g,白芍 15g,甘草 6g,生姜 6g,薄荷 6g(后下)。3 剂,每日 1 剂,水煎服。

患者前后续服 14 余剂,诸症消失。

按 《灵枢·经脉》:"胆足少阳也……是动则病口苦,善太息,心胁痛,不能转侧。"胆附于肝,与肝同具疏泄的功能。若肝胆气郁,以致疏泄失常,影响胆液的正常运行和排泄,而右胁下痛。胁痛牵引肩背,多由气滞所致当疏肝理气,然病久气血暗耗,更当健脾柔肝。本案胁痛日久,乏力,纳差,乃肝气怫郁,脾虚湿蕴,故当以柴胡、郁金疏肝解郁,茯苓、白术健脾祛湿,党参补气以助行气。

(六)阴痒

妇女外阴及阴道瘙痒,甚则痒痛难忍,坐卧不宁,或伴带下增多者,称为"阴痒",亦称"阴门瘙痒""阴空格"。本病相当于西医学外阴瘙痒症、外阴炎、阴道炎及外阴营养不良。其主要机制有虚、实两个方面。因肝肾阴虚,精血亏损,外阴失养而致阴痒,属虚证;因肝经湿热下注,带下浸渍阴部,或湿热生虫,虫蚀阴中以致阴痒,为实证。《医宗金鉴·妇人心法要诀》说:"妇人阴痒,多因湿热生虫,甚则肢体倦怠,小便淋漓,宜服逍遥散、龙胆泻肝汤。"《济阴纲目·前阴诸疾门》亦说:"加味逍遥散,治妇人肝脾血虚,湿热流注下部,阴内溃烂痒痛,发热晡热寒热等证。"临床上常加栀子、牡丹皮、龙胆草,外用蛇床子散加白芷、鹤虱等煎汤外洗。

医案精选

◎案

张某,女,56 岁。1997 年 3 月 26 日初诊。近 1 年来外阴干燥,奇痒难忍,夜寐不安,且伴有胸闷、心烦、善太息,目干涩,纳差,大便偏干。妇科检查外阴皮皱,轻度萎缩,有抓伤痕,无白带。西医诊为外阴营养不良,用西药无效。视舌尖红,苔薄白,脉细弦。中医诊断为阴痒。辨证为肝阴亏虚、湿热下注。治以滋阴养血、润燥祛风止痒。方用逍遥散加减。

处方:当归 18g,白芍 30g,柴胡 12g,茯苓 12g,白术 8g,甘草 6g,薄荷 6g,生地黄 15g,白蒺藜 15g,制何首乌 10g,知母 10g,白鲜皮 10g,地肤子 10g。5 剂,每日 1 剂,水煎服。

二诊:服上药 5 剂后,外阴干燥奇痒减轻,微见黏稠白带。上方继服 12 剂而愈,半年后随访未复发。

按 阴痒为肝郁血虚,血燥生风而致。血虚失养,郁而化火,而产生内热,故见口燥咽干、五心烦热;肝藏血,肝郁则职司无权,脾虚气血生化不足又无以养肝,肝脾不和,气滞血虚,以致月经不调;肝郁不疏,郁生风热,风热下行,故阴痒。治当清肝利湿,活血养血,祛风止痒,疏肝解郁,健脾养血息风。逍遥散原方中当归、白芍养血柔肝;柴胡疏肝解郁;白术、茯苓、甘草培中土,使脾土不受木制;薄荷、煨姜各少许协助疏肝和中之力。上案中加生地黄、白蒺藜凉血敛阴、清肝利湿、疏肝解郁,防风祛风止痒,白鲜皮清热燥湿,清热解毒。逍遥散治在消散气郁、疏动血郁而不伤本,以遂肝木的曲直之性,达到疏肝理脾、养血和营之效,使气血调、肝脾和、精神爽而瘙痒止。

◎案

张某,女,50 岁。2002 年 12 月 10 日初诊。2 年来,外阴干燥奇痒刺痛,有烧灼感,夜间尤甚,并伴太息,目涩,某医院诊为外阴营养不良,经西药治疗无效。查见外阴皮皱,轻度萎缩,有抓伤痕,无白带。舌尖红,苔薄微黄,脉细弦。中医诊断为阴痒。辨证为肝阴亏虚。治以养血补肝、祛风止痒。方用逍遥散加味。

处方:当归 20g,白芍 30g,柴胡 10g,白术 6g,薄荷 6g,生地黄 20g,白蒺藜 20g,茯苓 9g。3 剂,每日 1 剂,水煎服。

二诊:服上药 3 剂后,阴部烧灼感消失,疼痛减轻,白带黏稠而少,继服 6 剂而愈。

按 阴痒,虽发于体表,但与肝经功能失调有密切关系。肝经环阴器,肝郁日久而化热,邪热客于阴窍,而伤血化燥,血燥生风而致痒,肌肤失养而外阴萎缩。原方重用当归、白芍,配以生地黄养血使敛阴,补肝体疏肝用;白蒺藜助柴胡疏肝解郁,祛风止痒。故取效满意。

(七)乳腺增生

乳腺增生症属中医"乳癖""乳癖"等范畴。《疡科心得集》说:"有乳中结核,形如丸卵,不疼痛,不发寒热,皮色不变,其核随喜怒为消长,此名乳癖,良由肝气不舒郁积而成,若以为痰气郁结,非也。"《外科真诠》指出有癌变的可能,谓:"宜节饮食,息恼怒,庶免乳癌之变。"乳腺增生的主要症状为一侧或两侧乳腺内可触及多个大小不等的结节(肿块),黄豆大乃至鸽蛋大不等,多散在或融合成不规则的团块,质韧,稍硬,有压痛,与皮肤及深部组织之间无粘连,可被推动,可数年无变化,也不溃破,患侧常感坠胀不适、疼痛。多因肝郁气滞、气血运行不畅,脉气血阻滞,肝气郁结,肝经气血不畅,气滞血瘀,瘀血阻塞经脉,不通则痛,而为核。中医学多认为,乳腺增生症的发生多与情志不舒、肝气郁结、肝肾不足、冲任失调、痰瘀互结等因素有关。情志与肝最为密切,肝主疏泄为一身气机之枢纽,若情志不畅、肝气郁结、肝失条达,气滞肝经蕴结于乳房,使乳络阻塞不通,而气血周流失度,循经留注乳房,凝滞结块而发病。肝体阴主藏血,用阳主疏泄,肝病之特点即体用失调、气血失和、肝气郁滞、易克脾土,以致脾失健运,肝郁脾虚则气血郁滞,水湿留聚,瘀血水湿互阻乳络发为本病。肾阳(气)不足,推动无力则肝失疏泄、脾失健运,致使气滞血瘀,痰凝结聚于乳房,最终致乳房经络阻塞、瘀滞,凝结成块。天癸之气血上行为乳、下行为经,肾气-天癸-冲任构成独特的女子性轴,而肾气则是性轴的核心。女子经、孕、产、乳易伤精血,或因后天失养、房事不节,或因忧思恼怒,乙癸同源,日久伤肾,肾气不足,则天癸不充,冲任不盛,气血周流失度,气机郁结,痰浊阻滞,瘀血内停,循经上逆客于乳房也可发为乳癖。

医案精选

◎案

夏某,女,39 岁。2013 年 5 月 18 日初诊。主诉:双乳胀痛 3 年。每遇生气后或经前加重,痛时可放射至腋窝。检查:双乳内沙粒样结节分布于双乳房的 4 个象限,质不硬,触痛明显,与皮肤无粘连,腋下和颈淋巴结未见异常。末次月经 2013 年 4 月 30 日。现双乳胀痛甚,痛不触衣,心烦易怒,纳可,眠可,小便可,舌质淡红,苔薄白,脉弦细。结合 B 超检查确诊为乳腺增生。中医诊断为乳癖。辨证为肝郁气滞、气血瘀阻乳络。治以疏肝理气、活血化瘀、软坚散结。方用逍遥散加味。

处方:柴胡 10g,当归 10g,白芍 30g,白术 10g,薄荷 10g(后下),炙甘草6g,瓜蒌 10g,青皮、陈皮各 10g,延胡索 10g,川楝子 10g,夏枯草 10g,浙贝母

10g,路路通 10g,鳖甲珠 5g(冲服)。7 剂,每日 1 剂,水煎服,并嘱患者,应保持心情舒畅,忌辛辣及酸性食物。

二诊:经前双乳胀痛较以前明显减轻。检查:双乳内结节明显减小,乳较以前变软。效不更方,3 个月经周期后,双乳无明显不适,B 超复查双乳未见异常。随访 2 年无复发。

按 乳腺增生属中医学"乳癖"范畴。本病病因与精神因素有关,伤于七情者,多郁怒伤肝、忧思伤脾,使志不得发、思不得遂,致肝气郁结,气滞痰凝瘀滞而成块,阻塞乳络而成本病。此病治疗离不开一个"气"字,只有通过理气,才能达到解郁散结之目的。方中柴胡、薄荷、青皮、陈皮疏肝理气;白芍缓急止痛;延胡索、川楝子、路路通化瘀行气止痛;夏枯草、鳖甲珠软坚散结;瓜蒌、浙贝母化痰散结;炙甘草调和诸药。逍遥散正中病机,能达到"疏其气血,令其条达,而致和平"的目的。

◎案

刘某,女,34 岁。2014 年 10 月 8 日初诊,自诉乳房胀痛,乳腺红外线示双侧乳腺增生。乳房两侧及上方触之有核,如绿豆大小。舌质暗红,边有瘀块,脉细弦。中医诊断为乳癖。辨证为肝气郁结、气血不和。治以养血疏肝、调和气血。方用逍遥散加减。

处方:柴胡 10g,当归 10g,炒白芍 10g,茯苓 10g,炒白术 12g,薄荷 6g,制香附 10g,郁金 10g,路路通 10g,丝瓜络 10g,炙甘草 10g。7 剂,每日 1 剂,姜枣为引,水煎服。

二诊:自诉服药后乳房胀痛好转,触之仍有核,效不更方。继服 10 剂后诸症明显好转,乳房胀痛消失。

按 《素问·举痛论》曰"百病生于气"。女子以肝为先天,乳房乃足厥阴肝经所经之处,《疡科心得集》认为"乳癖,良由肝气不舒郁积而成",故临床治疗本病皆从肝论治。本案患者长期情志不遂,郁怒伤肝,肝郁气滞,气血凝结乳络而致乳房胀痛。思虑伤脾,痰湿内生,气滞痰凝结聚形成乳核。逍遥散加味养血疏肝健脾,加香附、郁金以增强疏肝理气之效,加丝瓜络、路路通祛风通络、化痰散结,诸药合用使肝气条达,脾气健运。气血调和则乳癖自消。

（八）经前期综合征

经前期综合征（PMS）是指妇女在月经周期的后期（黄体期第 14 ~ 28 天）表现出的有规律、反复发作的一组症状集合，主要包括躯体和心理症状，并在卵泡期缓解，在月经来潮后自行恢复至无任何症状。主要表现为：头痛头晕、烦躁失眠、胸胁作胀、乳房胀痛、浮肿泄泻、发热身痛等。严重者可影响妇女的身心健康及日常生活和工作。

本病属中医学"经前便血""经前发热""经前泄水""经前烦躁"等范畴，称为"经行诸症"，现代中医妇科学将其归属于"月经前后诸症"范畴。古典医籍中对本病的论述较多，古人多认为本病的发生与脏腑、气血失调相关，后世医家亦认为本病的发生与情志因素及脏腑功能失调有关，其中尤与肝的功能失调有关。分析经前期综合征所致的头痛头晕、烦躁失眠、胸胁作胀等几大主症，结合西医学认为本病以精神因素造成，认为经前期综合征的病因病机为肝郁。至于肝郁的成因，则与妇女特殊生理有密切关系：①血少气多的生理特点。女性体内经常处于一种血少气多的状态，血来源于肝，肝为藏血之脏，血少必然要影响到肝，气多亦将动乎肝气。肝体阴用阳，体阴不足、用阳不足均可成肝郁，但及时纠正后不至于形成病理，反之则必将形成病理；②心理欠稳定，心情欠安宁。肝藏魂，受气于心，心为五脏六腑之大主，心理欠稳定，心神不安宁，必导致肝气不疏，亦是致郁的主要原因；③肾虚。肾有阴阳之分，藏精而主生殖，肾之阴精有着滋养肝血的作用，肾阴不足，不能养肝，肝体不足，肝气疏泄不及，形成肝郁。肾阳有推动气血运行，促进气化的作用；④脾胃不足。脾胃者，后天之本，生化之源，肝脏之气血除依赖先天之肾外，主要来源于后天脾胃之本。脾胃不足，气血虚弱，不仅肝血有亏，体阴不足，而且肝用不及，肝气不得疏泄，也形成肝郁。治疗时应谨遵《黄帝内经》"谨守病机"以及"盛者泻之，虚者补之"的原则。采用疏肝解郁、养血健脾的治疗方法。

医案精选

◎案

李某，女，34 岁。2008 年 7 月 18 日初诊。以"经前乳胀痛 2 年余"为主诉,患者近 2 年来经前 1 周起即感乳房胀痛,时而延及经后,心烦易怒,夜寐欠安。平素患者月经规律,13 岁初潮,周期 27 天,经期 3 天,量偏少,色暗红,挟有血块,无痛经。妇科 B 超示:子宫双附件均未见异常。双乳 B 超示:双乳腺结节增生。24 岁结婚,生育史:1－0－1－1,现使用工具避孕。就诊时值经后 23 天,患者头晕头痛、烦躁失眠、胸胁作胀、乳房胀痛、舌淡苔薄白,脉弦。中医诊断为经前诸症。辨证为肝郁气滞。治以疏肝解郁。方用逍遥散加减。

处方:当归 10g,赤芍 10g,白术 12g,白芍 9g,丹参 10g,柴胡 15g,青皮 12g,制香附 12g,枳壳 12g,郁金 12g,白蒺藜 12g,钩藤 12g(后下),合欢皮 12g,甘草 6g。6 剂,每日 1 剂,水煎服。

二诊:服上药 6 剂后,患者月经至,诸症较前明显缓解。据经期、经后、经前不同随症加减共服用 3 个月经周期,患者经期诸症消失。

按 逍遥散由柴胡、当归、茯苓、芍药、白术、甘草、生姜、薄荷等八味药物组成,具有疏肝解郁、养血健脾等功能。该方组方配伍之巧,药物功专之精,既补肝体,又助肝用,气血兼顾,肝脾同治,立法全面,用药周到,故为调和肝脾之名方。但值得一提的是在治疗经前期综合征单用该方力量略显不足,往往在该方的基础上:一加怀山药、菟丝子、续断补益肝肾;二加青皮、陈皮、路路通、郁金、制香附增柴胡疏肝解郁之力,目的是提高疗效。此外,应注意的是治疗这类疾病疗程长,一般少则 2 个月,多则 4~6 个月。

◎案

李某,女,24 岁。2014 年 10 月 19 日初诊。主诉:经前 1 周及经行时头痛、失眠半年,伴有神疲乏力、腹泻,易感冒,舌淡红,苔薄白,脉弦细。末次月经 2014 年 9 月 8 日。头部 CT 未见异常,B 超提示:子宫附件未见异常。中医诊断为经前诸症。辨证为肝郁脾虚、气血不足。治以疏肝健脾、养血调经。方用逍遥散加减。

处方:柴胡 10g,当归 10g,白术 10g,茯苓 10g,白芍 10g,炙甘草 6g,薄荷 10g(后下),党参 10g,黄芪 10g,炒山药 30g,薏苡仁 30g,莲子 10g,首乌藤 30g,炒酸枣仁 10g。5 剂,每日 1 剂,水煎服。

二诊:正值经前,头痛、失眠较前减轻,效不更方,上方加延胡索 10g、川芎 10g,7 剂。嘱患者经前 1 周开始服药直到经净,治疗 3 个月经周期,随访 2 年未见复发。

> **按** 中医学认为:肝属木,脾属土,肝主疏泄,性喜条达,该患者长期精神紧张,影响肝的疏泄,木不疏土,木郁土壅,脾之运化失职,气血生化之源不足,不能濡养清窍及四肢,易出现经前乳胀、头痛失眠、腹泻、疲乏等。方中柴胡、薄荷疏肝解郁;当归、白芍养血活血;白术、茯苓健脾祛湿;党参、黄芪健脾益气;炒山药、薏苡仁、莲子健脾祛湿止泻;首乌藤、炒酸枣仁养血安神;炙甘草调和诸药。诸药合用,郁解壅除,肝脾调和,药证合拍,故获良效。

(九)未破裂卵泡黄素化综合征

未破裂卵泡黄素化综合征(LUFS),是指卵泡生长至一定时期内部发生黄素化而不破裂,无排卵发生引起的一系列现象,是无排卵月经的一种特殊类型,也是女性不孕的原因之一,属于排卵障碍性不孕。传统的促排卵药,如氯米芬(CC)、绒毛膜促性腺激素(HCG)等也是诱发 LUFS 的原因之一,其发病机制尚不清楚。

本病属于中医学"不孕""癥瘕"等范畴。目前大多数学者认为本病发生与肾、气血及冲任失调密切相关,治疗多采用益肾活血入手。本病的病机以肝郁为主,肝藏血,主疏泄,对人之情志畅达,气血平和具有重要的调节作用。女子以血为本,肝气平和则气机条达,情志舒畅,血海定期蓄溢。肾藏精,精血互化,肝肾同源;女子按时排卵,也是肝气疏泄和肾气闭藏功能相互协调的结果。清代叶天士《临证指南医案》即指出"女子以肝为先天"。如果婚久不孕,思虑过多,情志不畅,肝之疏泄功能失职,不得条达,肝郁气滞气血运行不畅,而产生一系列妇科病变。若影响胞脉胞络输注肾精营血功能的正常发挥,即表现为卵泡虽能发育,但不能适时破裂,卵子无法释放,亦不能摄精成孕。因此,本病病机以肝郁为主,故在卵泡期应用益肾活血中药助卵泡生长的基础上,排卵期加用疏肝理气行滞中药促卵泡释放。逍遥散有"消其气郁,摇其血郁,而无伤乎正气之妙",对于肝郁诸症颇有效验。现代药理研究表明逍遥散有抑制中枢神经,保肝以及类雌性激素样作用;动物实验表明,逍遥散可使动物子宫质量明显增加,使雄鼠精囊减轻;小鼠摘除卵巢后,该方对其阴道角化细胞无明显影响,推测该方的雌激素样作用是通过卵巢而实现的。

医案精选

◎案

王某,女,34岁。2007年3月1日初诊。婚后4年未避孕未孕。夫妇同居,性生活正常。月经规则,周期28~31天,经期5天,经量偏少,有小血块,经来腹痛,能忍受,经前1周乳房胀痛,时感腰酸,平素性情抑郁,胸胁不舒,喜太息,时感烦躁易怒,舌红、边有瘀点,脉细弦。妇科检查无异常,输卵管造影示输卵管通畅,基础体温呈双相,男方精液常规检查各项指标属正常范围。患者于月经周期第12天始进行B超监测卵泡发育:右侧未见,左侧卵巢有一直径15mm的卵泡发育,第14天显示该卵泡直径增至22mm,第15、16、17天观察3次,显示卵泡直径无明显变化,但囊壁明显增厚,囊内可见大量光点,至第18天最后一次观察时,卵泡内光点消失,囊壁模糊。西医诊断为未破裂卵泡黄素化综合征(卵泡滞留型)。中医诊断为不孕。辨证为肝气不疏、气滞血瘀。治以疏肝解郁、养血活血、益肾助孕。方用逍遥散加减。

处方:逍遥散加桃仁9g,红花9g,三棱10g,莪术10g,穿山甲9g(先煎),丹参10g。

水煎温服,每日1剂,于下个月经周期的第8天始服,连服10剂,用3个月经周期,并行B超监测卵泡发育情况。服药第一个周期,患者诉经间期小腹胀痛明显,能忍受,B超监测4次未见排卵;第二个月经周期上方加入香附9g、郁金12g,经间期腹痛消失,B超监测卵泡,第16天时见发育成熟的卵泡已排出,在后陷凹处有一直径6mm的积液像,但未孕;第3个周期,用上方不变,第16天B超监测到排卵,周期末月经未潮,测尿妊娠试验(+),停经50天B超检查宫内有一25mm×18mm妊娠囊,并见5mm×4mm一胎芽,可见原始心管搏动,后足月顺娩一健康女婴。

按 LUFS属于中医学"不孕症"范畴,生理上,卵泡期值月经过后,阴长阳消阶段,全赖先天肾精与后天脾胃化生的气血滋养冲任,在精充血足基础上,才能重阴转阳,进入氤氲的候时即排卵期。此期,肝气疏泄条达,使阳气升发无阻,冲任气血通畅运行,下注胞宫,女卵男精方能相合成胎于胞宫中。叶天士指出:"女子以肝为先天。"女性月经潮止,氤氲的候时阴阳转化,皆受肝影响。肝为血脏,是女性生殖调节的枢纽,血海蓄溢受肝所司。肝主疏泄,女子气多而血少,肝气条达,藏血充足,则的候时冲任气血畅通,重阴转阳,卵子适时排出。所以,肝的疏泄、调畅气机功能,直接影响着成熟卵泡的破裂及排出。患者因长期不孕,盼子心切,精神心理压力颇大,长期处于紧张和不断应激状态。王安道在《医经溯洄集·五郁论》中指出:"凡病之起也,多由乎郁。郁者,滞而不通之义。"女子性多郁,情志不畅,肝郁气滞,气机失调,血运失常,枢机不利,"气血不和,百病乃变化而生",亦致瘀血产生,瘀而不畅,肝气肝血受阻,肝藏血,主疏泄功能进而失常,阴阳消长转化失度,的候之时不能疏泄卵子排出,发为 LUFS。正如《景岳全书·妇人规·子嗣》中指出"产育由于气血,气血由于情怀,情怀不畅则冲任不充,冲任不充则胎孕不受"。所以,本案患者以中医基础理论为指导,对 LUFS 病因病机的认识,从肝郁论治,以疏肝解郁为基本治则,以逍遥散为基础方加减,逍遥散旨在"木郁达之",遂其曲直之性,疏肝解郁、益气健脾、养血柔肝,既补肝体,又和肝用,使肝脾得和,气血兼顾,诸症向愈。结合近代对活血化瘀药的研究证实,桃仁、红花等合用可明显增加大鼠卵巢-子宫静脉血中前列腺素含量,从而诱发成熟卵泡排卵;补肾中药有提高体内雌激素水平,促进卵泡发育和健黄体作用。方中柴胡疏肝解郁;当归、白芍养血柔肝;茯苓、白术补气健脾;香附、郁金调气解郁;桃仁、红花、三棱、莪术、穿山甲(先煎),增强活血化瘀之功。

(十)经前期紧张综合征

经前期紧张综合征(PMS)是指妇女反复在黄体期(第 14~28 天)周期性出现的一系列生理和情感方面的不适症状,其与精神和内科疾病无关,并在卵泡期缓解,月经来潮后 1~2 天症状自然消失。主要表现有烦躁易怒、失眠、紧张、压抑以及头痛、乳房胀痛、颜面水肿等,严重者可影响正常生理。

中医学将其归为"经前诸症",按其临床表现分别称为"经行乳房胀痛""经行泄泻""经行情志异常"及"经行浮肿"等。古人认为本病的发生多与脏腑、气血、阴阳失调有关。后世医家大多认为脏腑功能失调是该病发生的主要病机,尤其与肝的关系密切。其发生与肝血的关系尤为密切,以肝郁化火、气滞血瘀为主要病机。在月经周期中,胞宫的气血变化表现为空虚→旺盛→满盈→溢泻的循环往复过程,从空虚到满盈是逐渐形成的,而从溢泻到空虚的变化较快,即在月经来临前后胞宫、冲任、气血较平时变化急骤,加之体质状况或致病因素的影响,易导致疾病的发生。经前阴血下注血海,肝失血养,肝气易郁,则可见经行头痛、眩晕、乳房胀痛等;肝郁化火,导致经行发热、经行痤疮、经行口糜等;火伤脉络,则可见经行吐衄;肝郁克脾(胃),则可见经行呕吐、泄泻。若平素情志不舒,郁怒伤肝,以致肝气郁结化火;或素体脾胃虚弱,先天不足,房劳多产,损伤冲任;或饮食不节,脾虚痰(湿)盛等因素影响了机体的气血运行,造成体内潜伏着上述种种病理因素,殆至月经将行之前,原有的潜伏病机一触即发,从而出现经前期紧张综合征。只有当月经行后(气血流畅),冲任脉气平复,症状自然消失。所以"经前期紧张综合征",症位始肝,病理初病在气,久则化火,或血瘀或津亏。

医案精选

◎案

钱某,女,25 岁。2008 年 10 月 19 日初诊。主诉:每次月经前 10 天左右情绪开始不愉快,心烦易怒,不悲自泣,少寐多梦,少腹胀痛,食少,二便正常,至月经来潮时常伴腰背酸痛,眼睑、四肢微肿,性情更加暴躁,甚至吵闹不休,不能自控,已 2 年余。月经周期正常,经量适中,现正值月经前期。症见:表情抑郁,面部及眼睑微肿,脉弦细数,舌体胖质微红,苔薄黄腻。中医诊断为月经前后诸症。辨证为肝郁脾虚、虚火上扰清窍。治以疏肝健脾、清热涤痰安神。方用逍遥散加减。

处方:柴胡 10g,当归 10g,白芍 15g,生地黄 15g,白术 10g,茯苓 15g,郁金 15g,薄荷 10g,香附 10g,栀子 10g,石菖蒲 15g,竹茹 10g,合欢皮 15g,甘草 3g。10 剂,每日 1 剂,水煎服。

二诊:月经已来潮,药后烦躁等症均较前明显减轻,面目无浮肿,腰有酸胀感,舌胖微红,苔薄腻,脉弦细。

处方:上方去栀子加菟丝子 15g、桑寄生 15g,4 剂。

此后,于经前 10 天开始服药,持续 3 ~ 4 个月经周期后病症基本消失。

按 本病属中医"月经前后诸症"范畴,致病与体质禀赋和妇女月经期气血盈亏有关,以性格急躁及内向抑郁的妇女多发。肝为藏血之脏,体阴而用阳,妇女于行经前,由于血注冲任血海,致使肝血不足,逐使肝失疏泄,不能条畅情志。故见急躁易怒等精神异常,气机不畅则胸闷腹胀,肝属木脾属土,肝失疏泄横乘脾土,脾不运化则面目浮肿,肝郁化火,郁火痰结则狂躁不安,不能自控。治疗当疏肝解郁、养血健脾、清热化痰、宁心安神。方选逍遥散,在原方中加入桑寄生、菟丝子补肾壮腰,从而达到肾精滋养肝血的作用。

◎案

张某,女,42 岁。患者每至经前 10 天始,出现烦闷,时时欲哭、失眠、乳胀痛,伴乏力、纳差、腰背酸困,经后诸症缓解,历时 2 年余。曾服谷维素、维生素 B₁ 及激素等药治疗,无明显好转,来求治中医,症见:舌质淡、苔薄,脉弦细。中医诊断为经前后诸症。辨证为肝郁脾虚、肾阴亏虚。治以疏肝理气、健脾补肾。方用逍遥散加减。

处方:柴胡 6g,香附、川楝子、当归、何首乌、白术、茯苓、炒酸枣仁、合欢花、麦芽各 10g,白芍 12g,续断 15g。3 剂,每日 1 剂,水煎服。

二诊:服上药 3 剂后,症状明显减轻,8 剂后诸症缓解。嘱经后服逍遥丸和六味地黄丸半月,随访 3 个月未见复发。

按 此病中医属"脏躁""经前乳胀""行经水肿"和"经前头痛"等范畴。其发生主要为肝肾和肝脾不调,影响冲任二脉所致。因乳房胸胁乃肝经循行之处,冲任隶属于肝肾,肝经气机郁滞则诸症丛生;肾阴不足,不能涵木,肝阳上亢,上扰清阳,则经前头痛、身痛、情志异常及乳房胀痛;肝木乘脾,脾虚不运,水津不布,即见经行水肿;脾肾不足,则见精神疲乏,腰酸无力。所以调肝、健脾、补肾为本病治疗之大法。方中柴胡、香附、疏肝解郁;当归、白芍、何首乌养肝肾;茯苓、白术健脾补中。综观全方,气血双调,肝脾肾同治,使机体气血调和,阴阳平衡,功能得到恢复。

（十一）崩漏

崩漏是指妇女不在行经期间阴道突然大量出血,或淋漓下血不断者,称为"崩漏",前者称为"崩中",后者称为"漏下"。若经期延长达 2 周以上者,应属崩漏范畴,称为"经崩"或"经漏"。一般突然出血,来势急,血量多的叫崩;淋漓下血,来势缓,血量少的叫漏。崩与漏的出血情况虽不相同,但其发病机制是一致的,而且在疾病发展过程中常相互转化,如血崩日久,气血耗伤,可变成漏,久漏不止,病势日进,也能成崩,所以临床上常常崩漏并称。正如《济生方》说:"崩漏之病,本乎一证,轻者谓之漏下,甚者谓之崩中。"本病属常见病,常因崩与漏交替,因果相干,致使病变缠绵难愈,成为妇科的疑难重症。本病相当于西医学无排卵型功能失调性子宫出血病。生殖器炎症和某些生殖器肿瘤引起的不规则阴道出血亦可参照本病辨证治疗。主要病机是冲任二脉损伤,不能制约经血。引起冲任不固的常见原因有肾虚、脾虚、血热和血瘀。《黄帝内经》曰:"冲脉者,五脏六腑之海也,五脏六腑皆禀焉。"又曰:为十二经之血海。以其受纳诸经之灌注,精血于此而蓄藏也。又曰:冲脉任脉,皆起于胞中,冲脉并足少阴之经,挟脐上行,至胸中而散。任脉上循腹里,上至咽喉面目。又曰:任脉通,太冲脉盛,月事以时下。故二脉阴阳平和。外循经络,内荣脏腑,何崩漏之有。若劳伤不能约束经血,则忽然暴下,如山崩然,故曰崩中。崩久则成漏下不止,其症有虚有热,有虚热相兼,有房劳致伤。虚则渗下,热则流通,伤则失职。急则治其标,宜先止其血。若因怒动肝火,而血沸为崩漏者,加味逍遥散加减。

医案精选

◎案

徐某,女,52岁。1980年11月初诊。自述已绝经3年。偶因精神刺激,引起突然大量出血,近来时多时少,淋漓不断,色紫有块,已半月不净,少腹胀痛,头昏心悸气短,口干苦不欲饮食,胃满嗳气作酸,面及四肢浮肿,精神困倦。面色黄白,舌质淡,苔白腻,肺弦细而弱。中医诊断为崩漏。辨证为怒气伤肝,肝气郁结,而气机不宣,病久耗伤气血,血不归经。治以疏肝解郁、养血益气。方用逍遥散加减。

处方:逍遥散去薄荷、生姜,加糖参、阿胶、炒酸枣仁、远志、龙眼肉、木香各10g,焦荆芥穗5g。连续服用5剂后痊愈。

按 妇科疾病与肝肾、冲任、血海气血有着不可分割的关系。因此情志变化是影响妇科疾病的主要因素。七情之中,忧思、郁怒为甚,因忧思伤脾,郁怒伤肝,若肝气郁结,使五脏气机不宣,结聚而不得发越,当升者不得升,当降者不得降,当变化者不得变化,而传化失常,使有形之血不生,无形之气不化,则气血失调,因此妇科疾病由此而生。根据上述病理,治疗妇女病崩漏证,应根据其发病缓急不同,出血新久各异,"急则治其标,缓则治其本"。初用止血,以塞其流;中用清热凉血,以澄其源;末用补血,以复其旧。且应养血为主,调节为先,调气勿忘治肝,若肝气一平,诸症悉和。治肝之法,古人有疏肝、泄肝、平肝、柔肝、养肝等法,而以疏肝气,养肝阴尤为重要。而逍遥散方中柴胡疏肝解郁并配以当归、白芍养血柔肝,补其体以制横逆之气,疏肝、养肝并用,使肝气得疏,肝血得补。但"见肝之病,知肝传病,当先实脾",以健运除湿,一则可资气血生化之源;二则脾健以防肝侮。方中加炒酸枣仁以养阴生津,焦荆芥穗可清血热而收止血之效。茯苓得当归、阿胶则补血;得木香则疏滞和中;与当归、白芍、柴胡等配伍可疏肝行滞,调和气血。若量多者,急则治其标,加地榆、白茅根、仙鹤草、小蓟等凉血泄热,收敛止血药物以塞其流,以澄其源;若病久不愈,气不摄血则加黄芪配以党参、龙眼肉,补中益气,和脾胃,生津养血,以复其旧。因此,逍遥散一方为此而设在临床中辨证论治灵活应用,疗效良好。

◎案

张某,女,45岁。2000年8月12日初诊。从4月开始每月行经愆期10余天,2个月前行经后出血不止,淋漓不断,时而量多,时而量少。妇产科检查诊断为功能性子宫出血,服西药效果不佳。症见:阴道出血量多、色红、少量血块,少腹隐痛,头晕目眩,时欲太息,纳差,面色无华,四肢无力,舌淡红,脉细弦。中医诊断为崩漏。辨证为肝郁脾虚、气不摄血。治以疏肝健脾、益气摄血。方用逍遥散加减。

处方:当归、白芍、白术、阿胶各12g,益母草、茜根炭各15g,黄芪20g,炙甘草、柴胡各6g。日1剂,水煎分2次服。

连服3剂后血量减少,再服2剂血止,续服归脾丸善后,半年后随访未复发。

按 功能性子宫出血、女性生殖器炎症、肿瘤等所致阴道出血均属中医"崩漏"范畴。中年妇女多由于胎产等致阴血耗伤、肝血不足、肝失所养、疏泄功能失调而致崩漏。治当养血疏肝。逍遥散加减方中当归、白芍补血调血、柔肝缓急,柴胡疏肝解郁,白术、炙甘草健脾补气以生血统血,阿胶、茜根炭养血止血,益母草活血祛瘀以止血而不留瘀。诸药合用,共奏养血疏肝、补气止血之功,故疗效较好。

（十二）闭经

闭经指女子年逾18周岁,月经尚未来潮,或月经来潮后又中断6个月以上者,称为"闭经",前者称原发性闭经,后者称继发性闭经,古称"女子不月""月事不来""经水不通""经闭"等。妊娠期、哺乳期或更年期的月经停闭属生理现象,不作闭经论,有的少女初潮2年内偶尔出现月经停闭现象,可不予治疗。

中医认为月经是血海满而溢,其产生是胞宫在天癸、气血、脏腑、冲任共同协调的结果。早在《黄帝内经》中已有记载,称"女子不月"及"月事不来"等,《金匮要略》《诸病源候论》《妇人大全良方》又称"经水断绝""月水不通""经闭"等。对于闭经的认识由来已久,历代医家都在不断研究,《素问·阴阳别论》提出本病与心、肝、脾三脏有密切关系,也就是跟人体的脾胃功能与情志因素有关。《仁斋直指方·妇人论》指出:"经脉不行,其候有三:一则血气盛实,经络遏闭。"本病无外乎虚、实两端,虚证多因脾虚或者血虚所致,实证以气滞血瘀、肝劳血伤或风冷、火热、痰滞等因素引起,宜根据不同的病因予以辨证施治,久病多虚,容易虚实夹杂,与肝脾肾有着密切关系。

医案精选

◎案

某,女,23岁,未婚。2002年3月初诊。患者初潮以来,月经基本正常,3个月前因心情不悦,月经3个月未至,精神抑郁、烦躁,乳房及两胁胀痛,时而累及腰及少腹,夜梦纷扰易惊,食少乏味,四肢无力伴见头晕,舌淡红,苔薄白润,脉弦细而涩。中医诊断为闭经。辨证为郁证。治以疏肝解郁。方用逍遥散加味。

处方:柴胡15g,当归15g,赤芍15g,白术18g,茯苓18g,泽兰12g,香附15g,郁金15g,益母草20g,炙甘草15g。3剂,每日1剂,水煎服。

二诊:服上药3剂后,月经来潮,血色红,量中等,烦躁等症消失。第2个月,经期又推迟半月未至,烦躁等症又发,但较前为轻,嘱其保持健康情绪,继服上方3剂,月经来潮,诸症悉平,此后渐趋正常,未再服药,追访半年,月经依时而下。

按 妇女以血为本,血是月经的物质基础,气血协调,血脉通畅,血海按时满盈,月经才能如期来潮。肝藏血主疏泄,宜条达。全身血液的贮藏与调节,筋脉关节的濡养,无不依赖于肝。冲为血海,冲脉附于肝,如情志不舒、肝失条达、疏泄失常、冲任不调,则易致闭经。肝病必及于脾,肝郁不能疏泄脾土,以致脾失健运,见神疲、乏力、食少等症,均为肝郁所致。故治法上要顺肝条达之性,开其郁遏之气,并宜养营血而健脾土,以达疏肝养肝、健脾补脾目的。逍遥散是调和肝脾的名方。所治诸症,既有肝气郁结,脾失健运,还有血不养肝。方中柴胡疏肝解郁,当归、赤芍、泽兰、郁金、益母草活血补血、和营养肝;茯苓、白术、炙甘草健脾补中;香附有增强柴胡疏肝解郁的作用。全方共奏疏肝理脾、和营养血之效。

(十三)卵巢囊肿

卵巢囊肿(多见良性浆液性和黏液性等赘生性卵巢肿肿瘤)是妇科常见的良性肿瘤。中医无卵巢囊肿这一病名,依据其临床表现及体征,多属于中医"癥瘕""积聚""肠蕈"等病证范畴。卵巢囊肿一病好发的年龄阶段,正处与女性经、孕、产、乳等生理活动最旺盛的时期,最易致肝血不足。且现代女性还要承担来自社会、工作和家庭等各方面的压力,久则导致肝郁不疏,气血失调。刘完素《素问病机气宜保命集·妇人胎产论》有云:"妇人童幼天癸未行之间,皆属少阴;天癸既行,皆从厥阴论之;天癸已绝,皆属太阴经也。"提出肝经气血在中青年和妇女发病及治疗中的决定性作用。血与气是相互依存,相互资生的关系,气为血之帅,血为气之母,血病可以及气,气病可以伤血。且气能生津,津血同源,气病或血病均可以影响到津液,使其运化、疏布不利为病,三者往往相互罹患,故气血水的失调是卵巢囊肿发病的主要病机。妇女由于其生理特点,"数伤于血",故青壮年妇女常处于相对"有余于气,不足于血"的状态。肝脏体阴而用阳,时时得血以柔养。若肝血不足,失之柔养,则肝郁不疏,气滞血瘀;肝郁乘脾,脾气虚弱,水湿不运,湿聚成痰,痰湿属阴,重着黏滞,影响血之畅行,又可加重血瘀;瘀血阻滞,气血失调,水湿不运,又使痰湿加重,终致痰湿互结,阻于冲任,日久而成肠蕈、癥瘕。另外,肝之经脉绕前阴而抵少腹,与少腹关系密切。肝气的疏泄与肝血的畅旺,直接调节着少腹气血的匀和。卵巢位于少腹,少腹为肝经所主,冲脉所过,而冲脉隶属于肝,有形可征的囊肿影响冲任气血的运行、阻滞肝经气血调畅;肝之疏泄无权又加重了血脉之流通不畅,影响了津液的正常疏布,从而使脏腑失养而致肝血更加不足,即本更虚而标益实,导致病情加重。故卵巢囊肿一病虽其标属实,但其本为虚。肝血不足、肝郁脾虚为本,气滞血瘀、痰瘀互结为标。

医案精选

◎案

白某,女,28 岁。2006 年 3 月 2 日初诊。患者数月来月经期后延约 10 天,经色暗红有血块,小腹胀痛,本次月经淋漓不净达半个月,经 B 超检查提示:右侧卵巢囊肿 6.5cm×5cm,经输液治疗(药名不详)数天后 B 超检查,囊肿增大至 7cm×4.9cm,妇科医生建议手术切除,患者不愿手术治疗,经人介绍前来求诊。症见:月经已干净,小腹仍有腹痛且右侧明显。舌边有瘀点,舌苔薄白,脉缓。中医诊断为癥瘕。辨证为肝郁气滞血瘀。治以疏肝解郁、活血化瘀。方用逍遥散加减。

处方:当归 25g,赤芍 18g,茯苓 25g,桂枝 15g,白术 18g,桃仁 18g,牡丹皮 18g,薏苡仁 30g,泽兰 18g,柴胡 15g,香附 25g,荔枝核 25g,莪术 15g。8 剂,每日 1 剂,水煎服。

二诊:患者服完 8 剂后月经于 3 月 10 日来潮,经期暂停服药。本次月经 6 天后干净,于当月 23 日按上处方继续服 20 剂停药。患者于下次月经干净后 5 天来医院复查,B 超检查提示:右侧囊肿消失。前后服药 20 剂而获痊愈。

按 卵巢囊肿可归属于中医的“癥瘕”“癥积”“肠覃”等范畴。如《灵枢·水胀》所论:“肠覃何如? 岐伯曰:寒气客于肠外,与卫气相搏,气不得荣,因其所系,癖而内著,恶气乃起,瘜肉乃生。其始生也,大如鸡卵,稍以益大,至其如怀子之状,久者离岁,按之则坚,推之则移,月事以时下,此其候也。”其论中不仅较详细地阐述了本病形成的经过,并且提出了其病因与寒凝、气滞、瘀血有关。临床观察中发现该类患者多有情志不畅,善太息,或性急,易生气等精神抑郁情况,以致肝郁气滞、冲任不调、月信不准、行经腹痛等症;部分患者,则起于药物流产或人工流产术后,每因起居不慎,感寒冒湿,或患者素有脾失健运,痰湿内停;或素体湿热内蕴,其痰湿或痰热之邪乘虚下注胞宫,冲任阻滞,瘀血聚积胶结而成。故治疗以疏肝解郁、温经活血、行水化痰,软坚散结。方取逍遥散与桂枝茯苓丸化裁,方中柴胡、香附疏肝解郁;桂枝、当归温经活血;赤芍、牡丹皮、泽兰活血化瘀又兼行水;白术、茯苓、薏苡仁运脾化痰利湿;而桂枝与茯苓相伍功擅温化痰湿;莪术、荔枝核行气化瘀,软坚散结,诸药相合,相得益彰,标本兼顾,紧扣病机,故收捷效。

◎案

张某,女,34岁,干部。1997年3月15日初诊。主诉:月经淋漓不断2月余,量不多,色淡,无腹痛,B超检查提示:子宫右侧可见一约6cm×5.9cm大小的无回声团块,壁光滑,B超诊断:右侧卵巢囊肿。追问病史,患者因不适合上节育环,在1996年1年内曾做两次人工流产手术,去年下半年开始经期持续时间延长,每次行经10天至半个月左右,近2个月来,已不分周期。患者面色苍白,消瘦,纳差,舌淡红,苔薄白,脉沉细。中医诊断为癥瘕。辨证为气滞血瘀。治以益气健脾、活血止血。方用逍遥散加减。

处方:黄芪20g,党参15g,茯苓15g,炒白术15g,当归10g,川芎15g,丹参15g,煅瓦楞子30g,木香12g,皂角刺10g,炒薏苡仁30g,柴胡10g,天花粉10g,郁金9g,炙甘草3g。3剂,每日1剂,水煎服。

二诊:服上药3剂后,子宫出血停止。继续按此方每月月经前后各服5剂,服10剂后,月经恢复正常,3个月后复查B超:子宫内未见异常改变。

按 卵巢囊肿是妇科的一个常见病,其形成主要是脏腑功能失调所致,主要涉及肝脾二脏。气郁则伤肝,肝失条达,疏泄失司,脏腑失和,气血瘀滞,留滞日久,渐以成聚。《丹溪心法·六郁》中提出:"气血冲和,万病不生,一有怫郁,诸病生焉,故人身诸病,多生于郁。"肝郁日久伤脾,脾气运化失司,聚湿为痰,痰瘀交阻,而成囊肿。此病气血失调为基础,肝肾不足为本,肝郁痰阻为标,彼此互为影响,层层相应。所以在治疗上,以疏肝、健脾、化瘀、消痰、散结为法,以逍遥散为主方,调整气血平衡。

（十四）子宫肌瘤

子宫肌瘤，又称子宫平滑肌瘤。由子宫平滑肌增生而成，是妇科临床常见病和多发病之一，为女性生殖器中最常见的良性肿瘤，多无明显症状，主要临床表现可见月经改变，不规则阴道出血，月经量过多，经期延长或周期缩短，少数患者腹部扪及肿块，子宫肌瘤过大时，出现疼痛或压迫症状。另外，还可见白带增多、不孕以及继发性贫血等症状。本病发生率在妇科良性肿瘤中约占90%，多见于30～50岁妇女。

本病属于中医学"癥瘕""积聚""肠覃""石瘕"等范畴。文献最早记载见于《素问·骨空论》曰："任脉为病，男子内结七疝，女子带下瘕聚。"认为本病是由任脉气血不调所致。《灵枢·水胀》曰："石瘕生于胞中，寒气客于子门，子门闭塞，气不得通，恶血当泻不泻，衃以留止，日以益大，状如怀子，月事不以时下，皆生于女子，可导而下。"以后历代医家均有发挥。东汉张仲景著《金匮要略》最早记载"癥"病，并把"癥"与"瘕"合称为"癥瘕"，其中"妇人妊娠病脉证并治"云："妇人宿有癥病，经断未及三月，而得漏下不止，胎动在脐上者，为癥痼害。"《重订严氏济生方》云："多因产后劳动太早，喜怒不调，脏虚受寒，或月水往来，取凉过度，恶血不散，遇寒搏之，寒搏则凝，皆能成也。"《证治准绳·女科》中指出："古方有五积、六聚、七癥、八瘕之名……若夫七癥、八瘕，则妇人居多。"明代张介宾对前人之说进行总结，指出本病"总由血动之时，余血未净，而一有所逆，则留滞日积，而渐以成癥矣。"至清代李用粹《证治汇补》则认为，本病是因虚痰瘀而生："壮实人无积，虚人则有之……痰挟血液凝结而成。"总之，子宫肌瘤的形成多因脏腑不和、气机阻滞、瘀血内停而致。本病病位在胞宫，一般而言疾病初起以实证居多，病程日久，损伤正气，则可转化为虚实夹杂的证候。

医案精选

◎案

刘某，女，30岁，汽车售票员。1996年因单位体检时B超检查提示子宫肌瘤，大小约5.0cm×4.4cm×4.7cm，遂求诊中医。患者诉近两年来，每次月经前2～3天开始疼痛，经血中有血块，小腹胀痛不适，时嗳气。症见：舌质淡红,苔薄白,脉弦。中医诊断为癥瘕。辨证为肝气郁结、气血运行不畅、气滞血瘀、血阻于胞宫。治以活血化瘀、疏肝理气。方用逍遥散加减。

处方:柴胡、白芍、茯苓、白术、当归、薄荷、三七、香附、鳖甲珠、五灵脂、蒲黄、红花、木香、路路通各30g,甘草、生姜各20g。共研末做成丸剂,1次6g,日3次。

半年后痛经明显减轻,B超提示子宫肌瘤大小为4.3cm×4.0cm×4.2cm。继续服用1年,临床症状基本消失,B超提示子宫肌瘤大小为2.8cm×2.5cm×2.3cm。停药观察,患者每日锻炼身体,1年后随访一切正常。

按 子宫肌瘤的发生,现代医学认为确切原因不明,可能与女性激素有关。中医称为癥瘕,多因女性性格忧郁或急躁,气滞血瘀,痰湿内阻,胞宫气血运行不畅,日积月累,聚而形成。根据《黄帝内经》"木郁达之"的原则,故行气活血、化瘀散结是治疗本病的根本。所以用逍遥散治疗,根据不同证型加味,疗效显著。其中柴胡疏肝理气;白芍、当归养血活血;茯苓、白术、甘草健脾除湿;薄荷能增加柴胡疏肝解郁作用;三七、红花、鳖甲珠、路路通、五灵脂、蒲黄活血通络软坚,共奏疏肝解郁、祛痰利湿、化瘀散结、通络软坚之功。

◎案

王某,女,41岁。1994年8月19日初诊。患者长期腰腹疼痛,经期延长,时而月经过多,经中西医多次医治,症状时好时坏。患者四肢酸痛,唇舌淡白,血红蛋白偏低,B超检查为子宫肌瘤,直径3cm。中医诊断为癥瘕。辨证为气滞血瘀。治以活血化瘀、疏肝理气。方用逍遥散加减。

处方:当归、白芍、白术各15g,柴胡12g,生姜、薄荷各10g,甘草6g,茯苓12g,黄芪60g,党参30g。共研末做成丸剂,1次6g,日3次。

半年后复诊,经量减少,经期正常,腰腹及四肢酸痛减轻。继续服原方10剂,加三棱、莪术各12g,牡丹皮10g。

后复查,患者一般情况好,B超提示子宫肌瘤直径缩小至1.5cm。原方继服2个疗程后,患者子宫肌瘤完全消失。随访至今,未见复发。

按 子宫肌瘤属中医"癥瘕",其成因与肝、脾、肾三脏失调,从而导致气滞、血瘀、痰湿停聚而成。《金匮要略》中有"见肝之病,知肝传脾,当先实脾"

的论述。故在治疗上当以培土,脾主运化,运化失职便痰湿不能排出,停留体内。肝气郁滞,使气血凝滞,阻塞血道,肝用太过,侮其所胜,脾土失健,运化失常,肝脾失调,累及于肾。本病属于本虚标实,故治疗上当标本同治。方中白术、党参、黄芪健脾益气补其所虚;当归、薄荷、白芍理血疏肝;茯苓、甘草、生姜化痰散湿;柴胡理气止痛;牡丹皮、三棱、莪术软坚散结、活血化瘀,使脉络通畅,从而达到标本同治的目的。

（十五）产后缺乳

产后缺乳是指产后哺乳期内,产妇乳汁甚少或无乳可下,不够喂养婴儿,乳房检查松软,不胀不痛,挤压乳汁点滴而出、质稀,又称"产后乳汁不行""无乳""乳难"等。产后缺乳自古便有诸多医家记载,较多见如《傅青主女科》:"夫乳,乃血之所化而成也,无血固不能生乳汁,无气亦不能生乳汁……乳汁之化源属阳明,然阳明属土……必得肝木之气以相通,始能化成乳汁……羞愤成郁,土木相结,又安能化乳而汁也。"现代大多医家都认为气血充盈是乳汁产生的物质基础,并依赖于脾胃之健运和肝之疏泄的正常协调而产生。

医案精选

◎案

何某,女,24岁。2010年11月10日顺产一女婴,产后5天开始,乳汁分泌逐渐减少,兼见乳胀而不下乳,观其舌尖红,苔薄黄,脉弦细。患者平素语言少,心情抑郁,本次因生一女孩不遂心愿,心情郁闷。中医诊断为产后缺乳。辨证为血虚肝郁。治以疏肝解郁、行气下乳。方用逍遥散加减。

处方:柴胡10g,茯苓12g,白术12g,当归15g,白芍15g,甘草6g,生姜6g,薄荷3g,天花粉12g,合欢花12g,路路通10g,丝瓜络12g,王不留行15g。

上药每日1剂,每剂均2次煎熬,共浓缩约300ml,分2次内服。服2剂乳汁自下,续服5剂乳汁自通,逐日增多。

按 乳汁分泌量,与母体脏腑气血功能密切关联。《傅青主女科》指出:"夫乳,乃血之所化而成也,无血固不能生乳汁,无气亦不能生乳汁。"女子乳头属肝,乳房属胃。产后情志抑郁、郁怒伤肝、肝失条达、气机不畅,以致经脉涩滞,阻碍乳汁运行,因而乳汁不行。《儒门事亲》云:"或因啼哭悲怒郁结,气溢闭塞,以致乳脉不行。"产后气血未复,哺乳期情志郁结,往往导致气机不畅,乳络壅滞,影响了乳汁的分泌而致缺乳。医治应从疏肝解郁、养血通络入手。逍遥散源于《太平惠民和剂局方》,功能疏肝解郁、健脾养血。方中当归、白芍养血柔肝;柴胡疏肝解郁,加薄荷少许以增强疏散条达之功;茯苓、白术、甘草培补脾土;生姜与归芍相配以调和气血,加合欢花、路路通、丝瓜络、王不留行解郁通经下乳,天花粉生津滋液,诸药并用,使气郁得解、生化有源,气血调和,乳汁自溢。

(十六)不孕

女子不孕症病因诸多且复杂,除生殖器的器质性病变引起的绝对不孕症外,中医认为多属于脏腑功能失调,月经长期不调而不孕。叶天士在《临证指南医案》中提出"女子以肝为先天",肝藏血,司血海,与冲脉相近,故女子"十个不孕,九个病经",所以种子先调经,在妇科不孕症中显得尤为重要。然而,调经又当以调肝为先,若肝气失于疏泄条达,则气血不和,冲任不能相资,每致不孕。临床上所遇不孕,以肝郁不孕者居多,此类患者临床上常表现为多年不孕,经期先后不定,经来腹痛,行而不畅,量少色暗,有小血块,经前乳房、胸胁胀痛,精神抑郁,烦躁易怒,舌质正常或暗红,苔薄,脉多弦。本症多因肝气郁滞、情志不遂则精神抑郁,肝失疏泄、经气郁滞则胸胁胀痛,气郁化火、肝失柔顺则急躁易怒。冲任隶属于肝,肝郁气滞,血行不畅,气血失和,冲任失调,故见乳房作胀或胀痛,痛经,月经不调。

医案精选

◎案

某,女,30岁。1993年3月16日初诊。结婚4年,一直未怀孕。月经初潮16岁,周期30~35天,经期7~9天,有痛经史。婚后因迁居,夫妻不和,致情绪不稳定,而后月经无定期,经少色暗,经前双乳胀痛,烦躁易怒,胃纳欠佳,二便正常,舌淡红、苔薄白、脉弦紧。妇科检查:外阴阴道正常,宫颈光滑,宫体大小活动度正常,双侧附件无异常。爱人身体健康,精液常规正常。中医诊断为不孕。辨证为郁证。治以疏肝解郁、清肝泻火。方用逍遥散加减。

处方:柴胡12g,当归15g,白芍12g,白术9g,茯苓15g,熟地黄20g,牡丹皮 12g,郁金 12g,香附 20g,炒酸枣仁 15g,柏子仁 12g,橘核 12g,甘草 6g。文火煎 2 次,混合药液,早、晚分服。每日 1 剂,于经后第 3 天或第 4 天服用。

服药期间忌食辛辣之物,忌过劳,节房事。服上方 16 剂,诸症大减。服 35 剂,怀孕后足月顺产一女婴。

按 陈士铎《辨证录》中曰:"妇人有怀抱素恶,不能生子,乃肝气之郁结也。"治疗本病应疏肝解郁,养血调脾,通调经水,方用逍遥散加减。方中柴胡、香附疏肝解郁,配郁金助其疏泄条达之力以遂其性;当归、白芍养血柔肝,与柴胡相伍,使肝气得疏,肝血得补,是遵肝"体阴用阳"之旨;熟地黄补血滋阴,既可滋补肝体,又可扼抑"柴胡劫肝阴"之弊,且疗腹痛;白术、茯苓、甘草益气健脾,一则资气血生化之源,二则防肝侮;炒酸枣仁、柏子仁养血益阴;橘核行气散结以消乳胀。诸药合用,解肝郁以顺肝性,养肝血以柔肝体,实脾土以防肝克。肝性畅,脾胃健,气血充足,冲任通达,经水畅调,房事有节,焉能不孕乎!

(十七)高催乳素血症

高催乳素血症是因下丘脑、垂体等疾患导致垂体分泌过多的催乳素,直接作用于乳腺细胞的催乳素受体,刺激乳汁生成及分泌,同时过多的催乳素抑制垂体促性腺激素的分泌引起不排卵及闭经。

本病属于中医学"闭经""不孕""溢乳""月经不调"等范畴,因此多从月经病和溢乳方面探讨病因病机。此类患者多有溢乳,经前乳房胀痛,平素急躁易怒,肝经循少腹布胸胁,《胎产心法》云:"若肝经怒火上冲,乳胀而溢者,宜加减一阴煎。"肝主疏泄调节生殖功能有助于女子调经,主藏血,具有调节血量的功能,肝经郁热则影响其正常生理功能,而出现月经周期经量及情志失调。该病主要与肝、脾、肾三脏功能失调有关。肝气郁结,或肝经湿热或怒气上冲,则气血运行逆乱,不循常经反随肝气上入乳房化为乳汁;肝肾同源,肾虚肝旺,不能条达疏泄;脾虚失运,水湿停聚、阻滞胞脉均致气血失和,血不能下注胞宫(肾精),反而上逆为乳汁,可见肝失条达、肾亏脾虚、气血瘀滞,以致气血紊乱是 HPRL 之主要病因病机。

医案精选

◎案

陈某,女,22岁,已婚。2014年5月21日初诊。1年多来乳头溢液,月经周期延后,约40天一行,经量减少,色鲜红,无血块,无痛经,偶有腰酸,2014年5月13日于医院行催乳素(PRL):610.83μIU/mL。现正值月经周期第10天,口苦、咽干,纳可寐欠安,二便自调,舌尖边红有瘀斑,苔黄根腻,脉弦。末次月经(LMP)为2014年5月11日至5月16日。中医诊断为溢乳,月经后期。辨证为肝经郁热夹瘀。治以疏肝清热、化瘀调经。方用丹栀逍遥散加减。

处方:牡丹皮12g,栀子9g,当归12g,白芍9g,柴胡9g,茯苓15g,川芎9g,桃仁9g,法半夏9g,黄芩9g,生地黄9g,神曲12g,淡豆豉9g,菟丝子15g,麦芽50g。7剂,每日1剂,水煎服。

二诊:口苦、咽干症状减轻,夜寐欠安,余症诉同前,无诉不适。纳可,二便自调。舌尖微红、边有瘀斑齿痕,苔薄,脉弦。

处方:上方减茯苓、桃仁、黄芩、神曲、淡豆豉,改麦芽20g,加茯神15g、合欢皮9g、菟丝子15g、女贞子15g、地骨皮9g。7剂,每日1剂,水煎服。

三诊:服上药7剂后,溢乳消失,月经来潮。3个月后随访无复发。

按 张景岳在《景岳全书·妇人规》中指出:"妇人乳汁乃冲任气血所化,故下则为经,上则为乳。"故后世有"经、乳同源"之说。中医认为乳房属足阳明胃经,乳头属足厥阴肝经,经血、乳汁同源于脾胃,其排泄溢出均有赖于肝气调达,疏泄有度;肾为月经之本,然而月经的调节又取决于肝,肝藏血主疏泄。《女科撮要·经闭不行》云"夫经水,阴血也,属冲任二脉主,上为乳汁,下为血水",脾为气血生化之源,肝主疏泄,故高泌乳素血症与肝、脾、肾三脏有密切的关系。肝经郁滞是高泌乳素血症的核心病机,自始至终贯穿于整个病程变化之中,叶天士云:"女子以肝为先天。"临床上本病以肝气郁结,气郁化火较多见,治疗以疏肝解郁化瘀、清泄肝火为主。子宫与乳房一上一下,一里一外,借冲脉、胃、肝、肾等脏经脉相连,形成了表里关系。子宫与乳房生理上开合泄闭,相互协调,病理上互相影响,治疗上亦可互相影响。如女子每月有月经的来潮,则无乳汁的分泌;分娩后子宫闭合复旧,而乳房则表现开泄而出现泌乳。子宫与乳房之间的这种开合泄闭,保持着动态的平衡。若子宫与乳房之间开合泄闭功能失调,临床上则常见有闭经－溢乳综合征等患者经、乳同病,结合舌脉证属肝经郁热夹瘀。以调肝为先机,以丹栀逍遥散加减对症治疗。方中牡丹皮以清血中之伏火,炒栀子善清肝热,并导热下行,柴胡疏肝解郁,当归、白芍养血柔肝,茯苓健脾,方中重用麦芽,其虽为脾胃药而又具疏肝气之特征,可增强柴胡疏肝解郁之功用。夜寐欠安,常加合欢皮、首乌藤、茯神,心烦不安加黄芩、淡豆豉,痰浊内结加法半夏,胸闷者常加郁金,腰酸加女贞子补益肝肾;口渴加地骨皮滋阴清热。

第三节　男科疾病

（一）阳痿

阳痿是临床上最常见的男性性功能障碍,是指性交时阴茎不能勃起,或虽勃起但勃起不坚,或勃起不能维持,以致不能完成性交全过程的一种病症。阳痿的发病率约占成年人的10%。其中心因性、器质性、混合性约各占三分之一。而随着社会发展,就业环境竞争越来越激烈、生活压力越来越重,导致心因性阳痿患者逐渐增加。

本病多由肝气郁结、湿热下注所致。正如《素问·痿论》曰"思想无穷,所愿不得意淫于外,入房太甚,宗筋弛纵,发为筋痿";《类证治裁》曰"阳密则固,精旺则强,伤与内则不起";明代王纶在《明医杂著》中指出"郁火致痿论"。肝与男子性功能障碍的关系:肝主疏泄、主宗筋、主藏血功能,是阴茎与肝的生理联系基础。阴茎的正常活动,依赖肝之气血经络通畅;若肝失条达、气机不畅、则致宗筋不用。思虑、怒郁、惊恐、怨忧等情志因素是阳痿的主要发病原因,也与环境条件、夫妻情绪等有关。在病理上,主要是肝气郁结,经络阻滞致气机不畅,经络失养,宗筋弛纵不用所致。逍遥散方中柴胡疏肝解郁;当归、白芍养血柔肝;白术、甘草、茯苓健脾养心;薄荷助柴胡以散肝郁;煨姜温胃和中;诸药合用,共奏疏肝解郁、健脾和营之功,是治疗肝郁不舒的代表方,故以此方作为治疗男子性功能障碍证属肝郁不舒患者的基本方。另外,肾为先天之本,主藏精、生长发育、生殖。肾阴肾阳为一身阴阳之根本。五脏及其所主之活动均以肾为本,男性勃起功能也不例外。肾所藏之精气,是构成人体的基本物质,也是人体生长发育及各种功能活动的物质基础。

医案精选

◎案

余某,男,35 岁。2012 年 5 月 22 日初诊。2 年来出现阳痿,伴有胸胁不舒,神疲乏力,腰膝酸软,夜寐不安,舌苔薄白,脉弦细。经过性激素系列检查指标均正常,肝功能、肾功能及血糖、甲状腺功能测定均正常,根据国际勃起功能评分问卷进行评分,结果得 10 分,为中度阳痿。西医诊断为心理性勃起功能障碍。中医诊断为阳痿。辨证为肝郁肾虚。治以疏肝解郁、补肾振痿。方用逍遥散加减。

处方:柴胡、白芍、白术、当归、巴戟天、白蒺藜各 10g,郁金、淫羊藿各 15g,石菖蒲 8g,煅磁石 25g,蜈蚣 2 条。7 剂,每日 1 剂,水煎服。

二诊:服用上药 7 剂后,阳痿稍有好转,胸胁不舒,夜寐不安改善,药已对证,续服 7 剂。

三诊:阳痿改善,已能同房,胸胁不舒、夜寐不安已消失。

处方:上方去郁金、煅磁石、远志,加菟丝子 20g,肉苁蓉、牛膝各 10g。继服 7 剂。

四诊:同房基本正常,夫妻双方满意。继服 7 剂。随后改用复方玄驹胶囊服用月余巩固疗效。

按 阴茎勃起功能障碍属于中医学"阳痿"范畴,而心理性勃起功能障碍其病机大多为所欲不遂,忧思气结,致肝气郁结、疏泄失常、肝失条达、气血不畅、宗筋失充、致阳痿不举。正如《素问·痿论》曰:"思想无穷,所愿不得,意淫于外,入房太甚,宗筋弛纵,发为筋痿……筋痿者,生于肝,使内也。"《诸病源候论·虚劳阴痿候》曰:"肾开窍于阴,若劳伤于肾,肾虚不能荣于阴器,故痿弱也。"抓住肝郁肾虚,宗筋失养之特点,选用逍遥散加减治之。方中柴胡、白芍、白术、当归、白蒺藜、郁金取逍遥散之意疏肝解郁;用煅磁石、远志安神定志,镇惊起痿;用淫羊藿、巴戟天、蜈蚣补肾壮阳、通络振痿;取石菖蒲化湿通阴窍之功。全方共奏疏肝解郁、补肾通窍、通络振痿之功效。

◎案

某,男,35 岁。患者 3 个月前因夫妻同房时两人发生口角,自此阳痿不举,伴胸闷,神疲乏力,食欲不振,头晕目眩,舌质淡,苔薄白,脉弦细无力。中医诊断为阳痿。辨证为肝郁血虚。治以疏肝解郁、健脾益肾。方用逍遥散加减。

处方:柴胡 12g,当归 10g,白芍 10g,茯苓 12g,白术 12g,山药 10g,牛膝 10g,菟丝子 15g,山茱萸 15g,大枣 4 枚,炙甘草 6g。3 剂,每日 1 剂,水煎服。

二诊:服上方 3 剂后,伴随症状缓解,原方加熟地黄 12g、淫羊藿 15g,继服 5 剂,半月后同房正常。

按 肝可生化气血,宣通脏腑气机,调理三焦水道。少阳之气上连于肺,下联于肾,少阳胆气通泰则肾气可升,肺气可降,少有郁滞。或亢或衰,则肾气不升,肺气不降,肝肾为母子,肝气通则肾气通,肝气郁则肾气结,肾气结则阳痿不举,肝郁则脾虚,故出现胸闷、头晕、食欲不振、神疲乏力,用逍遥散加减治之,可达到疏肝解郁、健脾益肾的功效。

（二）早泄

早泄是指性交时间极短,甚则在阴茎尚未插入阴道前即已射精,且不能自我控制,以致不能继续进行性交的病症。是临床上常见的一种男性性功能障碍。

医案精选

◎案

赵某,男,35 岁。2012 年 6 月 7 日初诊。患者近 3 年以来同房早泄,心烦不舒,夜寐不安,腰膝酸软,二便正常,舌苔薄白,脉弦细。性激素系列检查指标均正常,肝功能、肾功能及血糖、甲状腺功能测定均正常,前列腺液常规未见异常。西医诊断为射精障碍。中医诊断为早泄。辨证为肝郁肾虚型。治以疏肝解郁、补肾固精。方用逍遥散加减。

处方：薄荷8g，柴胡、白芍、白术、沙苑子、益智仁、桑螵蛸、莲子、五味子各10g，芡实15g，磁石、煅龙骨、煅牡蛎各20g。7剂，每日1剂，水煎服。

二诊：早泄稍有好转，余症减轻，方药对证，继服7剂。

三诊：早泄明显好转，余症改善，原方去薄荷，加山茱萸10g。继服7剂。随后原方加减续服1个月。夫妻性生活满意。

按 早泄是射精功能障碍的一种类型，发生的确切病因尚不十分明确。目前认为与精神因素及某些神经器官的病变有一定的关系。中医学认为，早泄的发生与心、脾、肝、肾等脏腑的功能失调有密切的关系，多因肝失疏泄，制约无能，心脾两虚，心肾不交，阴虚火旺，肾失封藏，固摄无权所致。而心因性早泄主要是肝气郁结，所欲不适，疏泄无权，或情绪紧张，心存恐惧，肾气亏虚，开合失司，则临房早泄，或禀赋不足，久病体虚，肾气亏虚，封藏失职，则临房即泄。本病用逍遥散加减治疗，主要药物有柴胡、白芍、白术、薄荷，取逍遥散之意，疏肝解郁；取芡实、沙苑子、益智仁、桑螵蛸、莲子益肾固精；用五味子、磁石安神定志。纵观全方，具有疏肝补肾、固精止遗的作用，据现代药理分析，可延长性兴奋平台期，推迟性高潮到来，从而达到治疗效果。

（三）慢性前列腺炎

慢性前列腺炎是指前列腺在病原体或某些非感染因素作用下，患者出现以骨盆区域疼痛或不适、排尿异常等症状为特征的一组疾病。目前，治疗该病方法很多，但没有一种方法特别有效。

本病属于中医学"淋证""精浊""白淫""白浊"。如《诸病源候论》所云："诸淋者，由肾虚膀胱热故也……肾虚则小便数，膀胱热则水下涩，数而且涩，则淋沥不宣。"又如《景岳全书》所云："便浊证有赤白之分，有精溺之辨，凡赤者多由于火，白者寒热俱有之，由精而为浊者，其动在心肾，由溺而为浊者，其病在膀胱、肝、脾。"又曰："浊证……有热者，当辨心肾而清之，无热者，当求脾肾而固之、举之，治浊之法，无出此矣。"本病早期以湿热下注多见，中期多为湿热瘀阻，后期多伴脾肾亏虚，湿、热、瘀、滞和虚贯穿在慢性前列腺炎不同阶段。

医案精选

◎案

刘某,男,32 岁。2003 年 7 月 13 日初诊。患者反复出现小便淋沥,尿急 3 年。近 7 个月来又出现情绪低落,失眠多梦,不思饮食,妄想和性功能障碍,同时伴少腹、会阴及腰骶部不适等症状。B 超示前列腺增大合并炎症。舌质淡,苔薄黄而腻,脉弦数。西医诊断为慢性前列腺炎。中医诊断为淋证。方用逍遥散加减,每日 1 剂,水煎服,连用 2 周。美瑞尼 400mg,每日 2 次口服,连续服用 2 周。

二诊:前列腺炎症得到抑制,精神症状明显好转,食欲增加,寐安。舌质淡,苔薄白,脉弦数。中西药继服 2 周,再诊时患者已基本痊愈。

按 中医学认为,本病主要病因是由于前列腺炎久治不愈,情志所伤。其病机为情志不畅,致肝郁气滞,横逆伤及脾胃,故出现食少纳呆,腹胀不适,体倦无力;心失所养,则心神不宁,精神恍惚,失眠多梦;肝肾不足,则尿频、尿急、便秘、性功能障碍及腰膝酸软。逍遥散加减方中柴胡、白术、白芍、甘草、川芎、香附疏肝解郁、健脾和胃;当归、白芍药补气和血;生地黄、知母、牡丹皮滋阴清热;龙骨、牡蛎、珍珠母镇静安神;丹参活血祛瘀、消肿止痛、除烦安神;芍药甘草汤理气止痛。诸药合用,共奏疏肝解郁、健脾和胃、滋阴清热、镇静安神及活血祛瘀止痛之功效。在整个治疗过程中,除对患者使用中药治疗外,对前列腺感染症状比较明显的给予抗生素口服十分必要。为了配合治疗,应及时做好患者的思想工作,使患者对疾病有正确的认识,情绪稳定,心理平衡,并把不良嗜好戒除,特别是烟酒、辛辣之品。同时要注意休息,避免过度疲劳,以提高自己的身体素质,做到医患合作方能取得良效。

◎案

郑某,男,27 岁。2000 年 3 月 5 日初诊。患者因尿道及会阴部疼痛不适半年,加重 3 天,曾在某医院前列腺液镜检白细胞为 40 个/HP,卵磷脂小体(＋＋),因工作繁忙曾时断时续口服环丙沙星片,用药时尿道及会阴部疼痛有所好转。3 天前,因生意过忙身体疲劳后,导致尿道及会阴部疼痛加重,且伴有早泄及性欲低下。来诊时患者情志不畅,纳食欠佳,前列腺指诊表面不平有轻压痛,舌淡暗,苔薄黄,脉弦。中医诊断为淋证。辨证为肝郁肾虚。

治以疏肝补肾为主。方用加味逍遥散加减。

处方:逍遥散加菟丝子、沙苑子、益智仁、王不留行、神曲各15g,车前子12g。每日1剂,水煎温服,早晚2次饭后服。

1个疗程后,尿道及会阴部疼痛、纳食、早泄均明显改善,复查前列腺液镜检白细胞为10个/HP,卵磷脂小体(+++)。再以前方去益智仁、王不留行、神曲、车前子,用法同上。

巩固治疗2个疗程后,复查前列腺液镜检白细胞为3个/HP,卵磷脂小体(++++),半年后随访未见复发。

按 加味逍遥散由柴胡、白蒺藜、当归、白芍、白术、茯苓、炙甘草组成,方中柴胡、白蒺藜疏肝解郁;当归、白芍养血柔肝,其中当归因芳香可以行气、味甘可以缓急,实为肝郁之要药;白术、茯苓健脾祛湿,使运化有权、气血有源,可治脾于未病,正合《金匮要略》所谓"见肝之病,知肝传脾,当先实脾"的论述。炙甘草益气补中缓肝之急,虽为佐使之品,却有襄赞之功。全方配伍精妙,使肝经得疏、气郁得解、脾病得防,故临床在此基础上对症加减,每获良效。

（四）慢性附睾炎

附睾炎是细菌侵入附睾而引起的感染,为阴囊最常见的感染性疾病,临床以附睾肿大、阴囊疼痛并沿精索向腹股沟放射、伴精索增粗为特征,可分为急性和慢性两类。而急性附睾炎的治疗较易,而慢性附睾炎较难治愈。

本病属于中医学"子痈""子痛"范畴,多因外感湿热或湿热内生所致;亦可因瘀血内停,日久郁结,经络阻滞,湿热困脾致运化失司,津液凝聚为痰,痰瘀结聚成硬结。慢性附睾炎在早期多以实证为主,出现气滞、血瘀、痰凝症状,治疗以消散为主,施以理气、散瘀、化痰。后期多以虚证为主,出现脾肾气血虚衰症状,治疗以补为主,施以补益脾肾。

医案精选

◎案

陈某,男,25岁。2014年6月17日初诊。1年来出现左侧附睾肿大疼痛、下坠感,伴发热,经西药治疗后,症状好转,发热减退,唯感左侧附睾硬结仍存、疼痛时作时止,阴囊下坠感,会阴部不适,舌质淡红,苔薄白,脉弦沉滑。体格检查:左侧附睾肿大,质硬,触之疼痛感,尿常规、血常规、红细胞沉降率(血沉)、OT试验均正常,B超检查确诊为慢性附睾炎征象。西医诊断为慢性附睾炎。中医诊断为子痈。辨证为肝气郁结。治以疏肝散结、化痰软坚。方用逍遥散加减。

处方:柴胡、当归、白芍、橘核、延胡索、桃仁、玄参各10g,浙贝母20g,郁金、夏枯草、丹参各15g,生牡蛎30g。7剂,每日1剂,水煎服。

二诊:附睾疼痛减轻,下坠感好转,左侧附睾硬结仍存,原方去延胡索,加水蛭5g,三棱、莪术各10g。服用7剂,左侧附睾硬块明显缩小变软,随后连服半月,左侧附睾肿块消失,B超复查附睾正常。随访半年未见复发。

按 慢性附睾炎属于中医学"子痈""子痛"范畴,而西医认为部分患者是在急性期未治愈而转为慢性,或由较轻感染逐渐演变而来,病变多局限在尾部有炎症结节,可发生纤维样变,局部发硬。而中医学认为由情志不舒、肝气郁结,郁而化热、痰热互结,蕴结附睾所致。以疏肝散结、化痰软坚为主,选用柴胡、白芍、当归、郁金、橘核,取逍遥散之意,疏肝理气;选用玄参、生牡蛎、浙贝母、夏枯草清热化痰、软坚散结;加延胡索、橘核理气止痛,白芍缓急止痛,加桃仁、丹参、水蛭、三棱、莪术活血祛瘀、消癥散结,同时根据中药药理研究具有改善血液流变和微循环,促进纤溶,并有抗炎作用。综观全方,有疏肝理气、软坚散结、活血祛瘀之功,正合本病病机之意,故可收到较好疗效。

(五)不射精

不射精是指在性交时有正常的性兴奋和阴茎勃起,但性交中达不到性高潮,无精液射出者。影响夫妻性生活质量,是造成男子不育的原因之一。

本病中医称之为"精瘀""精闭",在中医文献中虽无专题论述,但早有一定认识。如隋代《诸病源候论》中即有"精不能射出,但聚于阴头,亦无子"。唐代《备急千金要方》有"能交接,而不施泄"。清代《医贯》有"久战而尚不泄"等记载。阳气主升动,主气化,若素体阳虚、禀赋不足,或戕伐太过,则肾阳衰微。肾阳不足,则气化失调,驱精无力,泄精不能。肝主疏泄,喜条达,若情志不舒,郁怒伤肝,久而化火,木火相劫,心火亢盛,导致精关开启失调而不泄精。精藏于肾,而其主在于心。若房事不节,淫欲过度,或长期手淫,失精过多引起肾阴虚,阴虚则下不能制相火,上不能济心火,心肾失交,精关不开,故交而不射。脾为生化之源,后天之本,心主气血运行。若劳心劳力过度,损伤心脾。脾虚则气血生化乏源,血虚则不能生精,气虚不能推动精液运行,气血两虚精液枯竭,推动乏力,而不能射精。

医案精选

◎案

徐某,男,30岁。2011年10月20日初诊。1年来出现阴茎勃起,交而不射,无高潮,伴有胸胁不舒,心烦易躁,睾丸胀痛,二便无殊,舌苔薄白,脉弦细。体格检查:神志清,两侧睾丸发育正常,阴茎发育正常,性激素系列检查均正常范围。西医诊断为射精障碍(功能性不射精)。中医诊断为精闭。辨证为肝郁气滞。治以疏肝理气、通利精窍。方用逍遥散加减。

处方:柴胡、当归、白芍、八月札、王不留行、石菖蒲各10g,郁金、香附、路路通各15g,丹参20g,炮穿山甲、生麻黄各6g。7剂,每日1剂,水煎服。

二诊:胸胁不舒及睾丸胀痛好转,能射精但量少,药以对症,继服7剂。

三诊:患者诉已能射精,稍感腰酸,舌苔薄白,脉细。原方去炮穿山甲、生麻黄,加黄精、炒杜仲各15g。服用7天,诸症改善,原方加减再服2周。随访3个月,夫妻性生活满意。

> **按** 不射精症属中医学"精瘀""精闭"范畴,多为情志不调,肝气郁结,疏泄失常,精气开合不利,不能射精,或气滞日久,瘀血阻滞,痹阻精道而不射精,或者有久病或房劳等损伤肝肾,以致肾虚精亏,气虚无力,精气不开而致不射精。运用疏肝通窍法为主,选用柴胡、白芍、当归、香附、郁金、八月札,取逍遥散之意,疏肝理气,使肝气顺畅,疏泄正常,开合有序,故能射精;选用丹参、王不留行、炮穿山甲,活血祛瘀,疏通精道之瘀血,以利排精;用石菖蒲,化痰开窍之功以通精管;选用生麻黄,宣肺气、利水道,寓意取提壶揭盖之法。纵观全方,具有疏肝理气、活血化瘀、通精窍之功效。

◎案

陈某,男,27岁。1994年11月18日初诊。患者结婚3月余,同房从没有性高潮和射精动作,亦无精液溢出,但常有遗精,伴有阳强易举,阴茎作胀,心烦易怒,口干口苦,舌边尖红,脉弦而数。曾服中西药治疗,效果不佳,前来求诊。中医诊断为精瘀。辨证为肝气郁滞、郁而化火、疏泄失职、精关不通。治以疏肝解郁、通精开窍。方用逍遥散加减。

处方：柴胡 12g，当归 15g，白芍 15g，茯苓 15g，白术 15g，龙骨 30g，牡蛎 30g，山茱萸 10g，怀牛膝 15g，淫羊藿 15g，路路通 15g，穿山甲 10g，龙胆草 6g，牡丹皮 12g，栀子 10g，甘草 6g。每日 1 剂。

患者服至 23 剂时，自觉已有射精感觉和少量精液溢出，阴茎憋胀、阳强易举明显减轻。守上方继进 15 剂，患者精神振作，不射精症已告痊愈。

按 不射精的原因有功能性和器质性两种，功能性不射精占 90% 左右。其以心理因素为主，如宗教、伦理道德、家庭约束过严、夫妻关系不和、环境条件差、缺乏安全感等，均可使患者产生思想压力，以致射精不能。中医学认为，肝藏血，主筋，主疏泄；肾为作强之官，主藏精，兼施射精。若患者思想无穷，恣情纵欲，所愿不遂；或日久忧郁，气滞于肝，肝气郁结，疏泄失职，而致精窍不通。故治疗依据"欲得精可射，一治其遗泄，二宗筋慎强"为原则。方用逍遥散疏肝理气，加龙骨、牡蛎敛淫越而止遗泄，配山茱萸、淫羊藿以补肾填精，选怀牛膝、穿山甲、路路通以畅达宗筋，通利精窍。全方共奏疏肝解郁、通精开窍之功。加味逍遥散治疗不射精，应服 4 个疗程为宜。即使治愈还应继续服药 1~2 个疗程以善其后。

（六）男性乳房发育

男性乳房发育分为生理性和病理性。生理性男性乳房发育者多见于新生儿、青春期、更年期，多可自愈。病理性男性乳房发育称为男性乳房发育症，临床以单侧或双侧乳房增大、结块、胀痛、溢乳为特征，多发于中老年男性，10 岁左右男童也可发生，是一种不太多见的内分泌疾病，但给患者造成巨大的心理压力，影响了正常的生活，且近年来有多发趋势。

中医学对此病早有认识，早在宋代，窦汉卿《疮疡经验全书》中即有记载，称之为"妳疬"（妳同"奶"），《中医外科学》称之为"乳疬"。从经络循行来看，足阳明胃经贯乳中，足太阴脾经、络胃上膈、布于胸中，足厥阴肝经上膈、布胸胁绕乳头而行，足少阴肾经，上贯肝膈而与乳联，冲任二脉起于胞中、任脉循腹里，上关元至胸中，冲脉挟脐上行，至胸中而散，从经络循行的部位来看，脾胃肝肾及冲任与乳房的关系密切。肝、肾、脾、胃及冲任功能失常,可导致乳房疾病的发生。

历代医家指出"女子乳头属肝,乳房属胃","男子乳头属肝,乳房属肾"。明代陈实功《外科正宗·乳痈论》亦指出:"男子乳节与妇人微异,女损肝胃,男损肝肾。"余听鸿在《外证医案汇编》也说:"乳中结块,虽云肝病,其病在肾。"故男子乳房发育症的发生于肝肾功能失调密切相关,其病变的脏腑主要为肝肾。本病以中老年男性为多,《黄帝内经》云"年四十则阴气自半矣","五八,肾气衰,发堕齿槁";中老年男性气血渐虚,肾中精气渐衰,往往处于生理性肾虚状态,加之现代人生活和工作节奏加快,竞争激烈,劳神过度,肝虚血燥;饮食不节,饮酒过度,脾失健运;生活无规律,晚睡晚起,房事不节,纵欲过度,肾失封藏,导致人体肝脾肾功能受损,肝脾功能受损日久及肾,暗耗肾中精气,使得肾虚更为明显。一方面肝虚血燥,肾虚精怯,血脉不得不行,肝经无以荣养遂结肿痛。另一方面肾虚肝燥,肝失疏泄,脾失健运,痰湿内生,湿阻气滞,气滞血瘀,痰瘀阻滞乳络而发为本病。故本病的病位在于肝肾,肾气虚衰,肝郁气滞是本病发生的病理基础,在此基础上,或肝经无以濡养,或日久痰瘀阻于乳络而发为本病。

医案精选

◎案

陈某,男,60岁。1990年12月29日初诊。患者发现左乳头周围肿大月余,检查左侧乳房以乳晕为中心,呈扁圆形,可见2.5cm×2.5cm×0.8cm大之肿块,中等硬度,推之可动,肿块界线清楚,不与皮肤粘连,触压时有胀及疼痛感,局部皮色正常,腋下、颈部未触及肿大淋巴结,心肺正常,肝脾未触及。伴有忧虑,胸闷不舒,性功能无改变。舌质淡红,苔白,脉弦滑。放射免疫测定PRL 4.3μg/L,CA-50 17.5u/ml。西医诊断为男性乳房发育症。中医诊断为乳疬。辨证为肝气郁结。治以疏肝解郁、软坚散结。方用逍遥散加味。

处方:柴胡10g,当归10g,白芍10g,白术10g,炙甘草15g,薄荷3g,黄药子10g,白药子10g,牡蛎15g,法半夏10g,枸杞子25g,猫爪草10g。14剂,每日1剂,水煎服。

二诊:服上药14剂后,忧虑好转,胸闷,乳块触压有胀及疼痛感消失,乳块变软,大小无变化。照原方共服 35 剂,乳肿块完全消失。复查:CA - 50 11.6u/ml。随访 1 年未见复发。

【按】男性乳房发育症,中医称为"乳疬"。秦伯未在《中医临证备要》认为病由"肾虚肝燥,忧思怒火郁结"所致。顾伯华《外科经验选》认为"乳疬病因,因体质虚弱,血亏肝旺,气郁痰凝而成"。临床上大多无明显症状,仅在触压肿块时才感胀及疼痛,多数患者性格内向,或性情急躁,忧思易怒,致使气滞痰凝,日久发为乳癖。其病位在肝,病因为肝气郁结;病机为肝失条达,气机阻滞。治以逍遥散疏肝理气为主,加黄药子、白药子、牡蛎、法半夏消痰软坚散结,枸杞子滋补肝肾之效,诸药合用,共奏疏肝解郁、消痰软坚散结、活血化瘀、滋补肝肾之效。

第四节 儿科疾病

(一)小儿遗尿症

小儿遗尿症又称遗尿、尿床,是指 5 周岁以上的小儿除外器质性病变,表现为不能自主控制排尿,经常于睡梦中小便自遗,醒后方觉的一种病症,少则数夜一次,多则一夜数次。病程可长达数年,对小儿的身心发育及家人生活质量造成不良影响。

本病属中医学"遗尿""遗溺""尿床"等范畴。古代医家认为,遗尿的发生,主要原因是肾与膀胱虚寒导致膀胱不约,也与肺、脾、心、肝、三焦等脏腑有关。《素问·宣明五气》云"膀胱不利为癃,不约为遗溺";《证治汇补·遗溺》说"又有挟热者,因膀胱火邪妄动,水不得宁,故不禁而频来";《诸病源候论·小儿杂病诸候·遗尿候》云"遗尿者,此由膀胱有冷,不能约于水故也……肾主水,肾气下通于阴,小便者,水液之余也,膀胱为津液之腑,既冷,气衰弱,不能约水,故遗尿也";《张氏医通·遗尿》中云"膀胱者,州都之官,津液藏焉。卧则阳气内收,肾与膀胱之气寒虚,不能约制,故睡中遗尿";《金匮翼·小便不禁》云:"有肺脾气虚,不能约束水道而病不禁者,《金匮》所谓上虚不能制下者也。"遗尿的病因主要为胎禀不足,肾气亏虚,下元虚寒,使膀胱气化功能失调,不能制约水道而致遗尿。本病病位在膀胱,主要与肾和膀胱虚寒、不能固摄有关。

医案精选

◎案

徐某,男,5 岁。1996 年 8 月 5 日初诊。遗尿 1 年余,曾多次求治于中西医,不愈。患儿发育正常,3 岁时曾因高热而致惊厥,平常喜挑食,大便时溏时干,昼间好动不知疲倦,夜间常惊惕、梦吃。舌淡红,苔薄白,脉弦缓。中医诊断为遗尿。辨证为肝脾失调。治以健脾疏肝涩尿。方用逍遥散加减。

处方:柴胡、当归各 5g,白芍、白术、茯苓、钩藤、太子参各 10g,蝉蜕 5g,甘草 2g。7 剂,每日 1 剂,水煎服。

并嘱限制患儿日间活动量,睡前尽量少予饮料。

二诊:服上药 7 剂后,夜间惊惕、梦吃明显减轻,服药期间,仅遗尿 1 次。上方再进 7 剂,诸症除,遗尿止。随访半年,未见复发。

按 小儿脏腑娇嫩,且肝常有余,脾常不足。本案患儿遗尿实与其曾患高热有关,观其夜间常有惊惕、梦吃,知其肝有遗热;挑食、大便时溏时干,知其脾不和而肝木又犯之。故用柴胡、白芍、当归、钩藤、蝉蜕以疏肝、柔肝、平肝;白术、茯苓、太子参、甘草以健脾。

◎案

周某,男,4 岁。1993 年 6 月 3 日初诊。患儿母亲代诉:患儿遗尿 1 年有余,曾多次求治于中西医,久治不愈。患儿发育正常,3 岁时曾因高热而致"抽筋",平常较挑食,喜饮,大便时溏时结,昼日好动,玩耍不知疲倦,夜间常惊惕、梦吃,舌淡红,苔薄白,脉弦缓。检视前医处方,多为缩泉丸加味。根据患儿生理、病理特点及以往治疗情况。中医诊断为遗尿。辨证为脾虚肝火旺。治以疏肝健脾,兼以泻火。方用逍遥散加减。

处方:柴胡、当归各 5g,白芍、白术、茯苓、钩藤、太子参各 10g,蝉蜕 3g,甘草 2g。7 剂,每日 1 剂,水煎服。

并嘱其母限制患儿日活动量,睡前尽量少予饮料。

二诊:服上药 7 剂后,患儿夜间惊惕、梦吃明显减轻,服药期间仅遗尿 1 次,方药对证,效不更方,上方再进 7 剂,随访半年,未见复发。

按 小儿脏腑娇嫩,形体未充,易虚易实,且肝常有余,脾常不足。此患儿遗尿实与曾患高热有关,观其夜间常惊惕、梦吃,知其肝有遗热;挑食、喜饮、大便时溏时结,知为脾不足而肝犯之。故用柴胡、白芍、当归、钩藤、蝉蜕以疏肝、柔肝、养肝、平肝;而用白术、茯苓、太子参、甘草以健脾。此"欲伏其所主,必先其所因"也。辨证得当,故遗尿得愈。

(二)小儿厌食症

小儿厌食症是儿科常见病症。主要表现为小儿较长时间的食欲减退,甚至无食欲。中医学认为本病是由于饮食喂养不当导致脾胃运化功能失调所致。病程短者,表现为脾胃不和之实证;病程长者,则见脾胃气虚、阴虚之证。治疗上多用消导、调补之法,效果不甚理想。本病与肝有关系,肝主疏泄、性喜条达,恶抑郁。脾土的运化必须借助肝木的疏泄条达功能而完成。正如《血证论》中所言:"木之性主于疏泄,食气入胃,全赖肝木之气以疏泄之,而水谷乃化。"若肝气郁结,疏泄失司,则木不疏土,横逆犯胃,致脾不健运,胃不受纳而成本病。当今小儿因父母过分宠爱而多娇恣,所求不得,往往出现情志不畅现象。现代医学认为目前随着生活条件改善及独生子女比例上升,心理因素已成为小儿厌食的一个主要原因。小儿可因精神因素导致肝气郁结而影响脾胃受纳运化功能。因此,小儿厌食症在发病过程中,虽然脾胃功能失调是发病的根本原因,但肝的病理变化也是一个不可忽视的因素。

医案精选

◎案

某,男,5 岁。1996 年 3 月初诊。患儿自 1 年前由于父母的宠爱而变得任性挑食,渐见食欲不振,后发展为厌食、拒食,伴消瘦、乏力。3 个月前在某医院体检时发现患儿较消瘦,低于标准体重 10%。检查:肝功能正常,

HBsAg阴性,肾功能正常,血糖,T$_3$、T$_4$,血清钾、钠、氯,血清总蛋白均正常,X线胃肠造影、胸片均正常,心电图正常。经一般治疗无效。症见:厌食、拒食,食后腹胀,闷闷不乐,夜寐不安,消瘦乏力,舌质红,苔薄,脉细弦。T 36.6℃,体重15.5kg,咽淡红,扁桃体不大,心肺未见异常,腹软,肝脾肋下未触及。中医诊断为厌食。辨证为肝郁脾虚。治以疏肝和胃、益气健脾。方用逍遥散加减。

处方:柴胡6g,白芍6g,党参8g,白术8g,茯苓6g,甘草3g,陈皮3g,栀子3g,神曲6g,麦芽6g。7剂,每日1剂,水煎服。

二诊:服上药7剂后,食欲增加,腹胀稍减,2周后症状消失。随访2个月,食欲、饭量正常,体重增至17kg。

(三)儿童性早熟

性早熟系女童在8岁前,男童在9岁前呈现第二性征的发育异常性疾病,是临床常见的小儿内分泌系统疾病之一。由于患儿生长速度过快,骨骺提前愈合,致成人时身高较正常人矮,性发育提前,给患儿及其家庭带来巨大的社会心理压力,需及早治疗。性早熟的临床表现差异较大,在青春期前的各年龄阶段都可发病,症状的发展快慢也不一致。临床诊断需要实验室检查的帮助,还要排除其他原因所致的性早熟。

中医学认为肾藏精,主生长、发育和生殖,肾对于精气有闭藏的作用,而肝主藏血,主疏泄,即能够条达全身脏腑的气机;肾中精气的充盛有赖于肝血的补充,肝血的化生有赖于肾精的滋养,称之为"肝肾同源"。肝的疏泄正常,则使肾能够正常行使闭藏精气的功能;如果肝郁化火,则可使肾精失其闭藏而出现相火妄动,在成人表现为月经先期、遗精、早泄等,在儿童则出现性早熟。

医案精选

◎案

杨某,女,7岁半。2012年5月13日初诊。患儿2个月前发现双侧乳房较同龄者明显增大,在医院经B超、性激素、骨龄片等检查,确诊为特发性性早熟。就诊时见:形体偏胖,面色潮红,怕热,双侧乳房胀痛,性怪易怒,口干,夜眠不安,便秘,苔淡苔黄根腻。中医诊断为乳病。辨证为冲任失调、肝郁化火、痰火互结。治以疏肝泻火、健脾化痰。方用逍遥散加减。

处方:柴胡10g,当归12g,白芍6g,茯苓15g,白术12g,薄荷6g,墨旱莲10g,女贞子10g,夏枯草10g,鳖甲珠6g,乌梅3g,炙甘草3g。每周服5剂,连服1个月。

二诊:诉诸症明显改善,续服6个月后,诸症皆消,B超、性激素水平基本接近正常。随访1年未复发。

按 治疗本病"从肝论治",小儿属生长发育时期,加之小儿"肝常有余""肾常虚",泻肾后恐影响小儿的生长发育。采用疏肝泻火、兼健脾化痰治疗本病。以逍遥散合二至丸化裁,创制了疏肝泻火方。该方由柴胡、当归、白芍、茯苓、白术、薄荷、墨旱莲、女贞子、夏枯草、鳖甲珠、乌梅、炙甘草组成。方中君药柴胡疏肝解郁,使肝气条达;当归养血和血、白芍养血柔肝、鳖甲珠活血化瘀,夏枯草清泻肝火,墨旱莲、女贞子补肝肾养阴血而不滋腻,共为臣药;木郁不达致脾虚不运,故以白术、甘草、茯苓健脾益气,既能实土以御木侮,又能使营血生化有源,薄荷疏散郁遏之气,透达肝经郁热,共为佐药;炙甘草调和诸药。其中乌梅为常用药,归肝、脾、肺、大肠经,认为其一则入肺则收,除烦清热安心神;二则能开,可疏肝解郁。冉雪峰《大同药物学》谓:"乌梅不唯开,且能开他药所不能开,不唯通,且能通他药所不能通。"以上诸药合用,可达肝脾肾并治,气血兼顾的效果,通过泻肝、平肝、柔肝体现了"乙癸同源""实则泻其子"的原则,以泻其子"肝",既可不攻伐肾气犯肾无实证之戒。本方用于治疗性早熟的患儿,疗效甚佳。

(四)精神运动性癫痫

小儿精神运动性癫痫是小儿痫证的特殊类型,临床除具有突发性、反复性、自解性等痫证发病的一般规律外,更以发作性精神意识改变或自动症表现为特征,从而区别于昏仆、抽搐为主症的其他发作类型。同时,小儿精神运动性癫痫的发作频率很高,反复多次发作往往影响智力。有关痫证的病机,历代医家多从痰立论。如《医学纲目·癫痫》明确提出:"癫痫者,痰邪逆上也。"若痰邪上逆,迷闷心窍,心失所主,则神志恍惚,甚则神志丧失。若痰浊壅盛,引动肝风,则合并肢体抽搐。若痰郁化火,"痰火充盛,上并于心,神不宁舍,故作狂笑"。若痰降气顺,则发作渐息,神志逐渐苏醒。由此可见,痰阻气逆是小儿精神运动性癫痫的基本病机,痰浊动风或痰火壅盛为其病理演变。

医案精选

◎案

某,女,14 岁。1992 年 3 月 13 日初诊。患癫痫病史 2 年。发作时自言自语,来回走动,或搓手或拾物乱放,动作呆板,呼之不应,制之则强力反抗,持续 5~30 分自行缓解,止后对发作时症状不能回忆,自诉"刚才难受",约 40 天发作 1 次。发作间歇期无任何异常,曾服苯妥英钠 4 个月未发。1991 年 5 月患者月经初潮,痫疾复发,经加服卡马西平仍不能控制发作。近半年来,多在月经来潮前 1 周或经后 3~5 天发病,每月发作 1~2 次;发作时症状如前,持续 1 小时方止。患者 2 岁时曾发热惊厥 1 次,无明显家族遗传史。脑电图检查示传导阵发性多棘慢波及慢波节律。症见:神清体胖,纳可便调,月经 20~23 天一至,色正常,舌红,苔黄厚而腻,两脉弦滑。西医诊断为精神运动性癫痫。中医诊断为痫证。治以清热化痰、调气醒神。宗温胆汤加味,并嘱逐渐减少西药用量。治疗 3 个月,西药已停,痫疾仍发,唯每次发作持续约 20 分可止。辨其痫证随月经而发,且有经水先期,是为血热之证,且病久肝郁,故改治法为清热调经、疏肝健脾。方用加味逍遥散加减。

处方:牡丹皮、栀子、柴胡、茯苓、石菖蒲各 9g,当归、白术、天麻各 6g,白芍 12g,薄荷、甘草各 3g。每日 1 剂,水煎服。

二诊:服药月余,月经正常,痫疾未再发。治疗 6 个月,复查脑电图示双颞部爆发性出现短程(1.5 秒)棘慢波,较前好转。再宗前方加减治疗 3 个月,后改用加味逍遥丸 6g,每日 2 次,石菖蒲每日 10g 沏汤送服加味逍遥丸为引药,以缓图其功。1993 年 10 月复查脑电图,未见痫性放电。近访已 3 年半未见复发。

按 精神运动性癫痫是癫痫临床发作的一个类型,以发作性精神意识改变或自动症表现为特点。本案少女初潮,加之病久,内郁化热,致经水不调,痫发愈重。肝郁血热为其病机。先以化痰调气法,虽见初效,却未除病。后以牡丹皮、栀子清肝泄热;当归、白芍养血柔肝;柴胡、薄荷疏肝解郁散热,白术、茯苓健脾和中;石菖蒲豁痰开窍;天麻入肝经疏痰利气。众药相合,郁解热清,痰除气顺病自愈。

第五节　皮肤科疾病

(一)痤疮

痤疮,中医称之为"粉刺""肺风粉刺"等,多发于面部及胸背部,临床上主要表现为白头、黑头粉刺、脓疱甚至囊肿结节和瘢痕等多种皮损形态,多伴有月经不调,西医学认为是一种毛囊皮脂腺的慢性炎症性皮肤病,其发病机制主要是雄激素作用、毛囊皮脂腺导管角化异常、皮脂腺过度分泌及痤疮丙酸杆菌的作用,此外,遗传因素在痤疮的发病过程中起到很重要作用。

先贤说"女子以肝为先天","百病皆生于气"。现代女性生活节奏紧张,工作压力及生活负担较重,导致情志不舒,肝气郁久化热,易致"妄动之相火",耗阴伤精,病久则涉及肾阴,进而肝肾阴虚,水不涵木,以至虚火上炎,发为痤疮。《灵枢·经脉》载:"肝足厥阴之脉,起于大指丛毛之际……挟胃,属肝,络胆,上贯膈,布胁肋,循喉咙之后,上入颃颡,连目系,上出额,与督脉会于巅;其支者,从目系下颊里,环唇内;其支者,复从肝别,贯膈,上注肺。"面颊、额部、口周和胸背部等多为痤疮好发部位,均是肝经循行所过之处,因此,对于痤疮的治疗,宜以肝为主,清肝泻火,滋水涵木。

医案精选
◎案

李某,女,26岁,已婚。以面部痤疮1年余为主诉就诊。患者1年前参加工作后,压力增大,作息不规律,面部痤疮逐渐加重,1年来曾用口服药及外用药物治疗(具体药物不详),效果不佳。现患者面颊部、额部及下颌满布痤疮,已往月经35～40天一行,5天净,量可,色暗红,挟少量血块,小腹胀痛,乳房胀痛,嗳气,食少,大便干燥,舌淡暗,苔薄白,脉沉弦。中医诊断为痤疮。辨证为肝郁肾虚、阴虚火旺。治以疏肝补肾、滋阴泻火。方用逍遥散加减。

处方:柴胡10g,当归10g,白芍15g,茯苓10g,白术10g,香附10g,玫瑰花15g,凌霄花10g,生地黄15g,玄参10g,麦冬10g,女贞子10g,墨旱莲10g,菟丝子10g,甘草10g。7剂,每日1剂,水煎早、晚分服。

二诊:服上药7天后,面部痤疮减轻,情绪好转,小腹胀痛及乳房胀痛稍减,食欲增。继服前方,随症加减。治疗3个月后,面部痤疮消退,情绪尚可,月经1个月一行,小腹胀痛及乳房胀痛消失。

按 逍遥散出自《太平惠民和剂局方》,主要由柴胡、当归、白芍、茯苓、白术、薄荷、甘草、生姜8味药组成,有疏肝健脾、养血调经之效,是妇科圣方。逍遥散加味,由逍遥散加补肾药物组成,治疗各种肝郁肾虚型疾病。肝郁肾虚型痤疮除舌脉象与皮疹外,女性肝肾阴虚型痤疮患者多伴有月经病。本案中痤疮病机为肝郁肾虚,以疏肝补肾为主,选逍遥散加减治疗。方中柴胡、香附、玫瑰花疏肝解郁,使肝气条达;当归、白芍养血活血;白术、茯苓、甘草健脾益气;玄参、麦冬滋养阴液;菟丝子滋补肝肾;凌霄花破瘀通经,凉血祛风;甘草调和诸药。加入女贞子、墨旱莲滋补肝肾之阴。因此,运用逍遥散加减治疗肝郁肾虚型痤疮疗效显著。

◎案

付某,女,28岁。2015年1月14日初诊。面部痤疮反复发作半年余。症见:两颊面及唇周出现粟米样疙瘩,触之疼痛,根部硬结,大便干燥,3~4天1次,工作压力大,心情烦躁,情绪不佳。脉细弦,舌质暗红,苔薄黄。中医诊断为粉刺。辨证为肝气郁结。治以疏肝解郁、通腑散结。方用逍遥散加减。

处方:柴胡10g,当归10g,炒白芍10g,茯苓15g,炒白术12g,薄荷10g,白僵蚕10g,薏苡仁20g,白芥子10g,制大黄10g,炙甘草10g。10剂,每日1剂,水煎服。

二诊:服上方10剂后,面部症状明显改善,大便亦正常。守方继服10剂后疮消面净,余症皆去。

按 痤疮属中医"肺风粉刺"范畴，一般认为由肺经风热引起，本案患者心情烦躁、情志不畅致肝失疏泄，气郁日久化热，加之患者大便秘结，腑气不通，郁而不畅，二者相合，血热郁滞不散，聚集于面部而发为痤疮。故予逍遥散加减疏肝散结，并加用白僵蚕通络散结，加薏苡仁、白芥子健脾祛湿，化痰通络，以促进气血生化，兼见便秘，加用大黄以通腑散结。本案辨证明确，用药精当，诸药合用使肝气条达，郁结散之则痤疮消。

（二）黄褐斑

黄褐斑是一种生于面部的常见皮肤疾患，临床表现为皮损呈淡褐色至深褐色斑片，面颊对称出现，呈蝶形，亦可见于额、眉、颧、鼻及口周等处，边界清楚，无自觉症状。日晒后皮损颜色加深，女性患者偶见经前颜色加深。本病多见于中青年女性。

本病在中医学中早有记载，晋代《肘后备急方》称为"皮干黑"，明代《外科正宗》称为"黑斑"。黄褐斑按病因病机可分为肝郁气滞、肝郁脾虚、肝肾不足、脾胃虚弱、血虚肝旺、气滞血瘀等几种类型，其病因病机多与肝、脾、肾三脏功能失调有关。尤其是肝、脾、肾三脏均涉及多脏器功能失调者，因七情失调，长期抑郁，肝肾精血亏虚，精血不足，肌肤失养，虚火上扰，燥热内结，或脾不健运，痰瘀内生，清阳不升，浊阴不降，浊气上犯，蕴结肌肤，均易形成黄褐斑。黄褐斑多为中青年，女性居多，中青年由于生理、心理及社会因素的影响，尤其是现代知识女性，精神长期处于紧张状态，加之经带胎产伤及于血，阴血不足，心肝失养，气郁血虚，所以肝郁气滞是黄褐斑患者临床最多见的病因病机之一。肝郁而气滞，气滞而血瘀。肝气不疏，急躁易怒，则相火妄动，消灼肝肾精血，肾阴不足，肾水无从上承，精血不足，脉络空虚，进而瘀阻而发为黄褐斑。

医案精选

◎案

张某，女，34岁。2015年2月4日初诊。患者面颊部生黄褐色斑块，胸闷不舒，喜太息，纳差，易急躁易怒，月经按期而至，量中等而色暗，经前乳房胀痛，舌淡红，苔薄黄，脉弦细。中医辨证为肝郁血热。治以疏肝解郁，佐以清肝火。方用逍遥散加减。

处方:柴胡10g,当归10g,炒白芍10g,茯苓10g,炒白术12g,薄荷6g,香附10g,郁金10g,荔枝核10g,牡丹皮10g,焦栀子10g,白蒺藜10g,炙甘草10g,姜枣为引。10剂,每日1剂,水煎服。

二诊:患者诉胸闷不舒、心烦急躁等症状均改善,余症如前,原方继服10剂。

三诊:面色渐转光泽,斑块开始消退,前日月事来潮,量中等色暗红,经前乳房胀痛感较前好转,舌淡红,苔薄白,脉细。原方加丹参10g,继进10剂后面部色素及余症基本消失。

按 《医宗金鉴·卷六十三》云:"黧黑斑……由忧思抑郁,血弱不华,火燥结滞而生于面上,妇女多有之。"黄褐斑为女性多发病,女性因生理、心理及社会因素影响极易情志失调。肝郁气滞是黄褐斑患者临床最多见病因之一。本案患者因情志不遂,长期忧思劳伤所致。四诊合参,当属肝气郁结,郁而化热。故以逍遥散加味疏肝理气、清肝火、散郁结。方中制香附、郁金、白蒺藜、荔枝核与逍遥散合用共奏疏肝理气解郁之效。牡丹皮、焦栀子凉血、清肝火。诸药相伍,效专力宏。故连进30余剂,斑块消失。

◎案

丁某,女,29岁。2009年6月7日初诊。研究生毕业3年,谋职未遂,境况窘迫,忧愁日久而抑郁,半年前面部又生褐斑,心情更加沉重,现求中医诊治。症见:精神抑郁,情绪低落,胁肋胀痛,前额及双颊均可见褐色斑片,面部潮热,月经量少,痛经;舌质暗红,苔薄白,脉弦细。西医诊断为抑郁症(轻度)、黄褐斑。中医诊断为郁证、黧黑斑。辨证为肝郁气滞。治以疏肝解郁。方用逍遥散加减。

处方:柴胡5g,香附10g,郁金10g,延胡索10g,白芍10g,当归10g,白术10g,茯苓10g,炙甘草5g,生姜2g,薄荷3g,炒栀子5g,牡丹皮5g,丹参15g,山慈菇5g。7剂,每日1剂,水煎早、晚分服。外涂白芷茯苓粉(白芷、茯苓等量,粉碎过筛),每日2次。

二诊:服上方7剂后,胁痛减轻,褐斑有所消散。守方继服,外用药同前。

三诊:上方又用14剂,胁痛消,褐斑大部分消失,心情渐爽,腹稍胀。上方去柴胡,加木香10g,继续口服及外用。

四诊:上方又用21剂,褐斑大部分消失,抑郁明显减轻,月经正常。上方去延胡索、山慈菇、牡丹皮、炒栀子,又服14剂,诸症悉除。

按 情志内伤,肝失条达,气失疏泄,肝气郁结;谋虑不遂,加之久郁伤脾,脾失健运,化源不足,血虚脾弱,形成肝郁血虚脾弱证;肝郁日久,化热伤阴,熏蒸于面,又叠加褐斑。治以疏肝解郁、清泄内热、化瘀消斑。方中柴胡性善条达肝气,疏肝解郁;香附善行肝气之郁结;郁金、延胡索行气活血止痛;白芍滋阴柔肝;当归养血活血;白术、茯苓、甘草健脾益气;生姜温胃和中;薄荷助柴胡疏肝而散热;炒栀子、牡丹皮清热凉血,活血祛瘀;丹参活血调经,祛瘀止痛,凉血消痈,除烦安神;山慈菇清热解毒,消痈散结。故收良效。

(三)扁平疣

扁平疣是感染人类乳头瘤病毒(HPV)引起的一种发生于皮肤浅表的良性赘生物,大多数由HPV3、HPV10型感染所致。

本病属中医学"扁瘊"范畴。《五十二病方·祛疣》记载了灸法治疣写到:"取敝蒲席若籍之弱(蒻),绳之,即燔其末,以久(灸)尤(疣)末(本),热,即拔尤(疣)去之。"本病皮损为表面光滑的扁平丘疹,针头、米粒到黄豆大小,呈淡红色、褐色或正常皮肤颜色。数目多少不一,可散在分布,或簇集成群,有的相互融合,常因搔抓沿表皮剥蚀处发生而形成一串新的损害。好发于颜面部、手背和前臂。一般无自觉症状,偶有瘙痒感,发病缓慢,有时可自行消退,但亦可复发。

医案精选

◎案

陈某,女,31岁。2009年8月11日初诊。因婚姻两次破裂,精神重创,有厌世之感,不久,自觉喉中生物,吞之不下,咯之不出,去喉科检查,无异常所见,3个月前面部突生扁平疣,用药疗效不显,心情更加低落,辞去工作,闭门自居,现其母陪患者来求诊中医。症见:精神抑郁,胸部闷塞,胁肋胀满,神疲纳呆,咽中如有物梗塞,前额及左面颊散在粟粒至黄豆粒大扁平丘疹20余个,色暗;舌暗淡,苔白腻,脉弦滑。西医诊断为抑郁症(轻度)、扁平疣。

中医诊断为梅核气、扁瘊。辨证为肝郁脾虚、气郁痰凝。治以疏肝解郁、化痰散结。方用逍遥散合半夏厚朴汤加减。

处方:柴胡5g,当归10g,茯苓10g,白芍10g,白术10g,生姜5g,紫苏叶10g,制半夏10g,厚朴10g,桃仁5g,红花5g,夏枯草10g,山慈菇5g,狗脊20g,炙甘草10g。7剂,每日1剂,水煎服。第3遍煎液每日洗患处2次。

二诊:服上方7剂后,胁肋胀满明显减轻,胸咽渐觉舒缓,扁平疣无明显变化。守方继服,外用药同前。

三诊:上方又用7剂,咽部梗阻之感明显消退,扁平疣有脱落迹象,心情渐爽,食欲增,二便通调。上方去柴胡、半夏,继续口服,外用药同前。

四诊:上方又用21剂,咽部梗阻感完全消失,扁平疣大部分脱落,心情开朗,喜欢交谈。上方去生姜、夏枯草,又服14剂,诸症悉除。随访1年,未见复发。

按 情志内伤,肝失条达,气失疏泄,而致肝气郁结;脾失健运,聚湿生痰,痰气郁结于胸咽,久之,筋气不荣,肌肤失常,加之外感毒邪,蕴结于面。治以疏肝解郁、化痰散结。逍遥散疏肝解郁,健脾和营;半夏厚朴汤行气散结,降逆化痰;桃仁、红花活血化瘀;夏枯草清热解毒,散结消肿;山慈菇清热解毒,消痈散结;狗脊祛风湿、补肝肾;甘草解毒和中、调和诸药。故收卓效。

(四)面部盘状红斑狼疮

盘状红斑狼疮(DLE)为慢性复发性疾病,盘状红斑狼疮皮疹呈持久性盘状红色斑片,多为圆形、类圆形或不规则形,大小有几毫米,甚至10mm以上,边界清楚。皮疹表面有毛细血管扩张和灰褐色黏着性鳞屑覆盖,鳞屑底面有角栓突起,剥除鳞屑可见扩张的毛囊口。

根据本病的皮疹特征,可属中医学"蝴蝶丹""阴阳毒";根据本病可累及周身的特点称为"周痹";有肾功能损害者属"水肿";有胸水者属"悬饮"。先天禀赋不足,为本病发病的重要因素。中医认为,人的禀赋取决于先天生殖之精,而先天之精藏于肾,故有"肾为先天之本",肾精是构成人体并具有遗传作用的基本物质,即"两形相搏,合而成形,常先身生,是谓精",它决定着一个人体质的强弱以及易患某种疾病的倾向。如素体肾精亏虚,则易患本病。又有"女子以肝为先天"加之"肝肾同源"的理论,若平素未重视摄生调护,则最易伤阴耗血,致阴亏血虚,阴虚火旺而发为狼疮。譬如产后百脉空虚,精血耗失,肾水亏枯,肾火无以为养,内火升浮燔灼,最易壮热骤起,突发狼疮。

医案精选

◎案

何某,女,33 岁。2009 年 9 月 9 日初诊。平素性情暴躁,常发无名之火,经常与丈夫吵闹,1 年前,与丈夫大吵后,情绪低落,流露轻生念头,不久,面部起红斑,经某医科大学附属医院诊断为盘状红斑狼疮,抑郁加重,现求中医诊治。症见:面颊可见微微隆起的附有黏着性鳞屑的盘状红斑,剥去鳞屑,可见角质栓和扩大的毛囊口,胸胁胀满,口苦咽干,目赤,大便秘结;舌质红,苔黄,脉弦数。西医诊断为抑郁症(轻度)、盘状红斑狼疮。中医诊断为郁证、红蝴蝶疮。辨证为肝郁化火、风热毒聚。治以疏肝解郁、清热解毒。方用逍遥散加减。

处方:柴胡 5g,当归 10g,茯苓 10g,白芍 10g,白术 10g,牡丹皮 10g,炙甘草 10g,生地黄 10g,北沙参 15g,蝉蜕 10g,蒲公英 10g,刺蒺藜 10g。7 剂,每日 1 剂,水煎服。第 3 遍煎液局部湿敷。

二诊:服上方 7 剂后,胁胀消失,皮疹渐退,二便通调。守方继服,外用药同前。

三诊:上方又用 14 剂,皮疹完全消退,心情爽,生活与工作欲望渐增。上方去柴胡,又服 21 剂诸症悉除。

按　郁怒伤肝,肝气郁结,横逆乘土,肝脾失和;肝郁日久化火,熏蒸肌肤,加之腠理不固,外感风热,风火毒相搏,蕴结肌肤,上泛头面,则生盘状红蝴蝶疮。治以疏肝解郁、清热解毒。丹栀逍遥散疏肝解郁、养血健脾、清热凉血,主治肝脾血虚,化火生热;生地黄清热凉血,养阴生津;北沙参养阴清肺,益胃生津;蝉蜕疏散风热,利咽,透疹;蒲公英清热解毒,疏散风热;刺蒺藜平肝疏肝,祛风明目。故取效甚捷。

（五）带状疱疹

带状疱疹由水痘－带状疱疹病毒引起,以沿单侧周围神经分布的簇集性小水疱为特征,常伴明显的神经痛。带状疱疹患病之所以痛苦,是因为其沿一定的神经干径路不对称分布,严重的有损神经,而神经疼痛是难以忍受的。

隋代巢元方《诸病源候论·疮病诸候·甑带疮候》载"甑带疮者,绕腰生,此亦风湿搏血气所生,状如甑带,因以为名";明代王肯堂《证治准绳·疡医·卷四·缠腰火丹》载"绕腰生疮,累累如珠,何如? 曰:是名火带疮,亦名缠腰火丹";清代祁坤《外科大成·缠腰火丹》命名为蛇串疮,如说:"初生于腰,紫赤如疹,或起水疱,痛如火燎。"今多以"蛇串疮"名之。本病病因病机大致有三:①情志内伤,肝气郁结,久而化火,肝经火毒,外溢皮肤;②脾失健运,蕴湿化热,湿热搏结于皮肤;③年老体弱,血虚肝旺,或劳累感染毒邪,或湿热毒盛,气血凝滞所致。

医案精选

◎案

赵某,男,71 岁。2010 年 3 月 20 日初诊。2 个月前右胸背部起簇状水疱,痛如刀割、针刺,曾在某医院诊为带状疱疹,用阿昔洛韦及清热解毒药内服,阿昔洛韦乳膏外用后疱疹消失,但疼痛未改善,尤以夜间为甚。现右胸背部阵发性疼痛如针刺,夜不能寐,局部皮肤紫暗、干燥,舌质红无苔,脉弦虚。中医诊断为蛇串疮。辨证为血虚肝旺。治以疏肝解郁、健脾和营、益气养血、滋阴润燥。方用逍遥散加味。

处方:柴胡15g,当归12g,赤芍15g,白芍15g,茯苓10g,沙参12g,生地黄12g,炒白术6g,丹参30g,川楝子10g,延胡索10g,郁金10g,香附10g,薄荷3g(后下),全蝎5g,首乌藤15g,炒酸枣仁15g,徐长卿12g,煅牡蛎12g,生姜3g,甘草6g。10 剂,每剂水煎 2 次取汁600ml,早、中、晚饭后各服200ml。服药期间忌食辛辣刺激之品。

二诊:疼痛大减,夜能安睡 5~6 小时,上方去炒酸枣仁、首乌藤、茯苓,10剂,煎服法同前。

三诊:疼痛基本消失,夜间偶尔疼痛 1~2 次,但都较轻微,上方去香附、郁金、全蝎、徐长卿,沙参量增至 20g,服 15 剂。

四诊:疼痛消失,但皮肤色素沉着未消退,继守上方,重用当归20g、白芍

20g,加用黄芪30g、阿胶10g(烊化),7剂,煎服法同前。5月15日随访,未再复发,且皮肤色素沉着基本消退。

按 带状疱疹属中医"蛇串疮""缠腰火丹"等范畴。多由肝胆郁热、湿热、气滞血瘀,内有郁热,外感毒热之邪郁于少阳,枢机不利,郁热发于肌表而成。肝胆气机受阻,瘀血阻滞,故痛如针刺,正如《临证指南医案》所说:"盖久痛必入络,络中气血,虚实寒热,稍有留邪,皆能致痛。"后期多久病伤阴,气血亏虚,经脉失濡则"不荣则痛"。同时,带状疱疹后遗神经痛患者往往伴有不同程度的心理障碍,如焦虑、紧张、抑郁、异常人格特性,甚至有自杀倾向,所以应适当地给予心理治疗。逍遥散加味方中川楝子、郁金、香附疏肝解郁,行气止痛;沙参、白芍配甘草酸甘化阴,滋阴润燥;全蝎、丹参、赤芍、延胡索行气活血,通络止痛;煅牡蛎平肝。诸药合用,共奏疏肝解郁行气活血、滋阴润燥、平肝通络止痛之效。

◎案

薛某,男,47岁,农民。2007年9月24日初诊。以发热,右侧腰胁部剧烈疼痛如火燎,伴带状成簇丘疹,水疱,疼痛2天来诊。症见:发热,T 38.3℃,烦躁,坐卧不安,口干思饮,咽疼,视右侧腰胁部集聚成群疱疹,紫红色水疱如串串泪珠,牵及右侧胁、肋部刺疼,腰背痛,痛苦难忍,纳呆,大便干,小便黄,舌质红,苔薄,脉弦滑。西医诊断为带状疱疹。中医诊断为蛇串疮。辨证为肝郁气滞、热毒内蕴。治以疏肝散结、清热解毒。方用逍遥散加味。

处方:当归12g,柴胡12g,白术10g,赤芍、白芍各12g,薄荷6g(后下),茯苓皮12g,薏苡仁30g,蒲公英30g,紫花地丁20g,连翘20g,牡丹皮10g,白芷6g,鸡血藤30g,生甘草5g。6剂,每日1剂,水煎温服。

服完6剂以后症状大减,效不更方,继服7剂以后诸症消失。随访1年无不适。

按 带状疱疹为现代医学称谓。中医学谓之缠腰火丹,俗称缠腰龙。本案邪蕴肝脉,浸淫蕴郁,内不得疏,外不得透,故于肝经循行处发作为缠腰火丹疮。其病理因素为风、热、毒、瘀、湿,相兼并病,其病疾属于风,其疼如火燎,烦躁口干属于热,累累如串珠,紫红剔透乃瘀毒、湿、热兼夹所致。因为病位在腰胁,故其治疗循《证治汇补·胁痛》之意,"当疏散升发以达之",而不可过用降气、补气"致木愈郁而痛愈甚也"。故用逍遥散加味,其当归、柴胡、赤芍、白芍、薄荷、白芷疏肝散结,缓急止痛;蒲公英、紫花地丁、连翘清热解毒;茯苓皮、薏苡仁利湿祛浊;鸡血藤行气活血增强止痛之力。诸药合用,疗效甚佳。《医宗金鉴·外科心法要诀》说:"蛇串疮,有干湿不同,红黄各异,皆如累累珠形,干者色红赤,形如云片,上起风粟,作痒发热,此属肝心二经风火,治以龙胆泻肝肠;湿者色黄白,水疱大小不等,作烂流水,较干者多疼,此属脾肺二经湿热,治宜除湿胃苓汤。"难以分辨本案之红黄和干湿,循病位辨证选用逍遥散,竟收到了殊途同归之佳效。

（六）斑秃

斑秃属于中医学"鬼剃头""油风"等范畴,是一种局限性的斑片状脱发,骤然发生,临床上以毛发成片秃落,头皮正常而无自觉症状为主要表现特点。现代医学认为,斑秃同精神因素有关,也证明了中医肝脏的生理病理和神经－内分泌－免疫网络关系密切,肝脏功能的失调可导致机体神经内分泌功能的紊乱、免疫功能的异常,继而使局部皮肤及毛乳头的血液供应发生障碍、营养不良而发生脱发。在治疗方面,西医无特殊疗法,口服多种维生素治疗斑秃有一定疗效,但停药后有的患者很快复发,轻者预后较好,但约50%病例复发。随着人们对美的追求不断提高,斑秃给人们生活及心理带来的影响日益加重。

中医学理论有"发为血之余",认为头发的营养来源于血液。明代陈实功在其《外科正宗》中认识到"油风乃血虚不能随气荣养肌肤,故毛发根空,脱落成片,皮肤光亮,痒如虫行,此皆风热乘虚攻注而然",认为阴血虚少,无以濡养肌肤毛发,引起供血失调,导致毛发脱落。"脾为后天之本",脾虚导致血液化源不足,供血减少,毛发因其失养而脱落。"肝藏血主疏泄",肝疏泄功能正常则气血平和,若长期精神刺激,则会导致肝失疏泄,气郁不畅,血无以帅,进而气滞血瘀,发失所养,发枯而脱。逍遥散出自《太平惠民和剂局方》,为疏肝理气之代表方剂。本组方以柴胡疏肝为主,佐以滋肾补阴药物。功能疏肝解郁,行气止痛,主治肝气郁滞证。根据《黄帝内经》"木郁达之"的原则,在治法上应该首先顺其条达之性,开其郁遏之气,佐以养血而健脾土,滋肾以达到治疗脱发之目的。方中柴胡疏肝解郁,使肝气得以条达,为君药,当归、白芍补血和营以养肝为臣药;茯苓、白术、甘草健脾和中,实土以抑木,且使营血生化有源,为佐药;熟地黄、何首乌、枸杞子为使药。王清任《医林改错》曰:"皮里内外血瘀,阻塞血路,新血不能养发,故发脱落。""久病必瘀",故加桃仁、红花、川芎之类,以加大行气活血化瘀的力度。"肾藏精,其华在发","发为血之余",何首乌能补益精血、乌须发、补肝肾,枸杞子补肝肾,甘草调和诸药。各药合用成为疏肝理气,健脾滋肾之剂,共达治疗脱发之目的。

医案精选

◎案

李某,男,45 岁。头发反复斑片状脱落 5 年。脱落头发皮肤仍见毛孔及少许毫毛,头发大部分花白,毛发稀疏、细软,伴失眠、多梦,有高血压病史 6 年,舌暗红,苔薄黄,脉弦细。西医诊断为斑秃。中医诊断为脱发。辨证为肝郁血瘀。治以疏肝解郁、活血生发。方用逍遥散加减。

处方:柴胡 15g,白术 15g,白芍 15g,当归 10g,何首乌 15g,丹参 10g,川楝子 10g,薄荷 6g,夏枯草 15g,甘草 6g。日 1 剂,煎 2 次,取汁 400ml,分早、晚 2 次服。

二诊:服上药 1 个月后脱发停,脱发部分长出细毛。前方再加金樱子 15g、菟丝子 15g、墨旱莲 15g。连服 2 个月。另每日用药渣外熏洗头部。治疗后长出黑色头发,粗细与正常头发一样,原白发变黑,随访 3 个月无复发。

按 斑秃为突然发生的局限性斑片脱发性毛发病,西医目前病因不明。中医认为其病机为脾胃虚弱,生化无源,血虚毛根空虚,故毛发枯而不润,乃至成片脱落。肝气郁结,气滞血瘀,毛窍瘀阻,新血难以灌注发根以致头发失养而脱落。肝肾亏虚,精血耗伤,发枯脱落。逍遥散加减方中何首乌为生发乌发之要药;柴胡、白术、白芍疏肝健脾、促进气血生化;当归养血活血、促进血行、循经养发。药理研究表明,逍遥散有改善微循环、促进造血细胞再生、抗衰老、抗炎、抗过敏等作用,因而治疗斑秃疗效显著。

◎案

范某,男,23 岁,职员。2001 年 2 月 18 日初诊。主诉:头发片状脱落 1

月余。近来因工作紧张且不顺利而心情急躁,不久即发现有大量头发脱落,家人发现其头皮有 2 处脱发区而来就诊。来诊时头皮有 2 处圆片状脱发区,约 3cm×3cm 及 2cm×2cm,区内头皮光亮,无痒痛等感,伴神疲、头晕乏力,梦多,大便稀软,小便可。舌质淡,苔薄白,脉细弦。西医诊断为斑秃。中医诊断为油风。辨证为肝郁脾虚、气血不足。治以疏肝健脾、养血活血。方用逍遥散加减。

处方:柴胡 6g,当归 10g,白芍 12g,茯苓 15g,白术 10g,何首乌 15g,天麻 10g,补骨脂 10g,侧柏叶 12g,红花 10g,丹参 20g,鸡血藤 15g,菟丝子 15g。

外用 20% 补骨脂酊搽脱发区。服药 1 个月脱发停止,脱发区内有大量毳毛长出,继服药 1 个月毳毛长粗变黑,嘱继服药至头发长齐。

按 本证是肝郁血虚,脾失健运。《外科正宗·油风》曰:"油风乃血虚不能随气荣养肌肤,故毛发根空,脱落成片。"忧思郁怒,肝气郁结,木失条达,血行不畅。肝气横逆犯脾,脾失健运,气血生化无源,气虚则温煦无力,血虚则不能濡养,毛根空虚,故毛发枯而不润,乃至成片脱落。方用逍遥散疏肝健脾养血,同时加用活血滋阴之药,故有生发之功。

(七)皮肤瘙痒症

皮肤瘙痒症是指无原发性皮肤损害,而以瘙痒为主要症状的皮肤感觉异常性皮肤病。是多种皮肤病的自觉症状,临床上将只有瘙痒及瘙痒所致的继发性损害,而无原发性皮损的皮肤病,称为瘙痒症。瘙痒症属神经功能障碍性皮肤病,一般分为全身性(泛发性)和局限性,与多种疾病和皮肤衰老有关,发病随年龄、季节变化而不同,局限性皮肤瘙痒症常发生在小腿、阴囊、外阴、肛周及腰背等。其发病诱因繁多,治疗及护理复杂,效果亦较为有限。

中医学对此有精辟的论述,《黄帝内经》云:"诸痛痒疮,皆属于心。"《伤寒论》提出:"不能得小汗出,身必痒。"《杂病源流犀烛》曰:"血虚之痒,虫行皮中;皮虚之痒,淫淫不已;风邪之痒,痒甚难忍;酒后之痒,痒如风疮,常搔至血出。"《诸病源候论·风瘙痒候》云:"此由游风在于皮肤,逢寒则身体疼痛,遇热则瘙痒。"诊治此病时,要重视寻找病因,认真辨证,采用辨证与辨病相结合的方法进行治疗。禀性不足,血热内蕴,外邪侵袭,致血热生风而痒;

或因病久,年老体弱,气血亏虚,风邪乘虚外袭,血虚生风,肌肤失养而痒;或为饮食不节,嗜食辛辣炙煿、醇酒油腻,损伤脾胃,湿热内生,日久化热生风,内不得疏泄,外不得透达,怫郁于肌肤而发;或由情志内伤,五志化火,血热内蕴,化热动风而成。

医案精选

◎案

吴某,女,48岁,农民。2002年12月21日初诊。主诉:自觉皮肤瘙痒1月余,加剧5天。1个月前无明显诱因自觉全身皮肤瘙痒较甚,且皮肤干燥,但皮肤上无其他异常表现,夜寐欠安,曾在当地医院治疗,效果不显。因而心情郁闷,烦恼不已,而瘙痒更甚。来诊时见全身皮肤抓痕累累伴见血痂。面色萎黄无华,食少便溏,胸胁、乳房时觉胀闷,伴月经不调,量少色淡。舌质淡,苔白,脉弦。诊断为皮肤瘙痒症。辨证为肝郁脾虚、血虚生风。治以疏肝健脾养血,兼活血祛风。方用逍遥散加减。

处方:柴胡6g,合欢皮10g,首乌藤10g,香附10g,当归10g,白芍12g,茯苓15g,白术15g,山药15g,何首乌15g,黄精15g,红花10g,刺蒺藜15g,防风10g。日1剂,水煎服。

二诊:服药半月余瘙痒已减,继用上方加减调理至痊愈。

按　该证是肝郁脾虚,血虚生风。该患者因平素体弱,脾失健运,气血化源不足,肤失濡养,血虚生风而痒。日久因瘙痒不止而致肝气郁结,气血循行痞涩,气滞血瘀,经络阻滞,经气不通则瘙痒更甚。乃是"因病致郁"之类。方用逍遥散疏肝理气,健脾养血,同时加入养阴安神、活血祛风止痒药而获效。

◎案

马某,女,24岁。1987年9月11日初诊。产后四天,婴儿吮乳则感周身如人抓挠,奇痒难忍。乳量甚少,难寐易怒,面色少华,舌淡苔白略厚,脉虚而略弦。中医辨证为肝经血虚、气郁不疏、乘于脾土。治以养血疏肝解郁、健脾司运、镇静宁神。方用逍遥散加减。

处方:柴胡10g,当归10g,白芍24g,茯苓10g,白术15g,薄荷3g(后下),

郁金 15g(打碎),青龙齿 30g(先煎),炙甘草 10g。2 剂,每日 1 剂,水煎服。

二诊:服药后,顿觉病除,一周后病复如前。以原方加炒酸枣仁 15g,2 剂。药后病失,半年后随访再未复发。

按 产后瘙痒,极为少见。仲景云:"新产血虚。"《药鉴》云:"微热则痒,热甚则痛。"患者产后血虚而生虚热,发之于肤腠,故令人瘙痒。投逍遥散加减而愈,足证此证血虚郁热之本质。

◎案

段某,女,40 岁。2000 年 3 月 5 日初诊。患者皮肤瘙痒,每于情绪不宁时发作,午后及入夜尤甚,伴五心烦热,急躁易怒,两乳胀痛,舌红少津,苔薄黄,脉弦细数。曾用抗过敏药治疗无效。中医辨证为肝郁脾虚、虚热内生。治以理气解郁、健脾养血、清热养阴。方用逍遥散加味。

处方:柴胡 10g,白芍 12g,白术 12g,茯苓 16g,当归 10g,地骨皮 10g,甘草 6g,苦参 6g。5 剂,每日 1 剂,水煎服。

二诊:服上药 5 剂后,症状锐减,仅有夜间发作,守原方继服 10 剂,诸症均消,未见复发。

按 逍遥散原主治血虚劳倦、五心烦热、肢体疼痛、头目昏重、口燥咽干、发热盗汗及血热相搏、脉不调、肌腹胀痛、寒热如疟等。方中柴胡疏肝解郁,当归、白芍养血柔肝,为本方的主药;白术、茯苓、甘草健脾和胃。全方气血双调,共奏疏肝解郁、健脾养血之功。上述 3 案虽病症有别,但均属肝郁不疏、脾虚血亏,故选用逍遥散加减治疗,一鼓而平,从而体现了中医异病同治之理。

(八)白癜风

白癜风是一种由于皮肤色素原发性脱失而发生的白斑性皮肤病。好发于面、颈、手背等暴露部位,可单发,亦可泛发于全身。发病部位皮肤色素脱失,周围肤色稍加深,边界清楚,形状不一,大小不等,一般无自觉症状。

中医称本病为"白癜风""白驳""斑驳"。《诸病源候论·卷之三十一·白癜候》指出:"白癜者,面及颈项,身体皮肉色变白,与肉色不同,亦不痒痛,谓之白癜。"《证治准绳·疡医》云:"夫肺有壅热,又风气外伤于肌肉,热与风交并,邪毒之气伏留于腠理,与卫气相搏,不能消散,令皮肤皶起生白斑点,故名白癜风也。"《医宗金鉴·外科心法要诀》曰："此证自面及颈项,肉色忽然变白,状类癍点,并不痛痒由风邪相搏于皮肤致令气血失和。"近代医学认为本病是具有遗传素质的个体在多种内外因素的激发下,出现免疫功能、精神神经及内分泌、代谢等多方面的功能紊乱,导致酪氨酸酶系统的抑制黑素细胞破坏,最终使患病处色素脱失。中医学认为:肝肾亏虚,气机不调,风邪乘虚外侵相搏是致病之因;气血失和,瘀血阻滞是发病之理。气血不足,肌肤失养,故发白斑,气血瘀阻,故边缘色泽深暗。中医辨证分为气机壅滞、肝肾阴虚、气滞血瘀三型。临床上,若肝郁气滞,脾虚不运,化生乏源,气郁不得行血,血虚不得养肤,而形成白斑,宜理气和血,健脾消斑。

医案精选

◎案

徐某,女,27岁,职员。2000年8月13日初诊。主诉:颈项部有一乳白色椭圆形脱色斑1年余。1年前左耳后下颈项部出现一黄豆大小乳白斑,斑区内无痒痛。近半年来,因工作压力及家庭琐事致精神抑郁,情绪急躁,遂发现乳白色斑逐渐增大。来诊时乳白色斑约3cm×4cm大小,其内汗毛变白,无痒痛感。伴胸闷嗳气,神疲食少,大便平素微溏。舌质淡红,苔薄白,脉弦细。中医诊断为白癜风。辨证为肝气郁结、脾失健运。治以疏肝解郁、健脾养血、活血祛风。方用逍遥散加减。

处方:柴胡6g,当归10g,白芍12g,山药30g,茯苓15g,白术15g,丹参20g,紫草15g,红花10g,浮萍20g,刺蒺藜30g,补骨脂10g,防风10g,炙甘草6g。

上方随症加减治疗1月余,脱色斑颜色逐渐加深,范围变小,按上方加减再服1个月而痊愈。

按 本案患者初因脾运不健,气血衰少,肌肤失养,风邪乘虚侵袭肌表而致白癜风。复因情志内伤,肝气郁结致气机不畅,气血失和而加剧。即所谓"因虚致病""因郁致病"之类。方用逍遥散疏肝解郁,健脾养血。同时加入活血祛风之药,使肝郁得解,脾运得健,气血调和,风邪得祛,肌肤得养而肤色得复。

（九）脱发

脱发症,属于中医"斑秃""油风"等范畴,是皮肤科中的常见病、多发病。临床可分为斑秃、脂溢性脱发、老年性脱发、化疗性脱发等类型,并以斑秃和脂溢性脱发的发病率最高。西药由于其不良反应而不能作为脱发患者的长期用药,中医在辨证论治的基础上治疗脱发症,具有疗效显著,少或无毒副作用和无药物依赖性的优势。中医学对脱发早有认识,且论述颇多,有关脱发的记载最早见于《黄帝内经》,称之为毛拔、发落、发坠。中医认为"发为血之余,发为肾之候"。《诸病源候论》指出:"冲任之脉,为十二经之海,谓之血海,其别络上唇口,若血盛则荣于须发,故须发美;若血气衰弱经脉虚竭,不能荣润,故须发秃落。"以上皆说明毛发的生长有赖于气、血、精。"气行则血行","气能生血","气不耗,归精于肾而为精;精不泄,归精于肝而化清血"。由此可见,毛发的生长荣枯与脏腑、气血的关系密切。有近代医家认为毒邪(风、湿、热)蕴羁,瘀血阻络是脱发的病因病理,解毒通络是其治疗大法。过食肥甘、贪饮酒浆,多坐少动,用神太过,劳伤心脾,营血暗耗或气郁化火,热毒内生,损伤肾水是其致病因素。毒瘀损络,毛窍痹阻,发根失荣是其病理变化。脱发证见多端,但根据脏腑理论,脱发的病因仍以肝肾不足为本,血瘀、血热、湿热为标。然而本病多为虚实夹杂或本虚标实证,随着社会发展、工作节奏、生活方式等外部环境的变化,脱发不仅仅是由虚而致,更是由于精神压力的增加以及饮食的失衡所导致的一种虚实夹杂的病症。治疗脱发应从气、血、肝、肾、心、脾入手,养血生发可贯穿始终,根据证型的不同,或养肝肾之阴,以生阴血;或补后天脾胃,使气血生化有源,另外对于兼症则可随症加减。

医案精选

◎案

某,男,36 岁。不明原因脱发半年,头痒、头皮屑较多,毛发稀疏,曾用生发灵类药物治疗未见疗效,按脂溢性皮炎治疗效果亦欠佳,伴焦虑、失眠、口苦口干、纳差、胁胀不适、善太息,舌红苔少,脉弦细。中医诊断为脱发。辨证为肝郁血虚。治以疏肝解郁、养血安神、杀虫止痒。方用加味逍遥散。

处方:当归 12g,白芍 12g,柴胡 12g,白术 12g,茯苓 15g,甘草 6g,薄荷 6g,牡丹皮 10g,栀子 10g,煨姜 2 片,墨旱莲 15g,首乌藤 30g,合欢皮 20g,炒酸枣仁 20g,何首乌 15g。水煎服,每日 1 剂。另配以硼砂 3g,冰片 3g,枯矾 3g 温水洗头,每日 2 次。

二诊:上方连用 5 剂,头痒轻,皮屑减,心情渐稳定,夜间睡眠 6 小时,头发脱落渐少。原方继用 11 剂,外洗药改为每日 1 次,头皮已不痒发亦不脱,夜眠安稳,情绪正常,新发已生。

【按】 脱发之所以久治未愈,皆因疏于辨证,一味地生发止痒,忽略了思虑过度,劳伤心脾,肝脾不和,生化无权,气血不足,血虚无以养发的基本病因,故治疗当疏肝健脾、养血生发。

第六节　耳鼻喉科疾病

(一)耳鸣

耳鸣是一种常见的临床症状,是指患者自觉耳内鸣响,如蝉鸣或如潮声。耳鸣轻者,鸣响仅在密闭空间内产生,稍重者则多于安静时或睡觉前产生,再重者则昼夜皆鸣。临床上除外耳部器质性病变引起的客观性耳鸣,大多数功能性的耳鸣可以根据中医理论进行辨证治疗。

本病属于中医学"耳鸣"或"聊秋"的范畴。一般来讲,单耳鸣者多责之于肝,双耳鸣者多责之于肾,临床辨治各有不同。

医案精选

◎案

鲁某,女,23 岁。2004 年 5 月 13 日初诊。主诉:双耳鸣如蝉 7 个月。7 个月前因工作紧张,持续加班 1 周,出现双侧耳鸣,声音如蝉,持续不断,经常熬夜睡眠不足,寐则欠安,听力无减退,无头晕,口苦,食纳可,神疲倦怠,心情急切,略烦,小便黄,大便如常。舌红,苔黄,脉弦数。西医检查听力正常,声导抗检测正常。既往体健。中医诊断为耳鸣。辨证为肝火上扰、脾气亏虚。治以清肝泻火、开郁健脾。方用逍遥散加减。

处方:当归10g,白芍10g,柴胡10g,茯苓30g,白术10g,薄荷6g,石菖蒲6g,郁金10g,荷叶6g,薏苡仁30g,甘草6g。7剂,每日1剂,水煎服。

二诊:患者诉耳鸣有减,心烦消失,无口苦,倦怠感有减轻,舌红,苔淡黄,脉弦数微细。上方加牡丹皮10g、酸枣仁30g,继服7剂。

三诊:耳鸣明显减轻,睡眠改善。后又服上方14剂,随访2次,诸症痊愈。

按 肝喜条达,恶抑郁。肝亦主藏血,肝阴充足以制约阳气,维持肝的疏泄功能,使肝气条达,气机通畅,气血运行通畅,上达耳窍。脾主运化,升发清阳之气,输布水谷精微,但脾气的升发输布亦有赖于肝气的条畅,本案患者的耳鸣由于劳累紧张引起,劳累思虑伤脾,紧张郁闷伤肝,因此耳鸣,口苦,心情急切,略烦,舌红,苔黄,脉弦数,责之于肝;神疲倦怠,寐则欠安,责之于脾。紧张郁闷,肝气郁结,肝失调达,久而化火,上扰耳窍。劳累思虑,导致脾气虚弱,清阳不升,中气不足,故神疲倦怠,寐则欠安。这是本案的病因病机,治以清肝泻火、开郁健脾。处方选用逍遥散加减,当归、白芍养血柔肝,柴胡、薄荷清热疏肝,茯苓、白术健脾益气,在此基础上增加薏苡仁增强健脾功效,又加石菖蒲、郁金,增强通窍散郁的作用,选择荷叶,取其清胃热之性,考虑到肝火易横逆烁胃,故清胃以助清肝,共奏清肝泻火之效。

◎案

某,女,45岁。2004年1月初诊。自诉1个月前因爱人病故而出现耳鸣,日趋加重,常自泣。来诊时症见:情绪不佳,耳鸣如闻潮声,胸闷气短,善太息,两胁胀痛,不思饮食,小便尚可,大便秘结,舌红,苔薄白,脉弦。中医诊断为耳鸣。辨证为肝气郁结。治以疏肝解郁通窍。方用逍遥散加减。

处方:柴胡15g,白芍15g,当归20g,茯苓20g,白术15g,石菖蒲10g,川芎15g,薄荷10g,甘草10g。3剂,每日1剂,水煎服。

二诊:服上药3剂后,耳鸣、胁痛减轻,无胸闷气短,偶有太息,食纳可,二便正常。继服上方5剂后诸症消失。

按 人身之气机喜通达而忌抑郁，正如《丹溪心法·六郁》中指出："气血冲和，万病不生，一有怫郁，诸病生焉。故人身诸病，多生于郁。"本病系因情志不舒，肝失条达，气机郁滞，脉络不畅，肝胆之气上逆于清窍而突发耳鸣如潮声。故方以逍遥散疏肝解郁，加石菖蒲、川芎活络通窍。诸药配合，相得益彰，从而使肝气舒畅，脉络通畅，清窍得利，诸症自除。

（二）慢性咽炎

慢性咽炎为咽部黏膜、黏膜下及淋巴组织的慢性炎症，常为上呼吸道炎症的一部分，是耳鼻喉科的常见病、多发病，临床以咽喉干燥，痒痛不适，咽内异物感或干咳少痰为特征，病程长，易反复发作，中医学称之为喉痹。《素问·阴阳别论》"一阴一阳结，谓之喉痹"。慢性咽炎多属中医"虚证喉痹""郁证"范畴，此病中医认为有从属厥阴、少阴；少阳、阳明之辨，明代医家虞抟《医学正传·喉病》言："一阴即厥阴，肝与胞络是也。一阳即少阳，胆与三焦是也。"喉痹者因气门不通，继而阴虚失润所致，虚实夹杂，不能皆以虚论之。其病机多为情志不畅，肝气郁结，循经上逆，气逆痰凝于咽喉所致。

医案精选

◎案

某，女，38岁，香港居民。1998年8月12日初诊。自述咽喉部如有痰紧堵，咽之不下，吐之不出，难受不适半年多，病初，自觉喉中有气逆感，时常恶心，用力咳嗽无物吐出，总觉有物塞感，不由自主地做吞咽动作，越吞越有物塞感，怀疑得了不治之症，精神恍惚，夜不能寐，吞咽饮食正常，经医院上消化道X线钡餐检查无异常。体格检查：咽峡部有轻度充血，可见淋巴滤泡增生，心肺听诊无异常，腹软，肝脾未触及，未触及包块。西医诊断为慢性咽炎，曾多方求医，服用中西药及中成药数种，未收到满意的疗效，近因家事烦恼，心情忧郁，喉中窒息感明显，咽干喜饮，咽红不肿，心烦不寐，胸闷不畅；舌质淡红，苔白腻，脉弦细。中医诊断为喉痹。辨证为肝郁痰湿。治以疏肝解郁、清痰利咽。方用加味逍遥散。

处方：柴胡10g，当归10g，茯苓30g，白芍15g，白术10g，薄荷6g，郁金15g，桔梗10g，玄参15g，射干10g，首乌藤30g，甘草5g。6剂，每日1剂，水煎服。

诸症大减,效不更方,又服上方8剂,诸症悉除而愈。

按 现代医学中的慢性咽炎,以咽喉异物感为主要表现,属中医学"郁证"范畴,称之为"梅核气",其发生是由七情郁结,痰涎凝聚,肺胃失于宣降以致气滞痰阻,故自觉喉中有物阻,吐之不出,咽之不下。此病的发生与中医的肝气有密切联系。若只着眼于局部气郁痰结之标,而忽略病变之本,多难收到功效,肝属木,性喜条达,为藏血之脏,肝体阴而用阳,若忧虑太过,情志不遂,则肝失条达而郁结,肝郁则易伤阴血,肝失于柔和,肝用则亢,肝郁抑脾,运化失常,聚湿成痰,气滞于痰阻。肺胃宣降失常,痰气凝结于咽部,而"梅核气"作焉,故肝郁脾虚是"梅核气"之本,痰气郁结则是其标。宜疏肝养血,补肝阴以和肝用以治其本,理气化痰以治其标.采用逍遥散加减,柴胡、薄荷疏肝解郁,顺其条达,发其郁遏之气,即"木郁达之"之义;当归、白芍柔肝养血;玄参、射干滋阴利咽;白术、茯苓健脾燥湿,以绝生痰之源;桔梗理气祛痰,宣郁散结;首乌藤平肝宁神。本方可使肝体得和,肝用不亢,气舒痰化,为补散并用,标本兼顾之剂,故疗效满意。

（三）功能性发音障碍

功能性发音障碍又称癔病性失音,临床多见于女性,常有精神因素诱发。临床特点是突然间不出声音,也有患者呈逐渐失音,仅可发出微弱的耳语声,常伴发音时大量气体漏出声门,甚至失音。虽然患者用手示意不能说话,但哭笑、咳嗽声仍正常。

医案精选

◎案

陆某,女,42岁。1996年12月6日初诊。主诉:失语2年半。2年半前,因丈夫突然去世而发生失语,曾在多家医院用各种方法治疗无效来诊。症见:失语,仅能发耳语,心烦易怒,两胁作痛,口燥咽干,夜寐不安,神疲食少。舌质淡,苔白,脉弦细而虚。检查:双侧声带色泽正常,内收欠佳,但能深外展。中医诊断为暴喑。辨证为肝郁血虚、脾失健运。治以疏肝解郁、健脾养血。方用逍遥散加减。

处方:柴胡9g,当归9g,白芍9g,茯苓9g,炙甘草3g,薄荷3g,牡丹皮9g,

生地黄 9g,白术 12g,诃子 9g,石菖蒲 15g,知母 9g。6 剂,每日 1 剂,水煎服。

二诊:服上药 6 剂后,诸症锐减。在诊治期间同时给予精神鼓励,解除思想顾虑,使其身心愉快,情绪安定,生活规律,而使百脉得以舒畅,脏腑得以调和。嘱继服上方 5 剂,患者说话如常,诸症悉除。2 年后随访未再复发。

按 逍遥散出自《太平惠民和剂局方》。本方为肝郁血虚、肝强脾弱而设。素有"女子以血为本"之说。又有叶天士"女子以肝为先天"之说。唐代著名医家孙思邈《备急千金要方》说:"女人嗜欲多于丈夫,病感倍于男子,加以慈恋爱憎,嫉妒忧恚,染著坚牢,情不自抑。"从这些特点说明女性多情志之病,而七情内伤又是引起肝郁的主要因素。肝为藏血之脏,性喜条达而主疏泄,体阴用阳。此患者因丈夫突然去世,留下三个较小的孩子待抚养,时常为生活琐事而烦恼,使情志不遂,内伤于肝,肝失疏泄,肝气郁而不疏,肝失条达,肝病每易传脾,脾为气血生化之源。故用逍遥散加减治疗,意旨毋令肝木乘脾犯胃。方中柴胡疏肝解郁;当归、白芍养血柔肝;白术、茯苓健脾祛湿,使运化有权,气血有源;炙甘草益气补中,缓肝之急;薄荷助柴胡散肝郁所生之热;牡丹皮、知母、生地黄泻血中伏火;诃子、石菖蒲通窍开音。药证合拍,从而肝郁得疏,肝体得养,则诸症缓解,其病自愈。

第七节 眼科疾病

(一)视网膜病变

中心性浆液性脉络膜视网膜病变(CSC)多见于青壮年男性(25～50岁),多为单眼发病,亦有双眼发病者,眼底造影显示脉络膜血管为本病的原发受累部位,临床以患眼视力下降、视物变暗、变形、变小、变远,伴有中央相对暗区为主要表现。通常有自限性,但常呈慢性或反复发作导致视力永久性损害或遗留视物变形、变色等后遗症。

中医典籍《素问·金匮真言论》记载"东方青色,入通于肝,开窍于目,藏精于肝"。《素问·五脏生成》载"肝受血而能视"。《兰室秘藏·眼耳鼻门》中指出"夫五脏六腑之精气,皆禀受于脾,上贯于目……故脾虚则五脏之精气皆失所司,不能归明于目矣"。本病又多发于青壮年,工作精神压力大、饮食不节、过度操劳多损伤肝脾两脏。

医案精选

◎案

彭某,男,34岁。2014年7月13日初诊。主诉:右眼视物模糊半个月。伴右眼胀痛,情志不遂,胸胁闷胀,口干、口苦,饮食正常,精神佳,二便调,舌红,苔黄,脉弦。视力检查:右眼0.4,左眼0.8;眼底镜:右眼黄斑区发暗,水肿,有渗出,水肿周边有不规则反射光晕,黄斑中心凹反光弥散,左眼眼底未见明显异常;OCT:右眼黄斑视网膜神经上皮层隆起,其下为低反射暗区,其间色素上皮稍隆起,左眼黄斑形态及反射未见明显异常。某医院诊断为中心性浆液性脉络膜视网膜病变。中医诊断为视瞻昏渺。辨证为肝郁气滞、水湿上泛。治以疏肝理气、利水明目。方用八味逍遥散加减。

处方:柴胡20g,当归10g,芍药15g,茯苓10g,栀子10g,丹参15g,红花5g,葛根15g,甘草5g,泽泻10g,车前子10g,牡丹皮10g,香附10g,夏枯草15g。15剂,每日1剂,水煎服。

并嘱避免过度用眼。

二诊:右眼视物模糊明显好转,无胀痛,眵多。视力检查:右眼0.5,左眼0.8,右眼黄斑部水肿、渗出较上次好转。上方去红花、葛根、夏枯草,加决明子、菊花各10g,续服15剂后复查,诸症消失。眼底检查:黄斑水肿消失,有少量渗出物,视力:右眼0.6,左眼0.8。嘱服医院制剂滋肾明目胶囊以资巩固,1年后随访未见复发。

按 中心性浆液性脉络膜视网膜病变是指发生在黄斑部的孤立性渗出性脉络膜视网膜病变,临床表现为视物模糊,视物似有一层纱幕遮蔽,中医学属"视瞻昏渺""云雾移晴"等范畴。中医认为该病的病机为痰浊蒙蔽清窍,或情志不畅,玄府不利,或肝肾不足,强调补虚培本。内眼病应当充分利用现代眼底检查技术,准确了解病变性质及程度,再结合患者全身状况,分清虚实,不可一味从虚而论。本案中患者为文员,平日用眼较多,工作单调枯燥,又常半夜加班,耗伤肝之阴血,情志抑郁,肝气郁结,导致玄府气血不利,气血正常的流通失调,水湿停聚于神膏,故视力下降。由于气、血、瘀常互为因果,故认为治疗该病的关键在于"通"。目为清窍,气血多聚之处,明代医学著作《证治准绳·杂病》载:"盖目主气血,盛则玄府得利,出入升降而明,虚则玄府无以出入升降而昏。"肝郁气滞,肝血虚损必定会影响眼部正常的气血循环,治之当疏肝解郁、活血利水。方中柴胡、芍药疏肝柔肝;当归、红花补血活血;丹参、牡丹皮、葛根、栀子清热凉血;泽泻、茯苓、车前子、夏枯草利水渗湿;香附疏肝理气,加强行气活血解郁之功;甘草为使,调和诸药。诸药合用,一解肝郁,二补肝血,三畅气血,四运水湿,则肝气条达,血气通畅,水湿尽去,目复明。

(二)视神经炎

视神经炎或视神经乳头炎,是视神经任何部位发炎的总称,泛指视神经的炎性脱髓鞘、感染、非特异性炎症等疾病。临床上根据病变损害发病的部位不同,将视神经炎分为球内和球后两种,前者指视盘炎,后者系球后视神经炎。视神经炎大多为单侧性,视乳头炎多见于儿童,球后视神经炎多见于青壮年。

《灵枢·经脉》中说:"肝足厥阴之脉……连目系,上出额。"肝开窍于目,目病尤其目系之病变多责于肝,肝脉多系于目系,视神经即目系,视神经炎之病机为肝郁,热郁玄府,脉络受阻。肝主疏泄,性喜条达,气机宣畅。《灵枢·脉度》说:"肝气通于目,肝和则目能辨五色矣。"故以逍遥散疏肝理气,亦即"木郁达之"之治疗方法,以顺其条达之性,开其郁遏之气,肝气得疏,则目之玄府通利而目明。《素问·五脏生成》说"肝受血而能视",说明视觉功能的有效发挥,主要依赖于肝之阴血的濡养。

医案精选

◎案

患儿,男,学生,11岁。1993年10月21日初诊。其母代诉:患儿于1个月前,曾感冒发热,热退后突感右眼视物不清,继之左眼亦视物不清,遂就诊于某医院,经检查后确诊为球后视神经炎,给予大剂量的激素、抗生素治疗月余,不见好转,视力逐渐下降至双眼视物不见,并于1周前发现双眼眼压增高。眼部检查:视力右光感(+),左眼3.6,双外眼未见明显异常,双眼底视乳头颜色略红,边界清,周围网膜反光增强,黄斑区中心凹反光消失。眼压Tn+2,典型的满月脸,向心性肥胖,患儿郁郁寡欢,不善言语。舌质红,苔白,脉弦数。中医诊断为暴盲。辨证为肝郁气滞。治以疏肝理气、清热明目。方用逍遥散加减。

处方:柴胡10g,茯苓10g,当归10g,金银花30g,白芍10g,车前子15g,白术10g,密蒙花15g,丹参24g,甘草5g,玄参15g。4剂,每日1剂,水煎服。

二诊:服上方4剂后,查视力右眼3.6,左眼4.3,嘱其所服西药逐渐停服,上方加减服用40剂后,视力右眼4.9,左眼5.1,眼压指试Tn,随访3年,视力一直保持在右眼5.0,左眼5.1。

◎案

患儿,女,10岁。1988年4月29日初诊。其母代诉,40天前,不明原因发现患儿双眼视物不清,于某医院确诊为球后视神经炎,给予大量的激素、抗生素治疗,效果不显,故来医院就诊。初诊时查:视力右眼3.9,左眼3.7,双外眼无明显异常。眼底:左侧视乳头颜色略淡黄,余均未见明显异常。患儿面色稍黄,舌质淡,苔白,脉弦细。中医辨证为肝郁化火、上扰清窍。治以疏肝解郁、养血明目。方用逍遥散加减。

处方:柴胡10g,当归10g,白芍15g,茯苓10g,白术10g,密蒙花15g,甘草5g,玄参15g,枸杞子15g,金银花15g,丹参15g,连翘10g。5剂,每日1剂,水煎服。

二诊:服上方5剂后,视力有增,右眼4.3,左眼4.5,嘱其逐渐停服激素类药物,加减服上方1月余,视力右眼5.0,左眼5.0,随访3年,视力无变化。

按 视神经在中医属"筋"的范畴,肝主筋,目为肝窍,肝气通于目,肝和则能辨五色,肝藏血,肝受血而能视。若肝气郁结,气机不畅,郁而化火,上扰清窍,使通光之窍,郁闭不通,而成暴盲。肝气条达,全身气机和畅,脏腑功能旺盛,目窍才能视万物,辨五色,因此,采用逍遥散加减,以柴胡疏肝解郁,当归、白芍养血柔肝,白术、茯苓、甘草健脾益气,加金银花、连翘、密蒙花清热明目,车前子清热利湿明目。全方具有疏肝解郁、清热明目之功。

（三）视神经萎缩

视神经萎缩不是一种单独的疾病，而是在各种不同的原因影响下，视神经纤维发生退行性病变，引起视神经传导障碍。临床表现为视力下降，视野缺损，眼底视盘颜色变淡或苍白为主要特征的临床常见病、多发病。其发生病因很多，其发生发展机制较为复杂，病情呈进行性发展。可分为原发性和继发性视神经萎缩，是眼科疑难疾病之一。因此需要及时治疗，否则将导致严重的视力障碍或视力消失。

本病属于中医"青盲"范畴。本病按全身脉证分析归纳，虚证常属肝肾不足，心营亏损，脾肾阳虚；实证多为肝气郁结，气血瘀滞等。此外，热病伤阴，脾虚湿滞，气虚血瘀之类虚实错杂证亦不少见。一般治疗以针对病因为主，并适当配伍通络开窍药物，以启闭郁之玄府，发灵明之神光。中医学认为肝之窍为目，肝气通于目，肝受到血的滋养，视力就较好。视神经萎缩是由肝气郁结，玄府闭塞引起。肝为怒伤，则气机郁滞；肝肾阴亏，精血不足；气血两虚，目无所养；肾阳不足，神光衰废等病因，导致了目失濡养而为青盲。

医案精选

◎案

某，男，31岁，农民。主诉：双眼视力逐渐下降至视物不见2月余。症见：双眼视物不见，伴眼珠胀痛，转动时尤甚，沉默寡语，目光呆滞，头晕，口干不欲饮，胸胁胀满。检查视力：瞳孔中度散大，对光反应迟钝，视野有哑铃状暗点，双眼底除视乳头轻度潮红外，未见明显异常。舌淡红少苔，脉弦细。中医诊断为双眼青盲（视神经萎缩）。辨证为病久气郁、化火伤阴、目窍失养。治以疏肝解郁、益阴明目。方用逍遥散加减。

处方：当归15g，柴胡10g，生地黄20g，茯苓15g，白术12g，白芍15g，麦冬15g，枸杞子12g，桑葚20g，墨旱莲15g，川楝子15g，薄荷10g，甘草6g。日1剂，水煎服。

随症加减服用72剂，视力：右眼0.9，左眼0.7。因经济负担较重，遂带中成药出院治疗。

按《黄帝内经》曰:"五脏六腑之精气,皆上注于目而为之精。"目虽赖五脏六腑之精华滋养,但与肝的关系尤为密切。肝主疏泄,性喜条达,对人体气机的升降,血液的灌注有着重要作用。若情志怫郁,肝气不畅,肝血失和,则目疾随生。目被喻为"人身之至宝",眼病可致视力障碍,甚至失明。所以眼病患者,多悲观抑郁,或急躁易怒,即因病而生郁。《审视瑶函》言:"二目昏朦,如烟如雾,目一昏花,愈生郁闷,故云久病生郁,久郁生病。"《黄帝内经》云:"肝气通于目,肝和则目能辨五色矣。"宗"木郁达之"的治则,选用疏肝理气、调和肝脾的主方逍遥散加减,治疗因肝郁血虚,目窍不利所致的多种眼病,效果较好。若气郁较甚,可加佛手、香附、郁金;肝郁脾虚,健运失职,可加党参、车前子,重用茯苓、白术;肝郁化火,郁火攻目,可酌加牡丹皮、栀子、龙胆草、黄芩、白蒺藜;郁火伤阴,阴血不足者,可加枸杞子、麦冬、桑葚、石斛;肝气郁结,湿痰阻滞者,酌加陈皮、半夏、浙贝母、石菖蒲、海藻;肝气不畅,瘀血阻滞者,可加桃仁、红花、丹参、丝瓜络等。

(四)青光眼

青光眼视神经损害的机制及治疗理论基础比较复杂,除传统的机械学说与血管学说外,尚有谷氨酸的兴奋毒性、神经营养因子剥夺、自由基损伤等,导致视网膜神经节细胞的凋亡。眼压较高的青光眼主要与机械作用有关,而眼压低者主要为缺血所致。

在中医经典中,虽无法找到青光眼这一概念,但有关本病临床证候的记载,却有很多与之相吻合。众所周知,眼痛和头痛是青光眼的主要症状,尤其是急性发作时的首发症状。

中医眼科文献对青光眼早有记载。如《审视瑶函》在"左右偏头风症"中指出:"此症左边头痛,右不痛者,曰左偏风。右边头痛,左不痛者,曰右偏风。世人往往不以为虑,久则左发损左目,右发损右目。"中医治疗疾病时始终坚持的是"治外必知其内,治内必治其根"的原则,中医对青光眼的认识源远流长,早在一千多年前就认识到:"此疾之源,皆因内肝管缺,眼孔不通所致也,急需早治。"同时认为眼与脏腑、经络、气血等息息相关,不仅要治疗患眼,还要调整有病的机体。

医案精选

◎案

韩某,女,49岁。1998年10月初诊。1年前在某医院已确诊为双眼开角型青光眼,一直用1%匹罗卡品(毛果芸香碱)眼药水,每日6次,美开朗眼药水每日2次,眼压不稳定,波动在26~28mmHg。患者头痛、眼胀、心烦、食少神疲、口苦呕恶、便秘溲赤、舌质偏红,苔薄黄,脉弦细数。中医诊断为眼胀。辨证为肝郁气滞、气郁化火、上攻于目。治以疏肝清热、解郁明目。方用逍遥散加减。

处方:柴胡10g,决明子6g,当归、白芍各10g,茯苓15g,薄荷6g,香附9g,夏枯草12g,牡丹皮、栀子、远志各10g,车前子20g(包),钩藤10g。10剂,每日1剂,水煎服。

二诊:服上药10剂后,诸症减轻,测双眼眼压均为55mmHg。原方减钩藤、栀子,加枸杞子、珍珠母各15g。继服10剂。

三诊:诸症基本消失,患者每月定期复查,眼压稳定在20mmHg以下,视力、视野均无异常,局部用1%匹罗卡品眼药水由每日6次改为每日2次,美开朗眼药水由每日2次改为每日1次。随诊至今,病情稳定。

按 青光眼严重威胁患者的视功能,因此要长期观察,根据病情调整用药。本案患者为肝郁气滞,气郁化火,引起头目胀痛,眼压升高。肝郁乘脾,脾失健运,故胸闷食少,神疲乏力,口苦呕恶,便秘溲赤,舌红苔黄,脉弦细乃气火有余,阴血不足之象。方中当归、白芍、枸杞子柔肝养血;柴胡、香附、夏枯草、栀子、薄荷、钩藤可清热疏肝解郁,平肝息风;肝旺则应培土,故用茯苓、车前子健脾利湿;远志、珍珠母安神宁心;牡丹皮、决明子可疏通郁滞,兼清血热。各药协调,诸症自减。

◎案

杨某,女,40岁。1995年2月21日初诊。主诉:双眼间断胀痛,视力下降4月余。每遇劳累或生气后加重,偶伴恶心。检查:双眼视力0.7,周边前房2/3CT,瞳孔直径约4.5mm,对光反射迟钝,眼底视盘界清,生理凹陷稍深,C/D-0.5,血管略向鼻侧偏移,呈轻度屈膝状爬行,中心凹反光点可见。眼压右眼31.61mmHg,左眼28.97mmHg。舌质红,苔薄白,脉细弦。中医辨证为肝郁气滞。治以疏肝理气。方用逍遥散加夏枯草、香附。每日 1 剂,水煎服。药进 6 剂,自觉症状消失,双眼视力 1.0,眼压 15.88mmHg,临床治愈。嘱患者再服 3 剂以巩固疗效,痊愈出院。

〖按〗明末傅仁宇《审视瑶函》"目一昏花,愈生郁闷,久病生郁,久郁生病。"为眼科广泛运用解郁法提供了理论依据。目为肝窍,肝主情志,为藏血之脏,性喜条达而主疏泄,体阴用阳。眼与肝在生理病理上密切相关。若七情郁结,肝失条达,肝体失养,皆可使肝气横逆而发生内眼疾病。故可用逍遥散疏肝解郁,养血柔肝。方中柴胡疏肝解郁;当归、白芍养血柔肝;白术、茯苓健脾祛湿,使运化有权,气血化生有源;炙甘草补中益气;煨姜温胃和中;薄荷少许助柴胡以清肝热。凡辨证为肝郁气滞、肝脾不和的内眼疾病均可用逍遥散加减治疗,每可获得良好效果。

（五）干眼症

干眼症是由泪液分泌减少或其他原因引起泪膜稳定性低,而导致眼表损害为特征的一组疾病的总称,临床以眼干、视疲劳、异物感为主要特征。

干眼症与中医的"白涩症""干涩昏花症""神水将枯症"类似,属中医眼科外障范畴。白涩症之名首见于《审视瑶函》,谓:"不肿不赤,爽快不得,沙涩昏朦,名曰白涩,气分伏隐,脾肺湿热。"《审视瑶函》谓:"干干涩涩不爽快,渺渺蒸蒸不自在,奈因水少津液衰,莫待枯干光损坏。"《灵枢·大惑论》曰:"五脏六腑之精气,皆上注于目而为之精。"五脏六腑精气充足,则眼能视万物,察秋毫,辨形状,别颜色,若脏腑功能失调,既不能化生精气,亦不能输送精气至目,致使目失精气的充养而影响视功能。五脏六腑的精气之所以上养于目,贯穿全身,还有赖于经络的沟通,故《灵枢·邪气脏腑病形》谓:"十二经脉,三百六十五络,其血气皆上于面而走空窍,其精阳气上走于目而为之睛。"干眼症属燥证范畴,燥邪损伤气血津液,而使阴津耗损,气血亏虚不能上荣于目,目失濡养而出现一系列症状。其病因病机如下:实证多为暴风客热或天行赤眼治疗不彻底,余热未清,隐伏肺脾之络,余热灼液,泪液枯少。或是饮食不节,嗜烟饮酒,偏好辛辣之品,使脾胃蓄积湿热,气机不畅,目窍失养;虚证多为:肺阴不足目失濡润,白睛属肺,肺阴不足,白睛失于濡养滋润,发为干眼。或是肝肾不足,阴血亏损,目失濡养,"肝开窍于目"且泪为肝之液,肝肾阴虚,虚火上炎,津液亏损,或郁热化火上攻于目,灼津耗液,泪液减少,出现干眼症的一系列症状。故阴精亏虚是干眼症发病的基础。

医案精选

◎案

宋某,女,38 岁。2000 年 3 月初诊。患者双眼干涩,有异物感,怕光 1 年余,经检查诊断为干眼症,局部点人工泪液、泪然等眼药可暂时缓解,看书或用电脑后明显加重。患者在外企工作,精神压力大,用眼过于疲劳。检查:双侧结膜轻度充血,角膜透明,泪液试纸试验右眼:2mm,左眼:1mm,泪膜破裂时间约 5 秒,双眼视力、眼底、眼压均正常,伴有咽干、便秘、胸胁胀满,舌红少津,脉细。中医诊断为神水将枯。辨证为肝郁化热、脾肺阴虚。治以疏肝、柔肝、健脾、养阴润燥。方用逍遥散加减。

处方:柴胡、当归各 10g,白芍 12g,白术 10g,茯苓 15g,薄荷 6g,生地黄 20g,玄参、麦冬各 30g,牡丹皮 10g,夏枯草 12g,香附 9g,连翘 10g。10 剂,每日 1 剂,水煎服。

二诊:服上药 10 剂后,诸症减轻,复查泪液试纸试验右眼:8mm,左眼:8mm,泪膜破裂时间约为 9 秒。

处方:柴胡 6g,当归、白芍各 10g,茯苓、生地黄各 15g,玄参 30g,麦冬 2g。10 剂,每日 1 剂,水煎服。

三诊:患者自觉双眼润滑,视物清晰,诸症消失,精力充沛。至今定期复诊,泪液分泌量正常。

按 干眼症属"神水将枯"范畴。神水由津液所化,在目表为润泽之泪液。若津液不足则泪液少,目失滋润,则有干涩,异物感,容易视疲劳,久则视物不清。患者因工作紧张,情志不畅,致肝气不疏。肝喜条达,体阴而用阳,情志不舒者,肝体失于柔和,肝气失于条达,郁而化热,久则伤阴。用眼过多,阴虚致泪液枯竭。治疗中用逍遥散疏肝解郁,调和肝脾,畅达气机。生地黄、玄参、麦冬、牡丹皮、夏枯草、连翘养阴生津清热。共用使肝气得以条达,泪液得以生发,目珠得以滋润,诸症自然化解。

(六)玻璃体混浊

玻璃体混浊是指玻璃体出现尘状、丝状、絮状、条索状、云片状混浊,而患者可见眼前形态不一的黑影飞舞飘移。它不是一种独立的眼病,而是许多眼病的共同表现。

本病属于中医"云雾移睛""视瞻昏渺""蝇翅黑花"的范畴,见于《证治准绳·杂病·七窍门》。其病位在水轮,《葆光道人眼科龙木集》指出:"水轮在四轮之内,为四轮之母,能以克明视万物。"水轮内应于肾,因肝肾同源,清代傅仁宇认为"乃玄府有伤,络间精液耗涩,郁滞清纯之气,而为内障之患,其原皆属胆肾"。廖品正等认为本病主要是由痰湿上泛、瘀血停滞或肝肾亏损、精血不足所致。

医案精选

◎案

吴某,男,55 岁。2001 年 4 月初诊。主诉:双眼前网状灰影飘动半年,经检查为玻璃体混浊,用过氨肽碘眼药水未见效。患者平日经常看电视至深夜,又有烟酒嗜好、性情急躁、食少便溏、心烦口苦、舌苔黄腻、脉弦滑。中医诊断为云雾移睛。辨证为肝郁气滞、湿浊上泛。治以疏肝解郁、清热利湿。方用逍遥散合三仁汤加减。

处方:柴胡、当归、白术、白芍各 10g,茯苓 15g,薄荷 6g,藿香 9g,杏仁 6g,薏苡仁 30g,半夏 6g,厚朴 9g,车前子 20g(包),竹叶 6g,龙胆草 9g。14 剂,每日 1 剂,水煎服。

二诊:服上药 14 剂后,眼前网状影减少,只见丝状影飘动,嘱其减少吸烟饮酒,不宜用眼过度,定期复查。近日检查眼底,玻璃体混浊明显减轻。

按 肝气通于目,肝郁乘脾,脾失健运,水湿不化,肝郁生热,湿热内蕴,湿浊上泛,则云雾移睛,灰影漂浮。药用逍遥散疏肝、柔肝,健脾;三仁汤芳香化湿,清热利湿,散满除湿以解上犯之湿浊;龙胆草清肝燥湿;香附疏达肝气。只有气机畅达,才能有三仁汤之宣上、畅中、润下之功。若一味除湿清热,而不疏通气机,则湿热裹结,经久难除。

(七)视瞻昏渺

视瞻昏渺,中医病名,见于《证治准绳》。视瞻昏渺是因气血失调,精气不能上荣于目所致。以自觉视力下降,视物昏蒙不清而外眼无异为主要表现的内障类疾病。本病相当于西医学所说的老年性黄斑变性。从临床观察,视瞻昏渺证虽含多种眼病且证型不一,但其病因病机及其演变过程仍有其规律可循。这就是多数病例在临诊中常有郁而成虚的证候,且多与心、肝、肾三经功能失调有关。目为心使,心以清为顺;目为肝窍,肝以和为用;肾者藏精司明。郁而成变,必致心经郁热,心火炎上或心营暗耗;肝郁气滞,肝气不能上通于目;肝郁化火,灼津耗液,必致肝肾阴亏,虚火上扰;或致肝血不足,肾精衰微,终至目中失养,清窍失利,五脏之精,失却其用,而成视瞻昏渺。

医案精选

◎案

胡某,男,38 岁,经商。2009 年 12 月 18 日初诊。患者右眼视物模糊反复发作 5 年,无眼红眼痛,近 5 天右眼视物模糊加重,伴胸胁胀满,口苦咽干。舌红,苔薄黄,脉弦紧。曾在多家医院诊治,给予肌苷、维生素 C、维生素 B_1、复方芦丁、地巴唑等药口服,效均欠佳。眼部查体:视力右眼 0.5,左眼 1.0,眼外观无异常;眼底:右眼黄斑区轻度水肿,中心凹周围可见少量黄白色点状渗出及色素游离,中心凹反射消失;左眼黄斑区无明显渗出,中心凹反射可见。西医诊断为中心性浆液性脉络膜视网病变。中医诊断为视瞻昏渺。辨证为肝脾不调、气滞血瘀。治以疏肝解郁、理气活血。方用丹栀逍遥散加减。

处方:醋柴胡、牡丹皮、陈皮各 6g,炒栀子、炒枳壳、茺蔚子各 10g,制香附、川芎各 8g,郁金 15g,炒白芍、当归各 12g。14 剂,日 1 剂,水煎服。

二诊:症状明显好转,右眼视物模糊明显好转。原方去栀子、茺蔚子,加谷精草 12g、密蒙花 6g。继服 14 剂。

三诊:右眼视力 0.8。随访 2 年,病情稳定,未再复发。

按 本案患者长期经商在外,工作压力大,应酬较多,生活无规律,且劳思伤神,致肝郁不疏,血行不畅,神光失涵。治以疏肝解郁,理气活血,方用丹栀逍遥散加减。《审视瑶函》云:"久病生郁,郁久生病。"该患者病程较长,气滞血瘀明显,故重在疏肝理气解郁,加用郁金、制香附等以增行气解郁之功,先顺其条达,发其郁遏,再加明目退翳之品,使气血调和,精血充足,目得濡养,复明可矣。

第八节　其他

（一）头痛

头痛指由于外感与内伤,致使脉络拘急或失养,清窍不利所引起的以头部疼痛为主要临床特征的疾病。头痛既是一种常见病症,也是一个常见症状,可以发生于多种急慢性疾病过程中,有时亦是某些相关疾病加重或恶化的先兆。

《黄帝内经》称本病为"脑风""首风",《素问·风论》认为其病因乃外在风邪寒气犯于头脑而致。《素问·五脏生成》还提出"是以头痛巅疾,下虚上实"的病机。明代《古今医统大全·头痛大法分内外之因》对头痛病进行总结说:"头痛自内而致者,气血痰饮,五脏气郁之病,东垣论气虚、血虚、痰厥头痛之类是也;自外而致者,风寒暑湿之病,仲景伤寒、东垣六经之类是也。"另外,文献有头风之名,实际仍属头痛。正如《证治准绳·杂病·头痛》所说:"医书多分头痛、头风为二门,然一病也,但有新久去留之分耳。浅而近者名头痛,其痛卒然而至,易于解散速安也;深而远者为头风,其痛作止不常,愈后遇触复发也。皆当验其邪所从来而治之。"情志郁怒,长期精神紧张忧郁,肝气郁结,肝失疏泄,络脉失于条达拘急而头痛;或平素性情暴逆,恼怒太过,气郁化火,日久肝阴被耗,肝阳失敛而上亢,气壅脉满,清阳受扰而头痛。

医案精选

◎案

高某,男,43岁。2010年6月初诊。头痛、胀闷2月余,就诊于医院内科、做脑电图检查正常,头颅CT检查结果亦未见异常。症见:头痛胀闷、尤以两侧太阳穴为主,且中午较甚,伴有眼糊、面赤、心烦易怒,口干口苦,舌暗淡边青,苔薄黄,脉弦。中医诊断为头痛。辨证为肝郁化火、上犯清窍。治以清热泻火、疏肝解郁。方用逍遥散加减。

处方:炒赤芍、白芍各15g,柴胡10g,茯苓10g,当归6g,牡丹皮10g,栀子10g,甘草6g,川楝子15g,夏枯草30g,生龙骨20g,生牡蛎20g,薄荷9g。每日1剂,水煎400ml,分2次温服。

用药10剂而愈。

按 本病系肝郁化火、失其条达、肝阳气郁、循经上扰清窍而致头痛。《证治准绳》云:"郁而成热则脉满,满则痛。"故以柴胡、薄荷,辛散以顺肝之性;当归、白芍、养血柔肝;夏枯草、栀子清热泻火;甘草、黄芪、茯苓健脾固本;诸药合用,共奏疏肝理气、行气止痛之功。患者平素性格刚强,半年前因纠纷被打伤,未得到满意解决。平常不善与人交流,肝气郁久化火,上攻巅顶致头痛。当归、白芍养血疏肝;茯苓、白术健脾补中;柴胡疏肝解郁;牡丹皮、栀子清肝泻火;薄荷疏散条达;甘草健脾和中,加生龙骨、生牡蛎平肝潜阳。诸药合用,肝郁得解,血虚能养,郁火则退,故经络通而头痛止,达到药到病除之效。

(二)梅核气

梅核气又称为梅核风、梅核、膈气及回食丹等,宋代《仁斋直指方·梅核气》一书中最早使用"梅核气"这一病名,而最早描述其疾病特征是在汉代的《金匮要略·妇人杂病脉证并治》一书中,该病为"妇人咽中如有炙脔";更为准确的描述则为唐代《千金方》"咽中帖帖,如有炙脔,吐不出,咽不下"。西医将梅核气称为癔球症,并将其特征描述为咽部异物感、咽喉神经症或咽球综合征,指空咽时咽喉部有明显的团块附着或胀满感,吞咽食物时这一感觉并不明显。该病在中青年女性中较为多见,病程长短不一。中医临床认为梅核气多由情志因素,七情郁结,肝失条达,气机不和,聚湿生痰,痰气交结,上逆咽喉而致;或平素脾胃虚弱,饮食不节,损伤脾胃,脾运失健,水湿内停,聚湿生痰,土壅木郁,肝气郁结,痰气交阻于咽喉而发病。其病机为脾虚、肝郁及痰凝。目前,西医尚无有效的药物治愈癔球症,而中医药学在治疗诸如梅核气之类的功能性疾病上却具有极大优势。

医案精选

◎案

某,女,43岁。主诉咽部异物感2年。于2年前因情志不畅咽部出现异物感,时轻时重,吐之不出,咽之不下,饮食吞咽无障碍,伴胸闷、痰多,月经失调,经前乳房胀痛,烦躁、失眠。舌质红,苔白,脉弦滑。行上消化道钡餐、颈椎X线片检查均正常,耳鼻喉科检查也未见明显异常。中医诊断为梅核气。辨证为肝郁气滞、痰气互结。治以疏肝解郁、化痰行滞。方用逍遥散加减。

处方:柴胡、当归、枳壳、香附、紫苏梗、半夏、厚朴、川芎各10g,白芍、茯苓、炒白术、合欢皮各15g,甘草6g。7剂,每日1剂,水煎,分早、晚2次温服。

二诊:服上药7剂后,症状明显改善。继服7剂,诸症消失,随访半年未见复发。

按 梅核气是临床常见病,《金匮要略》所谓"咽中如有炙脔",正因为自觉有梅核样物堵塞于咽喉,吞之不下,吐之不出,故称此名。现代医学称之为癔球症。其发病原因,中医认为多由于情志不舒,气机不利,不能奉养心神,致肝气郁结,烦躁、失眠。肝气横逆脾胃,运化失调,聚湿生痰,痰气上逆,结于咽喉,故咽部有异物感,状如梅核,吐之不出,咽之不下。气机郁滞,日久必血瘀,不通则痛,故胸闷痰多,月经不调,乳房胀痛。舌质红,苔白,脉弦滑均为痰气郁结之象。应用逍遥散加减,方中柴胡、香附、厚朴、半夏、紫苏梗疏肝解郁、理气化痰;白芍、当归养血柔肝;茯苓、白术、枳壳健脾助运、燥湿化痰;川芎、合欢皮活血行滞、安神解郁;甘草健脾和中,调和诸药。全方合用肝气得疏,脾健痰消,诸症皆除。只要辨证得当,则疗效显著。

◎案

张某,女,26岁。2014年4月18日初诊。主诉:咽部异物感1年。患者近1年常觉有咽部异物感,吞咽食物无阻碍,异物感随情绪波动,纳可,眠可,二便调。患者曾服慢严舒柠颗粒,症状减轻,但效果欠佳。舌尖红,苔薄白,脉弦。中医诊断为梅核气。辨证为肝郁脾虚、痰气郁结。治以疏肝解郁、降逆化痰。方用加味逍遥散合半夏厚朴汤加减。

处方:柴胡10g,炒白芍10g,炒白术10g,当归10g,茯苓10g,薄荷5g,炙甘草 6g,牡丹皮 10g,栀子 10g,法半夏 9g,厚朴 10g,紫苏叶 10g,生姜 10g。6剂,每日 1 剂,水煎 2 次,取汁约 250ml,分早、晚 2 次温服。

二诊:服上方 6 剂后,咽部异物感明显减轻,无明显不适,上方不变,继服 10 剂。

按　梅核气是中医临床常见病症,病因多为七情所伤,导致气机升降紊乱,搏结于咽喉部。患者因工作压力较大,长期忧思,精神紧张,致肝气不疏,气机郁滞于咽中。治以疏肝解郁、降逆化痰。逍遥散主以疏肝解郁,半夏厚朴汤降逆化痰,考虑患者有郁热之象故加牡丹皮、栀子以清体内郁热。诸药合用,共奏气机升降开合之功,使气机升降有序,咽部得以濡养。

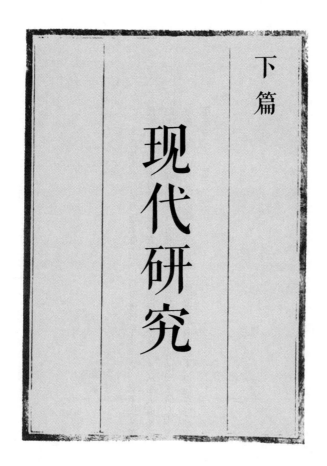

下篇

现代研究

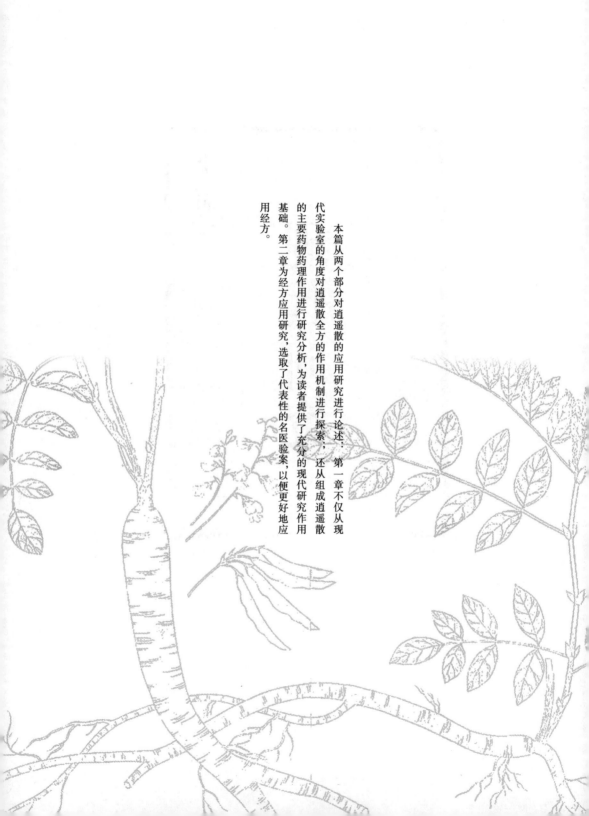

本篇从两个部分对逍遥散的应用研究进行论述：第一章不仅从现代实验室的角度对逍遥散全方的作用机制进行探索，还从组成逍遥散的主要药物药理作用进行研究分析，为读者提供了充分的现代研究作用基础。第二章为经方应用研究，选取了代表性的名医验案，以便更好地应用经方。

第一章 现代实验室研究概述

第一节 逍遥散全方研究

一、对消化系统的作用

1. 对肝脏疾病的治疗作用

逍遥散具有保肝护肝的作用。訾晓梅等对四氯化碳(CCl_4)致肝损伤的Wistar 大鼠灌以逍遥方口服液,发现大剂量组(9g/kg)能明显降低大鼠血清中谷丙转氨酶(ALT)活力;肝细胞变性、坏死明显减少,炎细胞浸润受到抑制。王凯等经研究发现,逍遥方合剂对 D – 氨基半乳糖 D – GaN 所致的昆明小鼠肝损伤有明显的保护作用,能显著降低肝 ALT 值和谷草转氨酶(AST)值。逍遥散对慢性肝病有一定的作用。慢性肝病定义为病程≥6 个月且病情无改善的连续性疾病,表现为不同程度肝细胞炎症和坏死的临床病理综合征,其病理改变主要有肝细胞局灶性变性、坏死,较大的小叶融合性坏死或者伴有桥接坏死,汇管区有碎屑样坏死等。

2. 对胃肠的影响

王凯等给昆明小鼠灌服逍遥合剂炭末混悬液后,处死小鼠,取出胃肠,按炭末推进率 = 炭末前段与幽门的距离/小肠全长 × 100% 计算推进百分率。结果表明,逍遥合剂能显著增加肠内容物的推进速度($P < 0.01$)。金若敏等给正常和利血平致脾虚小鼠灌服逍遥片后,采用小肠炭末推进法观察

药物对小肠运动的影响。结果显示,逍遥片能明显促进正常小鼠的小肠运动;对抗利血平致脾虚小鼠小肠功能的亢进,明显改善体重减轻、便溏、萎缩、体温下降等脾虚症状,表明该药能调节胃肠功能紊乱。周淑芳等将逍遥丸配制成15%的溶液,进行兔耳静脉注射,观察对小肠活动的影响。结果表明,逍遥丸具有双向调节作用,对处于正常状态下的肠平滑肌呈现兴奋作用;对处于麻痹状态的肠平滑肌则可使其逆转,恢复小肠的正常蠕动;而肠平滑肌痉挛时,逍遥丸又有缓解痉挛的作用。

二、对中枢神经系统的作用

1.镇静、镇痛、抗惊厥作用

逍遥散口服液6g/kg、12g/kg灌胃给药可减少正常小鼠的自发活动,协同戊巴比妥钠的镇静催眠作用,对抗戊四氮所致小鼠惊厥,表现出明显的中枢抑制作用。1.8～7.2g/kg逍遥散片能明显减少小鼠的扭体次数;1.8g/kg逍遥散在给药后60分时能明显延长小鼠舔足时间,表明本方有镇静作用。

2.抗焦虑和抗抑郁作用

现代临床研究发现逍遥散能明显改善抑郁症患者精神状态,使其情志舒畅、心情愉快,肯定了其在精神科疾病治疗中的价值,但治疗机制尚不明确。目前西药中的抗抑郁药的药理属性主要是与单胺重吸收或代谢抑制有关,有较大的不良反应。而针对抑郁症临床症候多样性,现有西药的抗抑郁谱则更显得狭窄。中医药治疗抑郁症立足于整体调节,具有组方灵活性和药效的安全性等特点。吴丽丽等实验结果也表明逍遥散有明显的抗抑郁作用。逍遥散作为经典名方,广泛使用于临床,但其抗抑郁的临床使用剂量尚无统一共识。

3.营养保护神经元作用

D-半乳糖(D-gal)能够引起整体动物脑组织局部细胞死亡、变性或维持正常。死亡的神经元不可逆丧失,变性的神经元可修复,正常的神经元可出现适应性变化。蔡大勇等以D-gal复制拟老年性痴呆(拟AD)大鼠模型,以安理申为对照药,研究从肝论治代表方丹栀逍遥散对拟AD大脑病变的形态保护作用及其机制。根据研究结果认为,丹栀逍遥散通过稳定影响基因表达、保持蛋白质性质、恢复信号转导,进而减轻细胞结构损伤、功能障碍、代谢紊乱的程度,使模型动物的发育迟缓、智力低下好转,缓解了 AD 模型的症状表现。从而证明丹栀逍遥散可减轻神经元损伤、增强神经元适应作用。李伟等研究了慢性束缚应激大鼠海马 BDNF、TrkB、NT3 的变化及逍遥散对其影响,结果证明在束缚 7 天以后,BDNF、TrkB、NT3 均有不同程度改变,逍遥散治疗后以上指标均有明显改善。据此可以推测逍遥散对应激时神经系统有较强的保护作用。

三、调节内分泌和激素水平的作用

1. 对人垂体泌乳素的影响

人垂体泌乳素(PRL)是一种单纯的蛋白质激素,由垂体前叶泌乳滋养细胞所分泌。人的情绪变化、惊恐喜怒均可明显影响人垂体泌乳素的分泌水平。有人认为 PRL 升高是肝郁患者的一个特异性指标。王氏用放射免疫法检测肝郁患者血清 PRL 等指标,运用加味逍遥散治疗观察 100 例肝郁患者 PRL 消长情况。结果肝郁组治疗前与非肝郁组比较 $P < 0.01$;肝郁组治疗 90 天后与非肝郁组比较 $P > 0.05$;肝郁组治疗前后比较 $P < 0.01$。表明逍遥散加味具有降低人垂体泌乳素水平的作用。

2. 对 β - 内啡肽的影响

血浆 β - 内啡肽(β-EP)是下丘脑、垂体分泌的一种神经内分泌激素,在应激反应时增高。β - 内啡肽与脑啡肽、强啡肽合为阿片肽,其功能是内源性镇痛作用,它还介导应激对诸如情绪、精神状态的影响。陈家旭等研究了慢性束缚应激时大鼠下丘脑 β-EP 的变化以及逍遥散对其的影响,结果 21 天时 β-EP 模型组含量明显上升,而逍遥散能逆转这种变化。

3. 调节雌激素样作用

实验发现逍遥散具有调节雌激素样作用,6g/kg 逍遥散口服液可使小鼠子宫重量明显增加,还能减轻雄鼠精囊重量,表明本药有雌激素样作用。阴道角化上皮细胞的观察证明,逍遥散口服液、丸剂对未成熟雌性小鼠均有一定的诱发动情作用。杨氏发现女性黄褐斑患者的血清中雌二醇(E_2)、促卵泡成熟激素(FSH)、促黄体素(LH)、催乳素(PRL)显著高于正常对照组,雄激素 T 显著低于正常对照组。用逍遥散加味治疗后 E_2、FSH、LH、PRL 明显下降,T 明显上升。

四、改善微循环作用

现代研究认为红细胞膜流动性降低是肝郁致瘀的病理机制之一。用束缚造成肝郁大鼠模型,结果显示模型大鼠血浆 TXB2 升高;6 – keto – PGF1α 降低;红细胞膜流动性明显下降;检测发现模型大鼠肝微区、胃微区微循环血流速度减慢。TXB2 是迄今所发现的最强的血小板聚集物和促血管收缩物质,而前列环素(PGI2)是有效的抑制血小板聚集的物质和血管扩张物质,作用机制是通过刺激细胞腺苷酸环化酶,升高 cAMP 水平,抑制血小板聚集,扩张血管及抑制血栓形成。TXB2/6 – keto – PGF1α 平衡失调是微循环障碍、导致瘀血机制的重要环节。研究提示逍遥散具有降低肝郁大鼠血浆 TXB2 浓度,提高 6 – keto – PGF1α 水平,从而调节 TXB2/6 – keto – PGF1α 平衡;并有提高肝郁大鼠红细胞膜流动性作用,改善肝微区、胃微区微循环血流速度。这可能与抗脂质过氧化作用、升高血浆 cAMP 的含量有关。表明逍遥散对肝郁导致或诱发的血瘀倾向有防治作用。吕氏用束缚法造成肝郁大鼠模型,结果显示模型大鼠血浆 TXB2 升高;6 – keto – PGF1α 降低;模型大鼠肝微区、胃微区微循环血流速度减慢。经逍遥散治疗后,血浆 6 – keto – PGF1α 明显升高,TXB2 明显降低。肝微区、胃微区细胞灌注量显著升高,比较肝郁造模组有显著差异($P < 0.01$)。表明逍遥散对肝郁导致或诱发的血瘀倾向有防治作用。

五、对免疫系统的影响

赵益业实验证明,束缚法造成的肝郁模型动物体液免疫和细胞免疫功能降低,用逍遥散治疗可提高模型动物溶血素水平,显著提高模型动物脾淋巴细胞转化率,并对白介素-2 的产生有促进作用。提示逍遥散可显著提高损伤小鼠的细胞免疫和体液免疫功能。余浚龙等采用限制大鼠活动空间造成反复心理应激模型,观察大鼠脾淋巴细胞活性及胸腺指数的变化以及逍遥散的治疗作用。结果发现给药组与模型组相比,脾淋巴细胞活性和胸腺指数均提高,基本恢复正常水平。从而证明逍遥散可以明显地拮抗应激大鼠的免疫抑制状态,有效地恢复和保护应激动物的免疫功能。逍遥散对抗免疫抑制与方中药物主要成分有关。据报道,柴胡的活性成分柴胡皂苷有抑制中枢的作用,小鼠腹腔注射后可刺激 T 淋巴细胞和 B 淋巴细胞转化。白芍总苷可促进脾淋巴细胞增殖。

六、对应激性损伤的保护作用

应激是当机体受到内、外界环境因素或心理社会因素的刺激时,所产生的与刺激因素无直接关系的全身非特异性反应。应激性疾病的发生与交感－肾上腺髓质系统和下丘脑－垂体－肾上腺皮质轴两个系统的过度活动有关。临床研究表明,逍遥散对心理社会因素所致的应激性机体功能失调,具有较好的调节作用。为探讨其作用机制,顿颖等研究了其对拘束水浸应激损伤实验动物多项指标的影响。结果发现,逍遥散能显著提高拘束水浸应激损伤小鼠细胞免疫和体液免疫功能,能显著降低损伤大鼠的心率;大剂量能显著降低大鼠应激性溃疡的指数,提高抑制率。推测其调节作用,可能与参与调节交感肾上腺髓质系统和下丘脑－垂体－肾上腺皮质轴这两个系统的活动有关。余浚龙等采用 MTT 微量酶反应比色法检测脾淋巴细胞活性及胸腺指数,探讨逍遥散的抗应激作用。结果表明,逍遥散可以明显拮抗由慢性心理应激造成的免疫抑制,有效减轻应激对胸腺的损害。由于慢性心理应激大鼠的免疫功能抑制的主要机制是下丘脑－垂体－肾上腺素轴(HPAA)功能亢进,因此认为,逍遥散的作用机制可能与抑制 HPAA 的兴奋性,提高免疫功能有关。

第二节　主要组成药物的药理研究

一、柴胡

各种柴胡的成分基本相似,主要含皂苷、甾醇、挥发油、脂肪油和多糖等,尚含生物碱、葡萄糖、氨基酸等。茎、叶含黄酮类和山柰苷等成分。

1. 保肝、利胆、降血脂作用

对多种原因引起的动物实验性肝功能障碍有一定的治疗作用,使谷丙转氨酶和谷草转氨酶降低,组织损害减轻,肝功能恢复正常。保肝作用还体现在能使肝细胞的肿胀、变性和坏死明显减轻,肝细胞内蓄积的肝糖原以及核糖核酸含量大部分恢复或接近正常,并能抑制肝细胞的脂肪性变以及谷丙转氨酶的活力,促进纤维吸收的作用。利胆作用,主要表现在能使实验动物的胆汁排出量增加,使胆汁中胆酸、胆色素和胆固醇的浓度降低。降血脂作用,表现在柴胡皂苷经肌内注射能使实验性高脂血症动物的胆固醇、三酰甘油和磷脂的水平降低,其中三酰甘油的降低尤为显著。

2. 抗炎作用

柴胡皂苷具有明显的抗炎作用。对5-羟色胺、组胺、右旋糖酐、乙酸等引起的大鼠足跖和踝关节肿胀均有明显的抑制作用,并能抑制白细胞游走、棉球肉芽肿的增生;抑制组胺的释放;使肾上腺肥大或胸腺萎缩,增强皮质激素的抗炎作用。

3. 镇静、镇痛作用

柴胡煎剂、总皂苷及柴胡皂苷原等对中枢神经系统有明显的抑制作用,使实验动物的自发活动减少,条件反射抑制,延长环己巴比妥的睡眠时间;拮抗咖啡因和去氧麻黄碱的中枢兴奋作用。柴胡皂苷对小鼠尾压刺激法、热板法和乙酸扭体法等引起的疼痛反应均有较明显的抑制作用。用电击鼠尾法证明,柴胡皂苷能使痛阈明显提高,并发现其镇痛作用可部分被纳洛酮所拮抗。

4. 抗菌、抗病毒作用

体外试验证明,柴胡对溶血性链球菌、金黄色葡萄球菌、结核杆菌有一定的抑制作用;对流感病毒有较强的抑制作用。尚有抗肝炎病毒、牛痘病毒和抑制 1 型脊髓灰质炎病毒引起细胞病变的作用。

5. 影响免疫功能作用

柴胡多糖能促进机体的免疫功能。增加 Kupffer 细胞吞噬功能;能明显增加巨噬细胞、自然杀伤细胞(NK)功能;提高病毒特异抗体滴度;提高淋巴细胞的转化率和皮肤迟发超敏反应;增强胸腺细胞中 DNA 合成的速度,加速胸腺细胞向外周释放,从而增加机体的抗病能力。

6. 解热作用

柴胡煎剂、注射剂、醇浸膏、挥发油以及粗皂苷等制剂对伤寒、副伤寒疫苗、大肠杆菌液等引起的动物实验性发热,有明显的解热作用,且使正常动物的体温降低。

二、当归

当归含有挥发油和水溶性成分。全株都含挥发油,油中主要成分为藁本内酯及当归酮、香荆芥酚等,约有 40 多种成分。水溶性部分含有阿魏酸及丁二酸、烟酸、尿嘧啶、腺嘌呤、豆甾醇 – D – 葡萄糖苷等。当归含糖 40%。含 19 种氨基酸,有 7 种为人体不能合成的氨基酸。还含有维生素 A、维生素 B、维生素 E。尚含有 23 种金属元素,其中 16 种为人体所需要的。

1. 保肝、利胆、降血脂作用

对小鼠或大鼠急性四氯化碳引起的肝损伤具有保护作用,使炎症反应明显减轻,血清转氨酶稍下降;对肝硬化,可使肝组织胶原含量减少,硬化程度减轻。对部分肝切除大鼠,能增高肝组织核分裂象指数,具有一定促进肝再生作用。对 D - 氨基半乳糖造成急性肝损伤大鼠的肝细胞膜损害、肝线粒体损伤均有明显保护作用;对肝细胞内质网损害的组织化学变化有改善作用;对肝糖原含量减少有拮抗作用。水提物、挥发油或阿魏酸钠对大鼠胆汁分泌量均有明显促进作用,并能增加胆汁中固体物及胆酸的排泄量。对实验性高脂血症有降低作用,对实验性动脉硬化大鼠的主动脉病变有一定的保护作用。添加阿魏酸钠的高脂食物喂饲大鼠,可显著抑制血清胆固醇水平升高,对三酰甘油和磷脂则无影响。

2.对血液及造血系统的作用

促进血红蛋白及红细胞生成。当归多糖能显著刺激正常和骨髓抑制造成贫血小鼠的粒、单系祖细胞的增殖。实验证明,当归多糖对苯肼和钴-60射线辐射所致骨髓抑制的贫血小鼠红细胞、血红蛋白、白细胞和股骨有核细胞数恢复均有显著的促进作用。当归及阿魏酸钠有明显的抗血栓作用。

3.对心血管系统的作用

当归浸膏能扩张离体豚鼠冠状动脉,增加冠状动脉血流量,增加小鼠心肌摄取 Rb 的能力,对垂体后叶素所致心肌缺血有一定的缓解作用。当归水提物静脉注射,可使麻醉犬冠状动脉、脑和外周血管扩张,血流量增加。当归的醚提取物可延长离体兔心房不应期,对抗乙酰胆碱或电流引起的麻醉猫及犬的心房纤颤,显示出奎尼丁样作用。当归流浸膏及醚提取物能降低心肌兴奋性,使不应期延长,减慢洋金花所加快的大鼠心率。当归对静脉注射高分子右旋糖酐所致的家兔软脑膜急性微循环障碍,可使血流速度增快,血细胞解聚,流态改善。

4.影响免疫作用

当归煎剂灌胃,能显著增加小鼠玫瑰花环形成数,小鼠脾脏体积增大,重量显著增加,即脾细胞总数增多。能显著增强动物腹腔巨噬细胞的吞噬功能,提高网状内皮系统对染料的廓清速率,具有促进非特异性免疫功能作用。当归多糖具有免疫佐剂活性。注射当归多糖使脾白髓截面、T 淋巴细胞和 B 淋巴细胞区缩小;脾小体生发中心反应减弱,树突状细胞增多,淋巴母细胞减少;脾红髓有核红细胞固缩,数量减少,粒细胞增多;脾血窦扩张。当归多糖对淋巴细胞亦有较强活化作用。实验表明,促有丝分裂活性与当归多糖组分 AR－1 相关。

5. 对子宫的作用

当归对子宫具有"双向性"调节作用。当归的高沸点挥发油 1∶50 浓度即对子宫呈抑制作用,作用迅速而持久,使子宫节律性收缩减少,子宫肌弛缓,1∶25 浓度可使子宫完全停止收缩,但洗去药液后子宫收缩恢复,对子宫无明显损害。当归挥发油能对抗肾上腺素、垂体后叶素或组胺对子宫的兴奋作用,在用硫酸阿托品后抑制作用出现,故其对子宫肌的抑制作用可能为直接作用。当归水或醇溶液非挥发性物质对离体子宫有兴奋作用,使子宫收缩加强,大量或多次给药时,甚至可出现强直性收缩。醇溶性物质作用比水溶性物质作用强。对在体子宫,当归挥发油及非挥发性成分静脉滴注均出现兴奋作用。

三、白芍

白芍为毛茛科植物芍药的干燥根。含有芍药苷、芍药花苷、牡丹酚,还含有芍药内酯苷、氧化芍药苷、苯甲酰芍药苷等及挥发油、脂肪油、树脂、糖、淀粉、黏液质、蛋白质和二萜类成分。

1. 保肝作用

白芍提取物对 D－半乳糖胺所致肝损伤和 SGPT 升高有明显对抗作用,可降低 SGPT,使肝细胞的病变和坏死恢复正常。白芍的乙醇提取物对黄曲霉素引起的大鼠急性肝损伤所表现出的乳酸脱氢酶及同工酶的总活性升高有降低作用。白芍总苷可抑制四氯化碳所致小鼠 SGPT 和乳酸脱氢酶升高,对肝脏组织嗜酸性变性、坏死有对抗作用。

2. 镇痛、降温作用

白芍总苷(1～40mg/kg)呈剂量依赖性地抑制小鼠扭体、撕叫、热板反应,延长大鼠热板反应潜伏期。对吗啡、可乐定抑制扭体反应有协同作用。白芍总苷(5～40mg/kg)腹腔注射呈剂量依赖性地降低小鼠和大鼠正常体温,其降温作用受环境影响。对正常豚鼠和家兔均无明显降温作用。大鼠侧脑室注射微量的白芍总苷有明显降温作用。

3. 抗炎、抗菌、抗病毒作用

白芍提取物对大鼠蛋清性急性炎症水肿有显著抑制作用,对棉球肉芽肿增生有抑制作用。白芍总苷对佐剂性关节炎大鼠有抗炎和机体依赖性免疫调节作用。白芍制剂对葡萄球菌、溶血性链球菌、肺炎双球菌、痢疾杆菌、伤寒杆菌、霍乱弧菌、大肠杆菌及绿脓杆菌等均有一定的抑制作用。此外,1:40芍药煎剂能抑制京科68-1病毒和疱疹病毒。

4. 解痉作用

芍药苷及芍药的浸出液,对豚鼠离体小肠部有抑制自发收缩、降低紧张性的作用,对乙酰胆碱引起的肠管收缩作用不明显,但可抑制氯化钡引起的肠管收缩。芍药苷对小鼠离体子宫运动,低浓度时呈兴奋作用,高浓度时呈抑制作用。芍药苷还明显抑制催产素引起的子宫收缩。

5. 对心血管系统的影响

白芍有增加心肌营养血流量的作用。白芍的乙醇提取物有增加豚鼠离体心脏和麻醉犬冠状动脉流量,降低麻醉犬血压和心率作用。白芍醇提物对垂体后叶素所引起的家兔实验性急性心肌缺血及异丙肾上腺素造成的小鼠心肌缺氧均有明显的保护作用,并能显著增强小鼠对常压缺氧的耐受力。

6. 影响免疫系统的作用

白芍能促进脾细胞抗体的生成,特异性地增强小鼠对绵羊红细胞的体液反应。白芍水煎剂可拮抗环磷酰胺对小鼠外周血 T 淋巴细胞的抑制作用,使之恢复正常水平,可使处于低下状态的细胞免疫功能恢复正常。白芍总苷可促进刀豆素诱导小鼠脾淋巴细胞增殖,促进新城鸡瘟病毒诱导的人脐血白细胞产生 α 干扰素,对刀豆素诱导大鼠脾细胞产生白细胞介素 2 呈双向调节作用。50% 白芍水煎剂给小鼠胃饲可使小鼠腹腔巨噬细胞的吞噬百分率和吞噬指数均较对照组有明显提高。

7. 对血液系统的作用

白芍醇提取物体外能抑制 ADP、胶原、花生四烯酸诱导的家兔血小板聚集。

四、白术

本品为菊科草本植物白术的根茎。古方只有"术",不分苍术和白术,苍、白之分始于《伤寒论》和《金匮要略》。后世医家认为,苍术味苦,偏于燥湿,而白术性温,味甘、苦。白术含挥发油约1.4%,主要成分为苍术醇、苍术酮、芹子烯等。白术中还含有维生素 A。

1. 对免疫系统的作用

白术能促进小鼠体重增加,增强游泳耐力,能增强网状内皮系统的吞噬功能,还能提高淋巴细胞转化率和自然玫瑰花环形成率,促进细胞免疫功能,且明显增加 IgG 的含量。在体外能增强白细胞吞噬金黄色葡萄球菌的功能。

2. 对消化系统的作用

白术煎剂对小鼠因四氯化碳引起的肝损伤有保护作用,可减少肝细胞变性坏死,促进肝细胞的增长,使升高的谷丙转氨酶下降,防止肝糖原的减少,促进脱氧核糖核酸的恢复。白术的利胆作用表现在能明显增加胆汁分泌量。白术煎剂能使兔离体肠管自发活动紧张性升高,收缩幅度加大,能明显拮抗 Ach 和 $BaCl_2$ 所致肠管痉挛。但也有报道白术能使肠管平滑肌紧张度降低或无变化。白术对胃应激性溃疡有显著抑制作用。

3. 对心血管系统的作用

白术有血管扩张作用。对心脏呈抑制作用,剂量过大可致心脏停搏。

4. 利尿作用

白术煎剂和流浸液对大鼠(静脉注射)、兔(灌胃或腹腔注射)和犬(灌胃或静脉注射)均有显著而持久的利尿作用,且促进电解质,特别是钠的排泄。但亦有报道,白术并无利尿作用,亦不增加尿中钠、钾离子的排泄量。

5. 抗肿瘤作用

白术挥发油中之中性油对食管癌细胞有明显的抑制作用。白术挥发油尚能增强癌细胞的抗原性及抗体的特异性主动免疫。

6.抗菌作用

白术制剂在试管内,对革兰毛菌、堇色毛菌、须癣毛菌、同心性毛菌孢子菌、絮状表皮癣菌、星形奴卡菌、紧密着色菌有抑制作用。制剂对金黄色葡萄球菌、溶血性链球菌、绿色链球菌、肺炎球菌、脑膜炎球菌、白喉杆菌、枯草杆菌亦有抑制作用。

7.抗凝作用

白术煎剂灌胃1~4周,能显著延长大鼠凝血酶时间。

五、茯苓

本品为多孔菌茯苓的干燥菌核。

1.利尿作用

实验证明茯苓醇提物、水提物对家兔有缓慢的利尿作用。急性实验发现其利尿作用较弱,起效慢,给药6~7小时后尿量开始增加,维持时间短。茯苓煎剂、流浸膏对健康人有较弱的利尿作用,而口服煎剂对家兔的利尿作用不明显。

2.抗肿瘤作用

研究表明,羧甲基茯苓多糖对小鼠移植性肿瘤有较强的抑制作用。茯苓素对抗癌药有增效作用。

3.影响免疫功能的作用

茯苓煎剂内服,可使玫瑰花环形成率及植物血凝素诱发淋巴细胞转化率显著上升。羧甲基茯苓多糖还有免疫调节、保肝降酶、间接抗病毒、诱生和促诱生干扰素、减轻放射不良反应、诱生和促诱生白细胞介素等多种生理功能。

4.对消化系统的作用

茯苓对四氯化碳所致大鼠肝损伤有明显的保护作用。茯苓浸剂对家兔离体肠管有直接松弛作用,对大鼠幽门结扎所致胃溃疡有抑制作用。

5. 对心血管系统的作用

茯苓水、乙醇及乙醚提取物灌注土拨鼠离体心脏，能使心肌收缩力增强，心率增快。茯苓素还可抑制毛细血管的通透性。

6. 镇静作用

茯苓煎剂腹腔注射，能明显降低小鼠的自发活动，并能对抗咖啡因所致小鼠过度兴奋。小鼠腹腔注射对戊巴比妥钠的麻醉作用有明显的协同作用。

六、甘草

主要含甘草酸，属三萜皂苷，是甘草甜味的主要来源，水解生成甘草次酸和二分子葡萄糖醛酸。含多种黄酮类化合物，主要有甘草苷、新甘草苷、异甘草苷、异甘草素及含苷原和糖蛋白的复合物 LX，尚含 7 - 甲氧基香豆素、伞花内酯、阿魏酸、多种氨基酸、P 谷甾醇、糖类、生物素等。

1. 对消化系统的作用

甘草浸膏口服，对四氯化碳所致大鼠肝损伤有明显保护作用，可使肝脏的变性和坏死显著减轻，肝细胞内的糖原及核糖核酸恢复，血清谷丙转氨酶活力显著下降。10% 甘草浸膏按 4ml/kg 给兔灌胃后胃运动逐渐减弱，30 分后胃运动几乎停止。甘草浸膏对幽门结扎造成的溃疡有显著抑制作用。

2. 影响免疫功能的作用

甘草酸能抑制组胺释放剂引起的肥大细胞脱颗粒，从而阻止过敏介质的释放。甘草酸也能显著抑制被动皮肤过敏反应物质对兔离体回肠和豚鼠离体气管的收缩作用。不同浓度甘草酸铵均可明显抑制用人 IgG 免疫 BALB/C 小鼠淋巴细胞抗体合成。

3. 肾上腺皮质激素样作用

小剂量的甘草酸腹腔注射能使大鼠胸腺萎缩及肾上腺重量增加，表明有促皮质激素样作用。实验证明，甘草浸膏、甘草粉、甘草酸、甘草次酸均有去氧皮质酮样作用，能使多种动物尿量及钠排出减少，钾排出增加。

4. 降脂作用

甘草粉 1g/d 和 3g/d 灌胃对家兔实验性动脉粥样硬化的预防无效。但甘草酸每日 10mg/kg 肌内注射,连续 5 日,对实验性家兔高脂血症有明显的降脂作用。

5. 抗菌、抗病毒作用

甘草酸提取物及甘草酸钠在体外对金黄色葡萄球菌、结核杆菌、大肠杆菌、阿米巴原虫及滴虫均有抑制作用。甘草次酸在试管中能增强小檗碱抑制金黄色葡萄球菌的效力。

甘草多糖具有明显的抗腺病毒 3 型、单纯疱疹病毒 1 型、牛痘病毒的活性。甘草酸具有抑制艾滋病病毒增殖的效果。

6. 解毒作用

小鼠实验发现甘草浸膏及甘草酸对士的宁、乌拉坦和可卡因、苯、砷、升汞等的毒性有较明显的解毒作用;对印防己毒素、咖啡因、乙酰胆碱、毛果芸香碱、烟碱、巴比妥类等的解毒作用次之,对阿托品、索沸拿、毒扁豆碱、吗啡、锑剂则无效。甘草酸对河豚毒、蛇毒有解毒作用。甘草酸还能解除白喉毒素、破伤风毒素的致死作用。

7. 镇咳祛痰作用

研究表明,甘草次酸及其衍生物具有镇咳作用。让豚鼠吸入氨的气溶胶使之咳嗽,研究对它的抑制作用,甘草次酸及其乙酸铵盐等都有明确的镇咳作用,而且有剂量依赖关系,作用最强的是甘草次酸胆碱盐。

第二章　经方应用研究

逍遥散是肇始于宋代著作《太平惠民和剂局方》的名方。该书在第九卷"治妇女诸疾"中最早记载:"治血虚劳倦,五心烦热,肢体疼痛,头目昏重,心忪颊赤,口燥咽干,发热盗汗,减食嗜卧,及血热相搏,月水不调,脐腹胀痛,寒热如疟。又疗室女血弱阴虚,营卫不和,痰嗽潮热,肌体羸瘦,渐成骨蒸。"逍遥散问世后在很长一段时间里是产后虚热的专方,明代以后医家不断扩展其应用,不单涉及女性专用。逍遥散的构方严谨,其所主要病机肝郁与血虚又常是各科各种疾病的病理基础。故广泛应用于内科、外科、妇科、儿科、五官科等各个疑难病的治疗。本方作为调和肝脾的代表方剂,前人曾誉为,"肝病第一良方"。后世很多医家在此基础上又创立了许多化裁名方,其临床应用逐渐扩大,用途广泛。下文荟萃部分著名医家加减使用逍遥散的医案医话,以点带面来窥探后世医家对本方的诸多观点和论述,以期读者能够正确、灵活应用逍遥散治疗临床诸多疾病。

一、邓中甲临床运用逍遥散经验

邓中甲从事中医临床工作 40 余年,学识渊博、医术精湛,对临床灵活运用逍遥散治疗诸多疑难症有独到见解,应用范围宽,效果显著。现将其临床加减运用逍遥散的经验浅述如下。

1. 对逍遥散的认识

逍遥散出自《太平惠民和剂局方》治血虚劳倦,五心烦热,肢体疼痛,头目昏重,心忪颊赤,口燥咽干,发热盗汗,减食嗜卧,及血热相搏,月水不调,脐腹胀痛,寒热如疟。又疗室女血弱阴虚,营卫不和,痰嗽潮热,肌体羸瘦,渐成骨蒸。为肝郁血虚,脾失健运之证而设。该方系《伤寒论》之四逆散演化而来,以"逍遥"命名,正如王子接所说:"逍遥,《说文》与'消摇'通,《庄子·逍遥游》注云:'如阳动冰消,虽耗不竭其本,舟行水摇,虽动不伤其内。'"譬之于医,消散其气郁,摇动其血瘀,皆无伤乎其正气也。

故前人列其于和剂之中,可知逍遥散具有疏肝解郁之意,肝郁开解,脾虚得健,血虚得养,气虚和畅,而肝郁脾虚之病证则愈,故以"逍遥"命名。本方既有柴胡疏肝解郁,又有当归、白芍养血柔肝。尤其当归之芳香可以行气,味甘可以缓急,更是肝郁血虚之要药。白术、茯苓健脾祛湿,使运化有权,气血有源。炙甘草益气补中,缓肝之急,虽为佐使之品,却有襄赞之功。生姜烧过,温胃和中之力益专,薄荷少许,助柴胡疏肝郁而生之热。如此配伍既补肝体,又助肝用,气血兼顾,肝脾并治,立法全面,用药周到,故为调和肝脾之名方。

2.对逍遥散的加减运用

邓中甲教授为了加强逍遥散的作用,往往随症加入其临床常用的配伍组合,以针对气、血、津液、神志、肾精不同方面的问题。

针对气的常用配伍组合:

①香附、郁金、佛手、厚朴、炒莱菔子:意在增其理气开郁之力;香附、郁金主要针对胸胁胀满;佛手、厚朴、炒莱菔子主要针对脘腹痞满。

②牡丹皮、栀子:意在增其解郁散火之力;牡丹皮泻血中伏火;栀子泻三焦之火,导热下行,兼利水道,二药结合应用治疗肝郁化火作用突出。

③夏枯草、连翘:意在增其清火散结之力。

针对血的常用配伍组合:

①郁金、延胡索:行气活血止痛兼有散郁热之功,用于气滞血瘀之证,鸡血藤、川芎亦可随症加入;三棱、莪术,行气活血力量较强,多用于破血散结。

②生地黄或熟地黄:治逍遥散证而有血虚较甚者,若血虚而生内热者加生地黄,血虚加熟地黄。女贞子、墨旱莲亦多随症加入,女贞子为滋补肝肾、

清热明目,墨旱莲滋阴益肾、凉血止血,二药合用,同归肝、肾二经,滋补肝肾。

针对津液的常用配伍组合:

①车前子、薏苡仁:车前子味甘,微寒,归肝、肾、肺、小肠四经,具有清热利尿,渗湿通淋,明目祛痰之功;薏苡仁味甘、淡,凉,归脾、肾、肺三经,具有健脾渗湿、除痹止泻之效。二者相须为用,共同治疗水湿内停之证。

②半夏、陈皮:可增强理气化痰之功,用于气郁津聚为痰。海蛤壳、瓦楞子、白芥子、浙贝母有化痰散结之功,用于气机郁滞,痰浊壅阻而致的瘿瘰病,瘿气,结节肿块。

③茵陈、虎杖:茵陈苦、辛、微寒,归脾、胃、肝、胆经,具有清湿热、退黄疸之功;虎杖微苦微寒,归肝、胆、肺经,具有祛风利湿、散瘀定痛、止咳化痰之效,二者配伍清湿热、利胆气,用于湿热蕴结之证。

针对神志的常用配伍组合:

①郁金、石菖蒲,石菖蒲、远志:石菖蒲、远志解郁醒脑、开心窍,用于情志抑郁不解,痰瘀蒙蔽清窍、心窍,出现癫痫、神昏、失眠、胸腹胁肋疼痛、肢体麻木或不用等症状。郁金、石菖蒲,稍偏重于瘀;石菖蒲、远志稍偏重于痰。

②酸枣仁、柏子仁:增强养心安神之功,酸枣仁养心阴、益肝血,清肝胆虚热而宁心安神;柏子仁养心气、润肾燥,安魂定魄,益智宁神。二药伍用,相得益彰,宁心安神,多用于失眠证治。合欢皮、首乌藤亦可随症加入。或随症加入安神散,即炒酸枣仁、合欢花、琥珀粉配制而成。

针对肾精的常用配伍组合:

蜈蚣、菟丝子、沙苑子:以逍遥散疏泄、畅达肝气,帮助肾精的施泄,反映其生机活力,以蜈蚣通络,且能振奋阳气,菟丝子、沙苑子补益肾精,使疏泄正常、生机勃勃,用于治疗不孕、不育。

3. 医案精选

◎案

某,女,46 岁,退休。2009 年 7 月 9 日初诊。诉胆囊肿,胆管结石,牙齿痛,眼睛胀,伴纳差,大便 2 日 1 次。中医辨证为肝脾不和、气郁化火。治以疏肝解郁祛火。方用逍遥散加减。

处方:牡丹皮 12g,栀子 12g,柴胡 12g,白芍 10g,当归 10g,白术 12g,茯苓 12g,薄荷 10g,生姜 3g,甘草 3g,枸杞子 12g,菊花 12g,郁金 12g,香附 12g,海金沙 12g,金钱草 12g,神曲 10g,炒谷芽 12g,白芥子 12g,浙贝母 12g。7 剂,每日 1 剂,水煎服。

二诊:服上药 7 剂后,诸症减少,上方稍加化裁,再服 10 余剂,结石排出。

◎案

某,男,38 岁,业务员。2009 年 10 月 15 日初诊。诉肝区不舒,伴有胀痛,其他情况正常,西医确诊是乙型肝炎大三阳。中医辨证为肝郁胆滞、湿热蕴结。治以疏肝健脾、清利湿热。方用逍遥散加减。

处方:柴胡 12g,当归 10g,白芍 12g,薄荷 10g,生姜 3g,甘草 3g,白术 12g,茯苓 12g,苍术 12g,陈皮 10g,厚朴 10g,黄柏 10g,茵陈 12g,虎杖 12g,郁金 12g,佛手 12g,青皮 12g。5 剂,每日 1 剂,水煎服。

二诊:服上药 5 剂后,自觉胁部不适好转,续原法随症加减,再服 20 余剂后,病证转为小三阳。

按 邓中甲教授认为,逍遥散有疏肝、健脾、养血之功,是肝脾同调同时气血津液兼顾的。逍遥散照顾非常全面,既补肝体又助肝用,而肝是人体的调节系统,其疏泄功能,疏泄一身之气机,包括人体气、血、津液、神志、肾精,都在其疏泄范围之内,如果肝气郁滞,相应这几方面都会产生问题。气的畅达,对血液的正常运行,发挥其濡养之功起着决定作用,气为血帅,气行则血行,气郁血必停,致血行迟滞而成瘀;津液的生成、输布和排泄,全赖于气的升降出入运动和气的气化、温煦、推动和固摄作用,气机郁滞,则水湿内停或凝聚成痰;心藏神,主神明,但情志舒畅需赖肝气的条达,木郁不达,会出现心神不宁、夜寐不安等;肾藏精,但其生机活力的表现需要肝的疏泄,肝失疏泄,会出现生机不振等。结合具体病机,可用逍遥散作为基础方,针对突出病理而适当配伍,从而起到一方可治多病的目标。

二、苏忠德丹栀逍遥散治疗湿疹的经验

苏忠德主任是武汉市名老中医。苏老从医 40 余载,其临床经验丰富,治

疗辨证准确,擅用经方及时方,用药独到,故临床治疗中每于平淡中获得良效。

医案精选

◎案

王某,女,14 岁。2009 年 7 月 3 日初诊。主诉:双手皮肤湿疹 1 个月。3 岁起发皮肤湿疹,现已有 11 年,其间经西医及中医治疗均未能根除,间断发病,苦恼不已。近月来因学习压力较大,病发更甚。症见:皮肤湿疹,以手掌及手臂上皮肤为主,红斑成片,皮肤破损,痒甚;烦躁易怒,口干口苦,睡眠欠佳,多梦,纳差,小便正常,大便干结,经常数日一次,月经尚未来潮,舌质正常,苔黄微腻。中医辨证为肝郁脾虚、血虚络脉瘀滞。治以健脾疏肝解郁。方用丹栀逍遥散加减。

处方:当归 30g,白芍 10g,柴胡 8g,白术 15g,川芎 8g,熟地黄 10g,枳实 30g,炙甘草 8g,牛膝 30g,牡丹皮 10g,炒栀子 8g,钩藤 10g,火麻仁 8g,郁李仁 8g,防风 10g。6 剂,每日 1 剂,水煎服。

二诊:2009 年 7 月 10 日,诉服上药后皮肤瘙痒现象减轻,大便两日一次,但月经仍未来潮,守上方化裁继服 20 余剂。后其母来诉,诸症均除,月经已潮。

按 本案患者自幼便患湿疹,属于先天不足,营血亏虚。久病入血入络,以致肝郁血虚,脾失健运。肝主藏血,肝血不足,血虚风躁,湿热内蕴,袭于肌肤而发病,反复发作,缠绵难愈;津血同源,血虚则津液亏乏,肠道无以滋润,则大便干结;肝具有调节血量的作用,肝气条达则血脉流畅,经候如常,肝气郁结则血脉失常,月经异常;肝郁血虚,心失所养,故烦躁易怒。方中柴胡疏肝解郁;当归、白芍、熟地黄养血柔肝;白术、炙甘草健脾和中,以助气血生化之源;川芎理气活血,牡丹皮、栀子、钩藤清热泻火;牛膝引血通经;防风祛风;火麻仁、郁李仁润肠通便。诸药合用,以奏其效。

◎案

某,男,36 岁。2009 年 6 月 5 日初诊。主诉:双手掌湿疹伴阵发性瘙痒半月。患者自述近半月来由于工作原因,精神压力过大,突发手掌湿疹,瘙痒不已,指缝间有水疱,搔之则流水。曾在某医院皮肤科就诊用药治疗,效果欠佳,停药则发,故来求治于中医。症见:双手掌面皮肤破损,脱皮,指缝间水疱,伴瘙痒,心烦,口干欲饮,大便干,小便正常,舌红苔白,脉弦细。中医辨证为肝郁脾虚、湿热生风。治以疏肝解郁健脾,祛风燥湿。方用丹栀逍遥散加减。

处方:当归 15g,白芍 15g,柴胡 8g,白术 10g,茯苓 10g,生姜 6g,薄荷 15g,炙甘草 8g,牡丹皮 10g,炒栀子 10g,熟地黄 15g,钩藤 10g,白鲜皮 10g,地肤子 10g,路路通 10g,土茯苓 30g。6 剂,每日 1 剂,水煎服。

服完上药后,症状减轻,以上方为基础随症加减,共服 10 余剂,诸症消失。

按 本案患者为肝郁脾虚,燥热生风。患者由于工作压力大,气郁日久,肝失血养,风从内生;脾阴不足,失于健运,湿热内生。因此湿热之邪走窜四肢,外达皮毛,浸淫肌肤而发病。方用丹栀逍遥散加钩藤以泄肝热,熟地黄滋阴补血,白鲜皮、地肤子、路路通、土茯苓等清热燥湿、祛风止痒。药证合拍,收效良好。

◎案

某,男,10 岁。2009 年 7 月 15 日初诊。主诉:双手掌心脱皮发痒,手心发热。属于过敏体质,稍不注意则身上发痒,本次又出现手掌脱皮发痒,纳差,挑食,不喜欢吃青菜,二便尚正常,睡眠不安,流涎,舌质红,苔薄黄,脉沉弦。中医辨证为肝脾血虚。治以疏肝健脾。方用丹栀逍遥散合保和丸加减。

处方:当归 15g,白芍 15g,柴胡 8g,白术 10g,茯苓 10g,生姜 6g,薄荷 15g,炙甘草 8g,牡丹皮 10g,炒栀子 10g,神曲 10g,焦山楂 10g,莱菔子 8g,麦芽 30g。6 剂,每日 1 剂,水煎服。

药后诸症悉除。其母为求巩固治疗,要求继续服药调理善后。

按 本案患儿为肝脾血虚。肝主血,为藏血之脏,脾主运化,为气血生化之源。气血亏虚,虚则化燥生风,肌肤失养,肝失疏泄,脾失健运则纳差。故用丹栀逍遥散疏肝解郁,养血健脾,再加上消食导滞之药以增加食欲,诸药合用,使肝和脾健而诸症自愈。

三、连建伟运用加味逍遥散验案二则

连建伟教授,为第三批全国老中医药专家学术经验继承工作指导老师,精于脉理,擅长运用经方及后世各家医方,尤对脾胃病有丰富的治疗经验。兹撷其运用加味逍遥散验案二则。

医案精选

◎案

何某,男,63岁。2011年5月10日初诊。主诉:便秘半年余,常3~4天一解。性情急躁易怒,胸胁胀满,口苦而干,时或头痛、头昏、目赤、耳鸣,舌质红,苔黄,脉弦数。追问病史,因家事不顺心而渐致上证。服多种中西药,服药时便通且稀,停药如故,且逐渐加重。推敲再三,诊为肝郁脾虚,血液不足,肠失传导,糟粕内停之便秘。治以养血健脾、疏肝清热。方用丹栀逍遥散加减。

处方:柴胡、当归、生白术、茯苓、牡丹皮、焦栀子各10g,白芍12g,紫菀30g,薄荷、绿萼梅、炙甘草各6g。7剂,日1剂,水煎,早、晚分服。

2剂后,即身畅便通,服5剂后,改滋水清肝饮以善后。

◎案

琚某,女,42岁。2011年5月18日初诊。主诉:尿频、尿急反复发作3年。曾被某医院诊为慢性肾盂肾炎。近半年来,每因生气后尿频、尿急伴有少腹胀滞等,日渐加剧,伴有烦躁,头痛头胀,失眠多梦,腰酸沉重,月经失调,白带多,舌红,苔薄黄,脉弦数。中医辨证为肝郁气滞化火。治以疏肝健脾、养血清热。方用丹栀逍遥散加减。

处方:白芍、茯苓各12g,牡丹皮、焦栀子、柴胡各10g,车前子20g,玫瑰花、薄荷各6g。5剂,每日1剂,水煎服。

二诊:服上方5剂后,患者自觉尿频、尿急、少腹胀滞等症状均好转,白带减少。守方继服10剂,诸症基本消失。

按 逍遥散方中柴胡疏肝解郁调理气机,当归、白芍柔肝、养血;白术、甘草健脾益气,培土荣木,茯苓健脾祛湿化痰,佐少许生姜、薄荷以增强君药的

疏肝理脾之功。连老师认为,调和肝脾只能在补肝血、健脾气的基础上略加性味平和的绿萼梅、玫瑰花之类,取其理气解郁而无辛燥伤阴之弊。对于肝郁化热之证,常以丹栀逍遥去白术,恐白术温燥助热。何某案因肝郁血虚日久,则生热化火,此时逍遥散已不足以平其火热,故加牡丹皮以清血中之伏火,炒栀子善清肝热,并导热下行,因其年过六旬,另加紫菀30g。紫菀“因其体润,善能滋肾,盖肾主二便,以此润大便燥结,利小便短赤,开发阴阳,宣通壅滞,大有神功”(《药品化义》)。琚某案恼怒伤肝,气滞不宣,气郁化火,郁于下焦,影响膀胱气化则少腹作胀,小便艰涩而频,余沥不尽而发为淋证。尊连老师之经验,在原方中加用利水不伤阴之车前子,取其清肝利水,收效颇捷。

附:历代逍遥散加减方(选编)

丹皮逍遥散

【方源】《幼科直言·卷五》。

【组成】白术(炒),白芍(炒),陈皮,甘草,当归,白茯苓,牡丹皮,柴胡,薄荷。

【用法】水煎服。

【主治】伤寒表里阴阳得分,仍作渴作烦,乃太阴脾经之郁热。

四物逍遥散

【方源】《疡科心得集·卷上》。

【组成】柴胡,当归,白芍,茯苓,白术,炙甘草,川芎,生地黄,生姜,薄荷。

【主治】妇人患茧唇,阴血衰少者。

加味逍遥散

【方源】《世医得效方·卷十五》。

【组成】逍遥散加远志(去心),桃仁(去皮,尖),苏木、红花各一钱。

【用法】水一盏半,煎服。

【主治】癫疾。荣血迷于心包,歌唱无时。逾墙上屋。

加味逍遥散

【方源】《内科摘要·卷下》。

【组成】当归、芍药、茯苓、白术(炒)、柴胡各一钱,牡丹皮,山栀(炒)、甘草(炙)各五分。

【用法】水煎服。

【主治】肝脾血虚发热,或潮热晡热,或自汗盗汗,或头痛目涩,或怔忡不宁,或颊赤口干,或月经不调,或肚腹作痛,或小腹重坠,水道涩痛,或肿痛出脓,内热作渴。

加味逍遥散

【方源】《点点经·卷一》。

【组成】当归一钱,白术一钱,茯苓、白芍各八分,柴胡、薄荷、陈皮、知母、浙贝母、骨皮、麦冬、香附、甘草各三分。

【用法】煨姜为引。

【主治】酒病后发咳,间有骨蒸邪热等症。

加味逍遥散

【方源】《证治准绳·女科·卷五》。

【组成】当归、白芍、葛根各二钱,生地黄、川芎、黄芩各一钱半,人参九分,麦冬九分,柴胡一钱,乌梅二个,甘草六分。

【用法】上锉散,分作二服。用水一盅,煎至七分,空心服。

【主治】产后发热,口干作渴,唇裂生疮。

加味逍遥散

【方源】《辨证录·卷三·耳痛门》。

【组成】白芍一两,柴胡二钱,当归一两,甘草一钱,陈皮一钱,茯神三钱,白术五钱,炒栀子一钱,天花粉二钱,枳壳五分,牡丹皮三钱。

【用法】水煎服。

【主治】妇人因怒发热,经来之时,两耳出脓,两太阳作痛,乳房胀闷,寒热往来,小便不利,脐下满筑。

加味逍遥散

【方源】《辨证录·卷五·春温门》。

【组成】柴胡二钱,当归二钱,白术一钱,甘草一钱,茯苓三钱,陈皮一钱,白芍三钱,炒栀子一钱,羌活五分。

【用法】水煎服。

【主治】春温。春月伤风四五日,身热恶风,头项强,胁下满,手足温,口渴。

加味逍遥散

【方源】《辨证录·卷五·春温门》。

【组成】柴胡二钱,白芍五钱,当归三钱,白术五分,甘草一钱,茯神三钱,陈皮五分,肉桂一钱。

【用法】水煎服。

【主治】春月伤风,手足逆冷,脉紧心下满而烦,饥不能食。

加味逍遥散

【方源】《洞天奥旨·卷十二·阴疳》。

【组成】柴胡二钱,白术五钱,茯苓三钱,甘草一钱,白芍五钱,陈皮一钱,当归二钱,炒栀子三钱,荆芥一钱,防风五分,龙胆草二钱,天花粉二钱,玄参五钱。

【用法】水煎服。

【主治】阴疳者,生疮于阴户之内也,时痛时痒,往往有不可忍之状,其气腥燥作臭,无物可以解痒,倘愈交接则愈痛矣。

加味逍遥散

【方源】《幼科直言·卷二》。

【组成】白术(炒),白芍(炒),白茯苓,牡丹皮,石斛,当归,柴胡,薄荷,陈皮,甘草。

【用法】水煎服。

【功用】舒和气血,调畅营卫。

【主治】痘之前后,不可补、不可凉、似虚非虚之症。

加味逍遥散

【方源】《幼科直言·卷四》。

【组成】白术(炒),白芍(炒),白茯苓,陈皮,甘草,当归,薄荷,全蝎(洗净),僵蚕(炒)。

【用法】生姜为引。

【主治】小儿一种似慢惊非慢惊之症。

加味逍遥散

【方源】《幼科直言·卷四》。

【组成】白术八分(炒),白芍八分(炒),当归八分,白茯苓八分,柴胡五分,薄荷五分,陈皮六分,白扁豆一钱(炒),甘草六分,神曲一钱(炒),麦芽八分(炒)。

【用法】水煎服。

【主治】脾病多因乳食不调,饥饱不一,或一切病后,亏损气血,以致时热时冷,或大便非结即泻,面黄肌瘦,肚大夜热。

加味逍遥散

【方源】《幼科直言·卷四》。

【组成】白术(炒),白芍(炒),薄荷,陈皮,甘草,柴胡,白茯苓,当归,白扁豆(炒),砂仁,木香,黄芩。

【用法】水煎服。

【主治】痢疾体虚不便,行利导滞者。

加味逍遥散

【方源】《幼科直言·卷四》。

【组成】白术(炒),白芍(炒),白茯苓,陈皮,当归,甘草,薄荷,柴胡。

【用法】或加生姜一片,水煎服。

【主治】疟在五七次后,人虽虚而多热,其体势在不可截,不可消,不可补者。

加味逍遥散

【方源】《幼科直言·卷五》。

【组成】白术(炒),白芍(炒),白茯苓,当归,薄荷,柴胡,陈皮,甘草,芡实,牡丹皮,白莲须。

【用法】水煎服。

【主治】虽淋而不痛者,或久淋而不愈者。

加味逍遥散

【方源】《幼科直言·卷六》。

【组成】白芍八分(炒),白术八分(炒),陈皮六分,甘草六分,当归八分,白茯苓八分,薄荷六分,黄芩一钱(炒),僵蚕一钱(炒),柴胡六分。

【用法】水煎服。

【主治】白虎历节风。

加味逍遥散

【方源】《一盘珠·卷五》。

【组成】当归,白术,白芍,白茯苓,柴胡,香附,牡丹皮,甘草,薄荷,黄芩,夏枯草,天葵子。

【用法】经闭加红花、三棱,酒、水各半,煎服。

【主治】治女人月经不调,而成瘰疬者。

加味逍遥散

【方源】《杂病源流犀烛·卷八》。

【组成】白芍、白术各一钱二分,地骨皮、知母、当归各一钱,茯苓、麦冬、生地黄各八分,山栀子、黄柏各五分,桔梗、甘草各三分。

【用法】水煎服。

【主治】血病,女子不月;妇人痛证;胁连胸腹胀痛;妇人阴缩,阴户急,痛引入小腹;阴冷而内热寒热,经候不调;妇人便毒,于两拗肿痛,腹内有块,不时上攻,小便不利。

加味逍遥散

【方源】《杂病源流犀烛·卷十七》。

【组成】牡丹皮、白术各一钱半,当归、赤芍、桃仁、浙贝母各一钱,山栀子、黄芩各八分,桔梗七分,青皮五分,甘草三分。

【主治】脾家蓄热,痰涎夹血。

加味逍遥散

【方源】《杂病源流犀烛·卷二十七》。

【组成】甘草、当归、白芍、白术、茯苓、柴胡各一钱,桂皮、山栀子各七分。

【主治】乳岩初起。

加味逍遥散

【方源】《妇科玉尺·卷二》。

【组成】当归、柴胡、白术、白芍、茯苓各一钱,炙甘草五分、薄荷七叶,山栀子,生地黄,白茅根。

【主治】初次产育,产门肿胀,或焮痛不闭。

加味逍遥散

【方源】《妇科玉尺·卷六》。

【组成】柴胡,白芍,当归,白术,茯苓,甘草,知母,地骨皮,山栀子,黄柏,桔梗,麦冬,生地黄。

【主治】妇女虚劳。

加味逍遥散

【方源】《疡科心得集·方汇·卷上》。

【组成】柴胡,白芍,当归,茯苓,白术,甘草,黄芩,半夏,白芷,陈皮,桔梗。

【主治】肝郁气滞,或口舌生疮,或耳内作痛,及乳痈、乳痰等证。

加味逍遥散

【方源】《外科证治全书·卷三》。

【组成】柴胡二钱,白芍五钱,当归三钱,陈皮五钱,甘草一钱,白术三钱,茯神三钱,人参一钱,川芎一钱,瓜蒌三钱,半夏三钱。

【用法】水煎服。

【主治】乳悬。肝气不疏,痰气郁结,乳内忽大如桃,不觉痛痒,色亦不赤,身体发热,形渐瘦损。

加味逍遥散

【方源】《慈禧光绪医方选议》。

【组成】柴胡一钱,当归二钱,生白芍二钱,白术一钱,茯苓一钱,炙甘草五分,煨姜三片,薄荷一分,霜桑叶二钱。

【用法】上为末,分为十服。每服二钱,鲜荷叶半张煎汤冲服。

【功用】疏散风热,升发脾胃清阳,清肝明目。

八味逍遥散

【方源】《医学入门·卷七》。

【组成】当归、芍药、茯苓、白术、柴胡、甘草各一钱,牡丹、炒山栀各七分。

【用法】水煎服。

【主治】脾胃血虚有热生痈;或遍身瘙痒烦热,肢体作痛,头目昏重;或怔忡颊赤,口燥咽干,口舌生疮,耳内作痛;或胸乳腹胀,小便不利;或手足少阴火盛,内热晡热,月经不调,寒热往来;或胁乳肿痛,耳下结核等症。

加减逍遥散

【方源】《古今医鉴·卷十一》。

【组成】当归(酒洗)、白芍(酒炒)、白术(土炒)、白茯苓、柴胡各一钱,甘草(炙)五分。

【用法】上锉一剂。加煨姜一片,薄荷少许,水煎服。

【主治】肝脾血虚发热,或潮热,或自汗盗汗,或头痛目涩,或怔忡不宁,颊赤口干,或月经不调,或肚腹作痛,或小腹重坠,水道涩痛,或肿痛出脓,内热作渴。

加减逍遥散

【方源】《寿世保元·卷四》。

【组成】当归二钱,白芍二钱,白术一钱五分,茯苓三钱,柴胡八分,甘草八分,胡黄连六分,麦冬二钱,黄芩二钱,地骨皮三钱,秦艽三钱,木通二钱,车前子三钱,灯心草十根。

【用法】上锉。水煎服。

【主治】子午潮热者。

加减逍遥散

【方源】《丹台玉案·卷五》。

【组成】当归二钱、白芍、白茯苓、牡丹皮各二钱,甘草、山栀子各一钱。

【用法】加灯心草三十茎,水煎,食远服。

【主治】经前潮热。

加减逍遥散

【方源】《症因脉治·卷四》。

【组成】当归,白术,柴胡,陈皮,白茯苓,牡丹皮,甘草,山栀子,白芍。

【主治】厥阴疟。

加减逍遥散

【方源】《傅青主女科·卷上》。

【组成】茯苓五钱,白芍(酒炒)五钱,甘草(生用)五钱,柴胡一钱,茵陈三钱,陈皮一钱,栀子三钱(炒)。

【用法】水煎服。

【主治】妇人有带下而色青者,甚则绿如绿豆汁,稠黏不断,其气腥臭。

加减逍遥散

【方源】《辨证录·卷二》。

【组成】柴胡二钱,白芍五钱,白术、当归、生地黄各三钱,甘草、炒栀子、半夏各一钱,青皮五分。

【用法】水煎服。

【主治】怒后吐痰,胸满作痛,服四物、二陈之汤,加芩、连、枳壳之类,杳无一应,更加祛风之味,反致半身不遂,筋渐挛缩,四肢痪软,日晡益甚,内热口干,形体倦怠,属郁怒未解,肝气未疏者。

加减逍遥散

【方源】《辨证录·卷三》。

【组成】白芍、当归各一两,甘草、白蒺藜、葳蕤仁各一钱,陈皮五分,茯苓三钱,甘菊三钱,柴胡、半夏各三分。

【用法】水煎服。

【主治】目痛日久,终年累岁,而红赤不除,致生胬肉攀睛,拳毛倒睫者。

加减逍遥散

【方源】《幼科直言·卷五》。

【组成】白术(炒),白茯苓,白芍(炒),陈皮,甘草,柴胡,石斛。

【用法】生姜一片,红枣二枚为引。

【主治】小儿虚喘,或出汗面青唇白,或兼泄泻。

加减逍遥散

【方源】《幼科直言·卷五》。

【组成】白术(炒),白芍(炒),白茯苓,陈皮,甘草,柴胡,当归,神曲(炒),熟半夏,石斛。

【用法】生姜一片为引。

【主治】小儿脾虚受湿,肿胀,或作泄泻,或兼呕吐。

加减逍遥散

【方源】《幼科直言·卷五》。

【组成】白芍,白术,当归,白茯苓,柴胡,陈皮,甘草,木香(少许),使君子肉。

【用法】生姜一片为引。

【主治】小儿脾弱面青,似有惊风,而解虫者。

加减逍遥散

【方源】《证因方论集要·卷四》。

【组成】当归,白芍(炒),白术(土炒),茯苓,柴胡,甘草(炙),蔓荆子,香附,石菖蒲。

【主治】病非外感有暴发耳聋者乃气火上冲。

逍遥饮

【方源】《景岳全书·卷五十一》。

【组成】当归二三钱,白芍一钱半,熟地黄三五钱,酸枣仁二钱(炒),茯神一钱半,远志(制)三五分,陈皮八分,炙甘草一钱。

【用法】水二钟,煎七分,食远温服。

【主治】妇人思郁过度,致伤心脾,冲任之源血气日枯,渐至经脉不调。

【加减】气虚,加人参一二钱;经水过期,兼痛滞,加酒炒香附一二钱。

逍遥散

【方源】《证治准绳·女科·卷二》引《神巧万全方》。

【组成】人参、白茯苓(去皮)、柴胡(去苗)、白术(炒)、黄芪各等分。

【用法】上为散。每服三钱,加甘草一寸,同煎六分,温服。

【主治】妇人血风劳,解五心烦躁,心多怔忪,恍惚忧惧,头目昏重,夜多盗汗。

逍遥散

【方源】《太平惠民和剂局方·卷九》。

【组成】甘草(微炙,赤)半两,当归(去苗,锉,微炒)、茯苓(去皮,白者)、芍药(白)、白术、柴胡(去苗)各一两。

【用法】上为粗末。每服二钱,水一大盏,加煨姜一块(切破)、薄荷少许,同煎至七分,去滓热服,不拘时候。

【主治】血虚劳倦,五心烦热,肢体疼痛,头目昏重,心忪颊赤,口燥咽干,发热盗汗,减食嗜卧;血热相搏,月水不调,脐腹胀痛,寒热如疟;及室女血弱阴虚,营卫不和,痰嗽潮热,肌体羸瘦,渐成骨蒸。

逍遥散

【方源】《女科万金方》。

【组成】柴胡、当归、白芍各四钱,川芎、熟地、麦冬、黄芩各二钱,半夏二钱五分,甘草一钱五分。

【用法】分四剂。每剂加生姜三片,水二钟,煎八分,空心服。

【功用】补血,扶脾胃,调经水。

【主治】室女十七八岁时脾胃虚弱,误食生冷,经脉不通,或阻百日,或半年,颜色有异,饮食少进,寒热往来,四肢困倦,头疼目眩,腹疼恶心,烦热呕吐,腹胀。

加味逍遥散

【方源】《女科万金方》。

【组成】当归、白芍、干姜、生地、黄芩各钱半,人参、柴胡各二钱。

【用法】分二剂。水煎服。

【主治】妇人胎前多食姜、蒜、胡椒等辛辣之物,血热积于脾胃,气攻上焦,以致频渴。

逍遥散

【方源】《女科万金方》。

【组成】白芍,白术,白茯苓,当归身,甘草,薄荷。

【用法】加煨姜二片,水煎服。

【主治】妇人血少,月水不调,腹痛潮热。

逍遥散

【方源】《古今医统大全·卷八十四》。

【异名】柴胡四物汤。

【组成】当归、川芎、芍药、熟地黄、人参、半夏(制)、柴胡、黄芩、陈皮、麦冬、甘草各等分。

【用法】水二盏,加生姜三片,煎八分,空心服。

【主治】经脉不通,脾胃虚弱,或寒或热,不喜饮食,饱胀,呕吐,烦躁。

逍遥散

【方源】《寿世保元·卷七》。

【组成】当归(酒洗)一钱五分,白芍(酒炒)一钱,柴胡一钱,黄芩一钱,川芎七分,熟地黄七分,半夏(姜炒)七分,人参五分,麦冬(去心)五分,甘草四分。

【用法】上锉散。加生姜三片,水煎,热服。

【功用】和气血,扶脾胃。

【主治】室女十七八岁,经脉不通,或百日,或半年,颜色青黄,饮食少进,寒热往来,四肢困倦,头痛目眩,肚痛结块,五心烦热,呕吐膨胀。

逍遥散

【方源】《医贯·卷六》。

【组成】柴胡一钱,白芍一钱,陈皮一钱,牡丹皮一钱,茯神一钱,当归一钱,白术一钱,浙贝母一钱,薄荷七分,黄连五分(每一两用吴茱萸二钱,水拌炒焦色,合用)。

【主治】郁疟。

逍遥散

【方源】《辨证录·卷七·癥瘕》。

【组成】白术二钱,白芍五钱,当归三钱,柴胡二钱,陈皮一钱,半夏一钱,鳖甲三钱,甘草五分,茯苓三钱。

【用法】水煎服。

【功用】开郁平肝。

【主治】正值饮食之时,忽遇可惊之事,惊气未收,遂停滞不化,久成癥瘕。

逍遥散

【方源】《女科切要·卷一》。

【组成】当归,白芍,茯苓,白术,甘草,柴胡,薄荷,牡丹皮,山栀子。

【功用】解郁调经,和气血。

【主治】妇人胃气不调,貌本壮实,饮食渐减,经水不通。

逍遥散

【方源】《杂病源流犀烛·卷一》。

【组成】白术,白芍,当归,柴胡,茯苓,牡丹皮,薄荷,麦冬,山栀子,牛膝,甘草。

【主治】干咳。

逍遥散

【方源】《女科秘要·卷三》。

【组成】白术、当归、白芍、天花粉、延胡索各八分、地骨皮、石莲子各一钱、黄芩、薄荷各四分,龙胆草五分(一方无黄芩)。

【用法】上为散服,或水煎服。

【主治】妇人血虚,性急,或当行经时房事触伤,腹中结块如鸡子大,左右而动,月水不行,变作五心烦热,头昏目眩。

逍遥五黄汤

【方源】《古今医鉴·卷十一》。

【组成】当归(酒洗)半钱,白芍(酒洗)一钱,白术(土炒)一钱,白茯苓(去皮)一钱,柴胡(酒炒)八分,薄荷二分,生地黄(姜炒)一钱,黄芩(酒炒)一钱,黄连(姜炒)一钱,黄柏(酒炒)一钱,知母(生)一钱半,黄芪(盐水炒)一钱,神曲(炒)八分,甘草(炙)四分,香附(制)一钱,地骨皮(酒炒)一钱。

【用法】上锉一剂。加煨姜三片、乌梅半个,水煎,温服。

【主治】妇人午后发热,汗出后热退。

逍遥蒌贝散

【方源】《中医外科学》。

【组成】柴胡,当归,白芍,茯苓,白术,瓜蒌,贝母,半夏,胆南星,生牡蛎,山慈菇。

【用法】水煎服。

【功用】疏肝理气,化痰散结。

【主治】乳癖、瘰疬、乳癌初起。

调经逍遥散

【方源】《女科万金方·卷一》。

【组成】当归,白芍,白茯苓,白术,柴胡,薄荷,香附,竹叶,煨姜。

【用法】不拘时服。

【主治】妇人去血太过,血虚生热,自汗体热,脉微。

越鞠逍遥加味丸

【方源】《慈禧光绪医方选议》。

【组成】当归四钱,白芍三钱(炒),川芎一钱五分,醋柴胡一钱五分,香附三钱(炙),苍术三钱(炒),炒栀子三钱,焦神曲三钱,橘红二钱,半夏三钱(炙),茯苓四钱,黄连一钱五分,桑白皮三钱(炙),地骨皮三钱,川贝母四钱,生甘草一钱五分。

【用法】共研极细面,炼蜜为丸,如绿豆粒大,朱砂为衣。白开水送服三钱。

【功用】疏郁和肝,理肺调脾,快膈宽中,顺气理嗽,清化痰饮,滋养气血,荣和脉络。

【主治】忧思气怒,饮食不调,损伤肝脾者。

黑逍遥散

【方源】《医宗己任编·卷一》。

【组成】柴胡、白芍、当归身、白术、茯苓、甘草、熟地黄、姜枣为引。

【用法】水煎,去滓,微微温服。

【主治】肝胆两经郁火,以致胁痛头眩,或胃脘当心而痛,或肩脚绊痛,或时眼赤痛,连及太阳,无论六经伤寒,但见阳证;妇人郁怒伤肝,致血妄行,赤白淫闭,沙淋崩浊等症。

增减逍遥散

【方源】《辨证录·卷一》。

【组成】白芍五钱,茯苓、白术各三钱,白豆蔻一粒,陈皮、柴胡、神曲各一分。

【用法】水煎服。

【主治】人有时而吐,时而不吐,吐则尽情吐出,有似于反胃而非翻胃。

万全汤

【方源】《傅青主男女科·卷下》。

【组成】柴胡、白术、黄芩、神曲各三分,白芍、麦冬各一钱,当归五分,茯苓三分,甘草、紫苏叶各二分,山楂三个。

【用法】水煎服。

【主治】小儿不拘早晚发热。

和解汤

【方源】《辨证录·卷五》。

【组成】柴胡一钱,白芍三钱,甘草一钱,枳壳五分,薄荷一钱,茯神三钱,牡丹皮二钱,当归三钱。

【用法】水煎服。缓缓服之,三剂则可以开关矣。上关一开,而下格自愈。

【主治】少阳之气不通之关格症。人有无故而忽然上不能食,下不能出,胸中胀急,烦闷不安,大小便窘迫之极。

清肝达郁汤

【方源】《重订通俗伤寒论》。

【组成】焦山栀三钱,生白芍一钱半,当归须一钱,川柴胡四分,粉丹皮二钱,清炙甘草六分,广橘白一钱,苏薄荷四分(冲),滁菊花一钱半,鲜青橘叶五片(剪碎)。

【功用】清疏肝郁。

【主治】肝郁不伸,胸满胁痛,腹满而痛,甚则欲泄不得泄,即泄亦不畅。

参考文献

[1]乔欢.闫润红运用逍遥散治疗肝郁临床经验举隅.山西中医,2016,32(2)：5-7.

[2]陈晓天,李永.史欣德教授应用逍遥散治疗失眠的经验[J].南京中医药大学学报,2007,2:124-125.

[3]黄年斌,邱联群.逍遥散治疗紧张性头痛28例观察[J].实用中医药杂志,2004,5:232.

[4]章美琼.逍遥散加味治疗胆囊炎120例[J].江西中医学院学报,2002,4:41.

[5]艾书眉,雷陵.雷陵应用加味逍遥散治疗慢性肝病经验[J].中国中医药信息杂志,2015,4:112-113.

[6]李伦常.逍遥散加减治疗肝硬化的体会[J].中国社区医师,1995,1:43-44.

[7]陈爱华.逍遥散临床运用体会[J].湖南中医杂志,1995,S1:37-43.

[8]邓益和.逍遥散化裁治疗脾胃病两案[J].中医药研究杂志,1986,1:14.

[9]徐克忠.逍遥散治愈呃逆六年案[J].四川中医,1987,12:17.

[10]杨金珊.逍遥散加减治疗小儿厌食症32例[J].中国民间疗法,2003,9:54.

[11]王石.逍遥散治疗慢性胃炎体会[J].实用中医药杂志,2006,6:370.

[12]闫道普.逍遥散化裁治疗肠易激综合征26例[J].内蒙古中医药,2008,6:19-20.

[13]贾婉秋.逍遥散临床应用举隅[J].中国民间疗法,2005,9:39-40.

[14]李龙骧.逍遥散治疗消化系疾病举隅[J].辽宁中医药大学学报,2008,3:130.

[15]金周汉,李静.逍遥散治疗消化系统疾病的进展[J].中国中医药现代远程教育,2007,8:8-9.

[16]黄生维.逍遥散加味治疗肝郁证咳嗽疗效观察[J].中国中医急症,2012,7:1186.

[17]汪玉冠.逍遥散加味治疗肝咳32例[J].浙江中西医结合杂志,2006,3:175-176.

[18]燕凯萍,李文海.逍遥散新用[J].山西中医学院学报,2011,6:44-45.

[19]冯翠华,贾长安.逍遥散新用二则[J].山东中医杂志,1991,6:25-26.

[20]陈美兰,马翠云,张福荣.逍遥散临床新用[J].山东医药工业,1994,3:48-49.

[21]刘岱麟.逍遥散加减治疗糖尿病60例[J].时珍国药研究,1993,4:10-11.

[22]卢亚丽.逍遥散临床应用举隅[J].湖北中医杂志,2013,10:52-53.

[23]夏兴贵.运用丹栀逍遥散治疗甲状腺机能亢进症[J].四川中医,2009,6:95.

[24]于汝胜,李福周.逍遥散加减治疗脂肪肝64例[J].河北中医,2006,8:601.

[25]桂馥.逍遥散加减治验举隅[J].江西中医药,1996,6:59.

[26]马珊珊,呼敏,王荣.李遇春逍遥散临证应用经验[J].中医药临床杂志,2015,8:1095-1097.

[27]王联庆,张锐,耿青,等.逍遥散临床应用举验[J].青岛大学医学院学报,2013,1:87-88.

[28]张香芝.逍遥散加减治疗癔病42例[J].河南中医药学刊,1997,2:38.

[29]郭玉兰.逍遥散加减治疗癔病的体会[J].中国民间疗法,1999,8:42-43.

[30]崔璨.逍遥散验案4则[J].河北中医,2007,6:523-524.

[31]施乃芝.逍遥散加减治疗特发性水肿[J].新中医,1986,1:47.

[32]向阳.逍遥散加减治疗诸汗证[J].北京中医,1994,4:25-26.

[33]史艳.加味逍遥散验案两则[J].山东中医杂志,1998,5:40-41.

[34]叶敏,矫健鹏,魏品康.魏品康运用逍遥散案举隅[J].中国中医药信息杂志,2011,9:101-102.

[35]李军.金明月主任医师运用逍遥散验案举隅[J].甘肃中医,2008,6:43.

[36]何夏秀,葛琳,冯兴华.冯兴华运用丹栀逍遥散治疗风湿病举隅[J].中医杂志,2010,5:399-400.

[37]胡伟雄,洪碧琪,谢平霖,等.逍遥散加减治疗更年期综合征验案一则[J].中国民族民间医药,2016,9:54.

[38]张国华.逍遥散加味治疗妇科病经验举隅[J].内蒙古中医药,2016,2:61-62.

[39]李五香,余永鑫.逍遥散临床运用举隅[J].湖北中医杂志,2010,2:63.

[40]李志青.逍遥散临证治验举隅[J].山西中医,2009,2:41.

[41]张帆,方成华.逍遥散妇科临床运用举隅[J].贵阳中医学院学报,2007,6:46.

[42]张子宝.逍遥散临床新用[J].河南中医,2007,2:67-68.

[43]兰秀红.逍遥散加减治疗阴痒36例[J].实用中医药杂志,2010,10:686.

[44]王欢欢.喻怀斌临床应用逍遥散验案举隅[J].中医药临床杂志,2016,5:649-650.

[45]何雲霏,孟凡峰.逍遥散加减治疗经前期综合征临床探析[J].河南中医,2011,3:287-288.

[46]刘鹏,王杜娟.孙同郊运用逍遥散临床体会[J].辽宁中医药大学学报,2010,10:40-41.

[47]蔡金泽.逍遥散加减治疗崩漏体会[J].实用中医药杂志,2005,5:294.

[48]骆国俊.逍遥散加味治疗闭经[J].山东中医杂志,2005,5:296.

[49]苏宝银.运用逍遥散加味治疗产后缺乳80例[J].医学理论与实践,2002,5:569-570.

[50]建利,冯文军,何志娟.逍遥散加减治愈肝郁不孕11例[J].江西中医药,1998,3:15.

[51]陈舒,陈成博.陈成博运用逍遥散治疗男科疾病[J].浙江中医杂志,2015,11:850-852.

[52]姚兰.逍遥散新用[J].甘肃中医,2007,12:10.

[53]曹永贺,程远钊,郭学军.逍遥散加味联合针灸治疗肝郁型不射精症[J].医药论坛杂志,2007,23:86-88.

[54]李艳萍,崔庆荣.逍遥散加减治疗痤疮临床观察[J].中国医药指南,2008,23:317-318.

[55]王雯燕,张菁,杨阳.逍遥散加减治疗肝郁肾虚型痤疮验案1则[J].湖南中医杂志,2016,5:139.

[56]麻婧.逍遥散加减治疗痤疮68例[J].实用中医药杂志,2004,3:134.

[57]王林.逍遥散新用[J].内蒙古中医药,2010,2:17.

[58]周宝宽,周探.逍遥散加减治疗因郁致面部皮肤病验案4则[J].中医药导报,2012,5:109-111.

[59]杨新林,肖柯.逍遥散临床验案举隅[J].中国中医药现代远程教育,2015,9:125-126.

[60]韩新民.逍遥散加减治皮肤瘙痒症一得[J].新疆中医药,1992,1:60.

[61]张国正,岳双林.逍遥散新用3则[J].国医论坛,2005,5:29.

[62]刘峥嵘,秦裕辉.秦裕辉运用八味逍遥散治验举隅[J].湖南中医杂志,2016,3:110-112.

[63]吕树云.逍遥散加减治疗急性球后视神经炎2例[J].山东中医杂志,2000,8:503.

[64]霍勤.逍遥散在眼科临床中的运用[J].中医研究,2008,3:52-54.

[65]傅彦江.逍遥散在眼科疾病中的应用举隅[J].辽宁中医杂志,2004,3:241.

[66]李红.逍遥散在眼科病中应用举隅[J].国医论坛,1998,5:34-35.

[67]费传统,金强.丹栀逍遥散眼科应用举隅[J].浙江中医杂志,2013,4:

275 – 276.

[68]张予,李淑良.李淑良教授治疗耳鸣验案 3 则[J].中国中医急症,2013,7:
1164 – 1168.

[69]韩岩,矫春伟.逍遥散临证治验举隅[J].现代中西医结合杂志,2005,10:
1348 – 1349.

[70]张勉,黄瑜.逍遥散加减治疗功能性发音障碍 1 例[J].广西中医学院学报,
1999,4:74.

[71]朱圣奎.逍遥散作涩剂用心得[J].浙江中医杂志,1998,7:321.

[72]陈承平,任林.逍遥散新用[J].新中医,1995,5:54.

[73]尹蔚萍,夏杰,苏艳,等.刘以敏运用疏肝泻火方治疗性早熟经验[J].河南中
医,2016,2:221 – 222.

[74]李新民.加味逍遥散新用[J].新中医,1997,5:52 – 55.

[75]訾晓梅,刘青云.逍遥口服液药效学研究[J].安徽中医学院学报,2000,19
(6):39 – 41.

[76]王凯,陈万群,陈古荣.逍遥合剂与功能主治有关的主要药效学研究[J].重
庆中草药研究,2003,47(1):43 – 45.

[77]金若敏,黄莉,周婉.中药逍遥片改善正常或脾虚小鼠肠运动相关功能[J].
中国临床康复,2003,7(24):33161.

[78]周淑芳,刘燕.逍遥丸对兔肠平滑肌作用的研究[J].河北中医,2006,28
(2):1441.

[79]訾晓梅,刘青云.逍遥口服液药效学研究[J].安徽中医学院学报,2000,19
(6):39.

[80]王静怡,石玉瑁,查鹏洲,等.逍遥散的药理研究[J].中国医院药学杂志,
2002,22(8):489 – 490.

[81]吴丽丽,冉川莲,严灿,等.逍遥散对高浓度皮质酮环境下海马神经前体细胞
增殖和分化的影响[J].中国病理生理杂志,2009,(1):97 – 103.

[82]吴丽丽,徐志伟,严灿.逍遥散和丹栀逍遥散抗抑郁作用的实验研究[J].中
医研究,2003,6(16):14 – 15.

[83]杨小莹,陈杰,杨新明,等.抗抑郁药物及其研究方法的进展[J].中国中药杂
志,2007,32(9):770 – 774.

[84]薛黎明.基于 NMR 技术逍遥散抗抑郁作用代谢组学研究[D].山西:山西大
学,2008:41.

[85]蔡大勇,陈金星,张伟,等.丹栀逍遥散干预 D – 半乳糖拟老年性痴呆大脑能
量物质代谢的机制研究[J].航天医学与医学工程,2005,18(1):32 – 45.

[86]李伟,陈家旭.慢性束缚应激大鼠海马 BDNF、TrkB、NT3 的变化及逍遥散对

其影响[J].中医药学刊,2005,23(7):1205-1208.

[87]王霞灵,周大桥.加味逍遥散治疗肝郁患者高泌乳素血症的研究[J].湖北中医杂志,2003,25(3):8-9.

[88]陈家旭,杨建新,赵歆,等.慢性束缚应激大鼠下丘脑β-内啡肽变化及中药复方对其的影响[J].中国医药学报,2004,19(2):83-85.

[89]杨玉峰,杨瑛.加味逍遥散对女性黄褐斑血清性激素水平的影响[J].陕西中医学院学报,2000,23(5):41-42.

[90]吕志平,刘承才."肝郁"大鼠血浆TXA2-PGI2水平与微循环变化及逍遥散作用[J].中国微循环,2000,4(3):160-161.

[91]赵益业.肝郁症的免疫学探讨[J].山东中医药大学学报,1997,21(1):28-32.

[92]余浚龙,严灿.逍遥散对慢性应激大鼠的免疫调节作用[J].广州医药,2004,35(6):56-57.

[93]钱瑞琴,张春英,杨宇.疏肝中药对应激小鼠免疫功能影响的对比研究[J].中成药,2000,22(9):649.

[94]顿颖,郝一彤,冯前进,等.逍遥丸对实验动物拘束水浸应激损伤的保护作用[J].中国实验方剂学杂志,1999,5(6):33.

[95]秦凯华,邓中甲,李达.邓中甲教授临床运用逍遥散经验举隅[J].陕西中医学院学报,2012,35(3):29-31.

[96]黄玉贝,张华敏,刘松林.名老中医苏忠德丹栀逍遥散治疗湿疹的经验[J].光明中医,2010,25(6):943-943.

[97]魏一剑.连建伟运用加味逍遥散验案二则[J].浙江中医杂志,2013,48(2):147-147.